밥상이 바뀌면 피부가 바뀐다

every day!! refine your skin with food

매일 매일 음식으로 거듭나는 피부

태학원

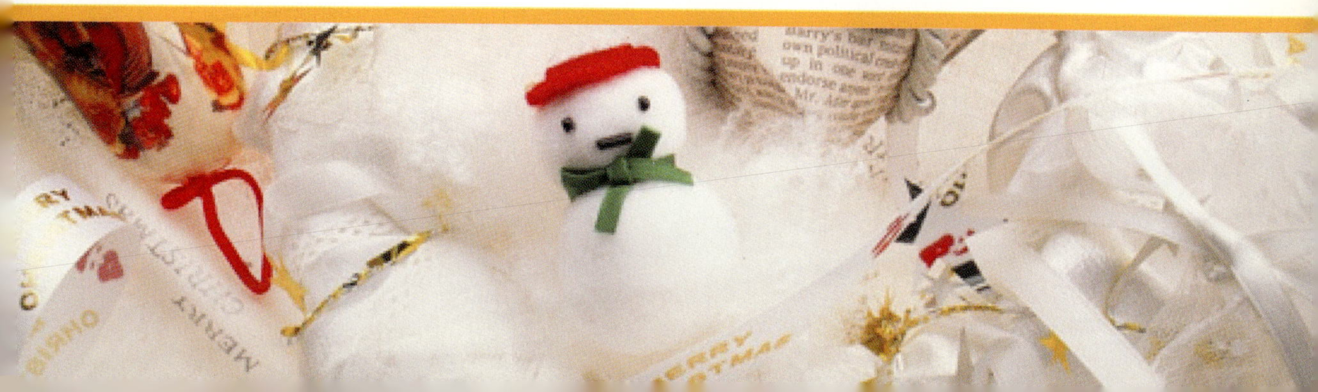

"밥상이 바뀌면 피부가 바뀐다"를 펴내며

사람들은 누구나 보다 젊고 건강하게 오래 살기를 원한다. 그러나 세월과 함께 젊음과 건강이 떠나면 영원히 다시 찾을 수가 없다. 특히 피부의 노화는 20세부터 시작하기 때문에 젊고 아름다운 피부를 잃지 않도록 미리미리 챙겨야 한다.

이 책은 피부를 적극적으로 가꾸어야 할 새내기 대학생들과 피부 관리를 전공하는 학생들에게 길잡이가 될 것이며, 건강하고 아름다운 피부를 원하는 모든 이들에게 지침서가 되길 바란다. 이 책은 독자 모두가 간편하면서도 효과를 최대한 얻을 수 있도록 집필하였다. 많은 사람들이 **"피부타입에 따라 원하는 밥상이 다르다"** 란 개념을 정확히 알고 꾸준히 관리하여 나이와 상관없이 건강하고 아름다운 피부를 유지할 뿐만 아니라 70세가 지나도 윤기 나는 까만 머릿결을 유지하는데 도움이 되었으면 하는 마음 끝이 없다. **"먹어도 좋은 것은 피부에 발라도 좋다"** 고 하듯이 자신의 피부가 원하는 맛있고 영양이 있는 밥상을 챙겨주면 피부에 이보다 더 좋은 보약을 어디에서 찾겠는가?

필자에게 35년 전, 향장품학과 인연을 맺어준 중앙대학교 약학대학 김종갑 명예교수님과 미국 시카고에서 좋은 책이 나오도록 귀한 참고문헌을 보내 힘을 실어 주신 다원식품연구소 김길남 회장님, 그리고 20년간 '피부와 영양' 으로 인연을 맺은 1000여명이 넘는 YWCA 피부관리사 제자들의 한결같은 사랑으로 이 책이 세상에 빛을 보게 되어 감사의 마음을 전한다.

본 책의 출간은 겨울방학 내내 달이 지고 해가 뜨는 줄도 모르고 헌신적으로 애써 준 단국대학교 식품화학방 효채(1장), 은진이(2장), 영훈이(3장), 혜정이(4장), 중후(5장), 승훈이(일러스트), YWCA 피부관리사반 강사 권수(총 검수)와 같은 제자들이 있었기에 가능했으며 이 책을 출간해 주신 출판사 가족 모두에게 감사를 드린다.

2006년 봄이 오는 길목에서
약학박사 이 숙 경

{차례}

제1장 음식이 아름다운 피부를 만든다!!

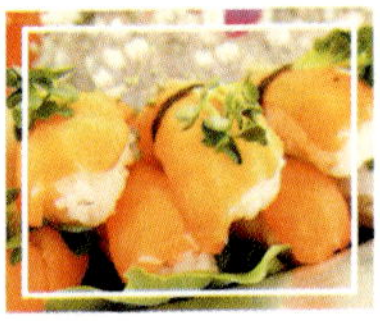
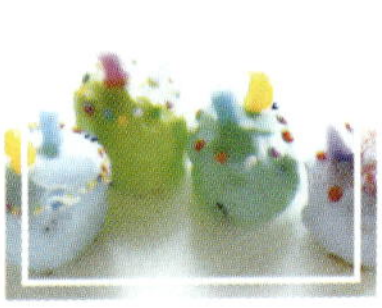
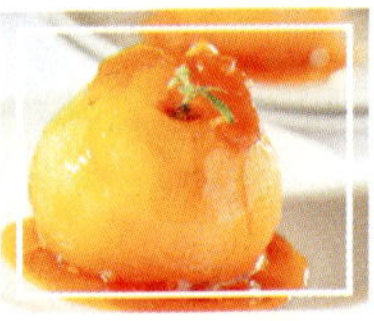

제2장 아름다운 피부 내가 만든다!!

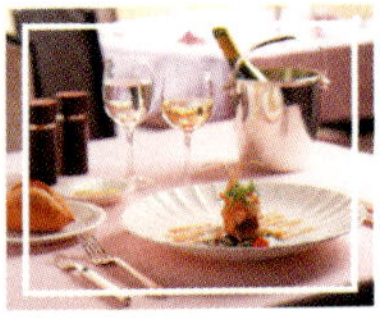
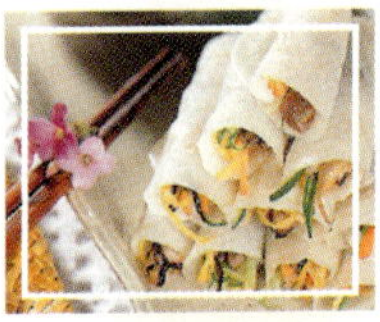
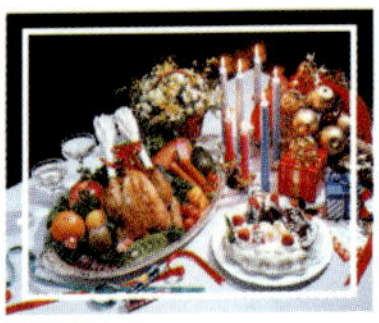

제3장 향기 나는 피부 내가 만든다!!

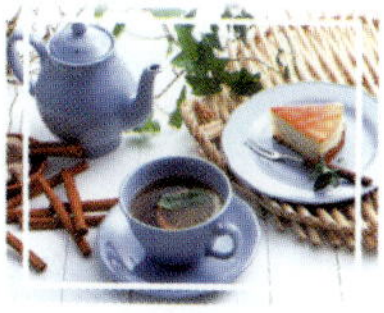
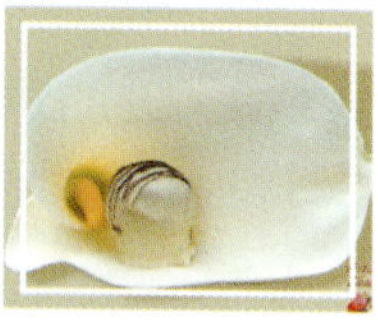
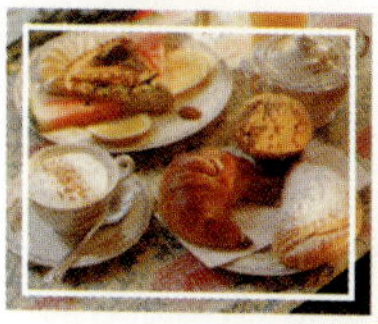

제4장 아름다운 모발 내가 만든다!!

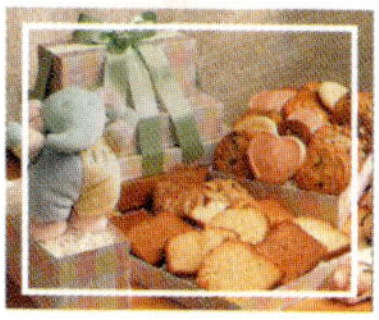
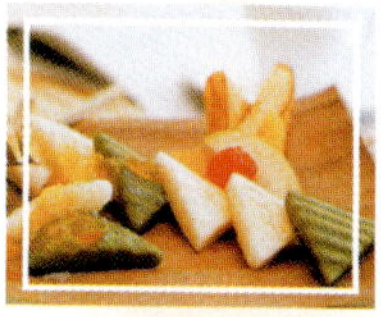
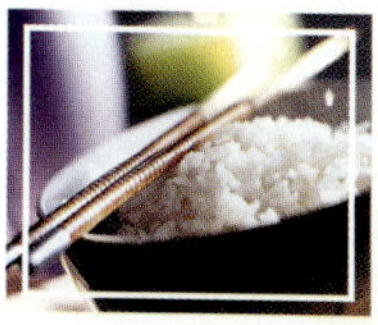

제5장 균형 있는 몸매 내가 만든다!!

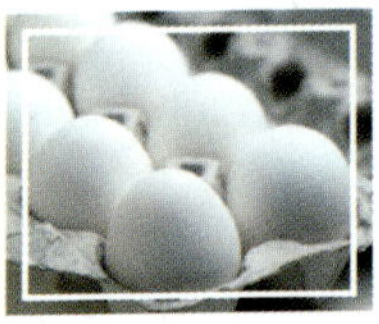

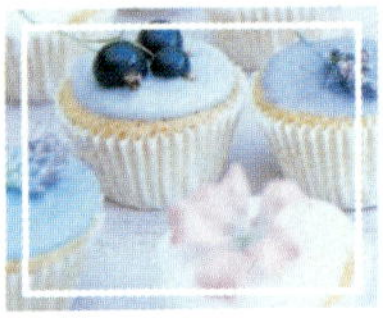

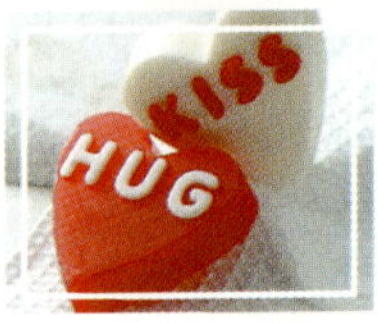

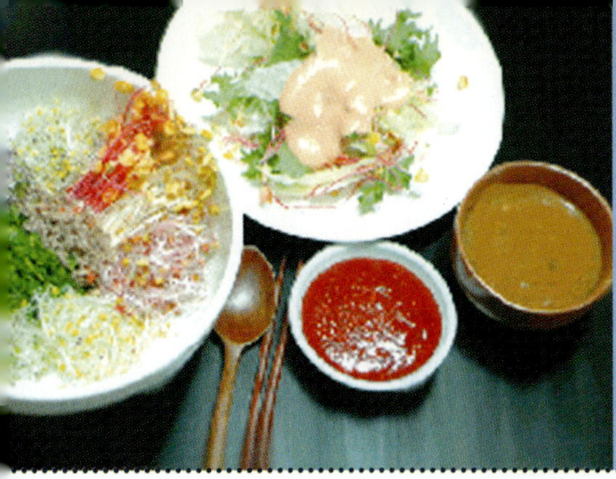

BEAUTIFUL SKIN

제1장 음식이 아름다운 피부를 만든다!!

1. 웰빙 식단 차리자
2. 웰빙 식단 재료 찾자
3. 피부를 만드는 영양소
4. 피부를 좋게 하는 차
5. 기호식품 제대로 즐기자

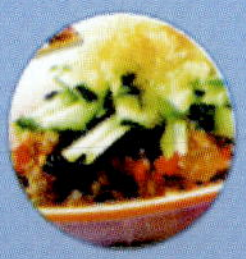
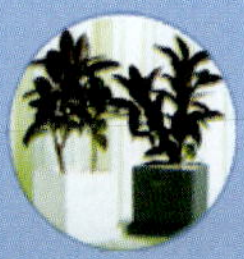
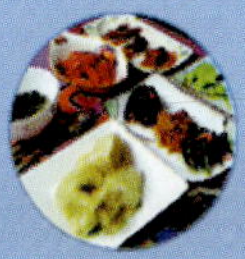

1. 웰빙(Well-being) 식단을 차리자

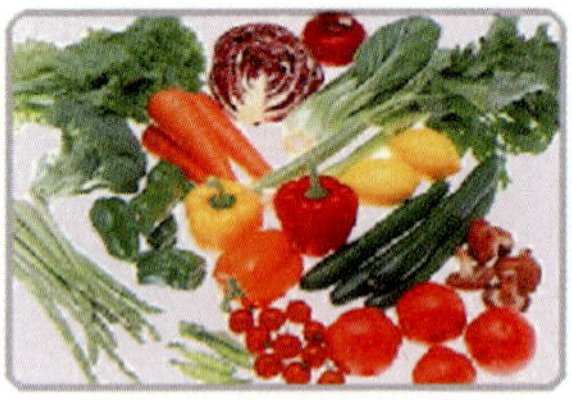

피부는 섭취하는 음식에 따라 달라진다. 예를 들면 지방과 탄수화물을 과잉 섭취하면 피부가 예민해져 문제를 일으키게 되고, 인스턴트 주스나 통조림 등과 같은 식품을 과잉 섭취하면 발진을 일으키기도 한다. 또한 크림빵에 설탕을 첨가한 진한 커피나 차는 습진을 일으키기도 하고, 부족한 수분섭취로 인해 보습력이 떨어져 탄력이 줄어들며, 주름의 원인이 되기도 한다.

아름답고 건강한 피부를 위한 웰빙 식단이란 단백질, 탄수화물, 지방, 비타민, 무기질 등을 고루 섭취할 수 있는 식단을 말한다. 각 영양소의 분배 원칙을 잘 지켜 하루 세끼를 일정한 시간에 고루 먹는 식습관이 바로 피부를 위한 진정한 웰빙이다.

1) 영양소 분배 원칙 지키기
2) 좋은 식습관 길들이기
3) 나쁜 식습관 버리기
4) 쌀! 왜 좋은가?
5) 쌀과 찰떡궁합인 식품 찾기

1) 영양소 분배 원칙 지키기

(1) 영양소 분배

좋은 식사 : 여러 가지 영양소 즉, 단백질 · 탄수화물 · 지방 · 비타민 · 무기질 등이 빠짐없이 골고루 들어있는 식사를 말한다(그림 1-1).

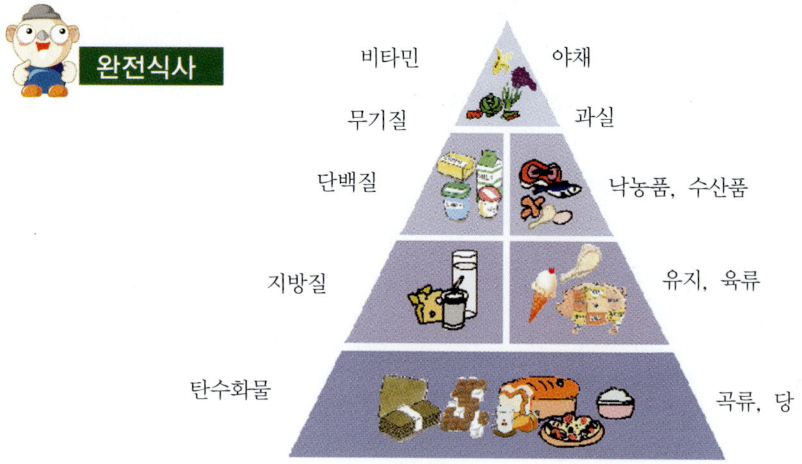

〈그림 1-1〉 영양소의 균형분배

(2) 칼로리원의 분배

분배 원칙 : 건강한 사람을 위한 3대 칼로리원은 탄수화물, 단백질 및 지방이며, 이들의 섭취비율은 (그림 1-2)에 나타내었다. 한 가지 식품에 3대 영양소가 모두 함유된 식품은 없으므로 각자의 생리조건에 따라 다양한 식품을 선택하여 섭취하여야 한다. 질병이 있는 경우에는 병리적 상태에 따라 영양소의 분배 원칙이 달라진다. 예를 들면 당뇨환자는 탄수화물을, 간이 좋지 않거나 고혈압, 동맥경화증이 있는 환자는 지방을, 통풍환자는 단백질의 양을 적게 섭취하는 것이 바람직하다.

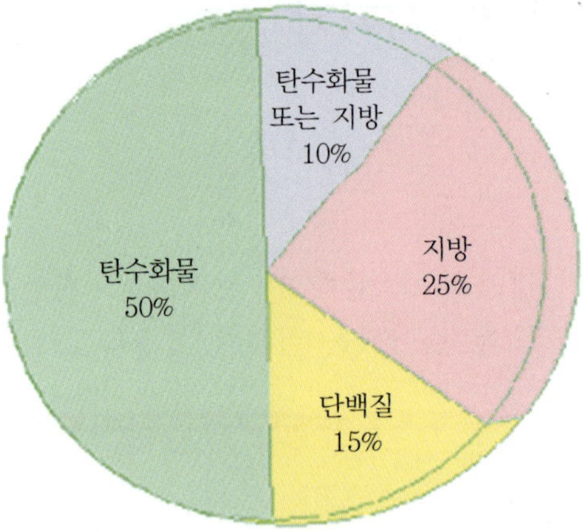

〈그림 1-2〉 열량소의 분배 원칙

2) 좋은 식습관 길들이기

좋은 식사요법

- 어울려서 즐거운 마음으로 식사하기
- 하루 세 끼 정해진 시간에, 식사량과 영양소를 정확히 분배
- 산성 식품과 알칼리성 식품을 균형 있게 섭취
- 야채는 생것과 익힌 것을 적당히 섭취
- 커피나 술은 적당히 마시면 좋으나 담배는 백해무익

(1) 웃으며 즐겁게 식사하기

"웃음"가장 좋은 보완 의학

- 소화기관을 자극하여 소화, 흡수를 촉진
- 면역력을 증강시켜 질병의 치료효과를 상승
- 뇌하수체에서 엔돌핀(endorphine)을 생성
- 동맥을 이완시켜 혈압 저하작용

- 심장박동수를 높여 혈액순환을 도움
- 부교감신경을 자극하여 몸 상태를 이완
- 기분을 좋게 하며 긴장감을 해소
- 크게 웃는 웃음은 에어로빅 5분의 효과

(2) 산성 식품과 알칼리성 식품

식품의 액성은 맛에 의해 결정되는 것이 아니다. 그 식품을 섭취하여 소화흡수되었을 때 체내에서 혈액의 액성(pH 7.4 ± 0.05)보다 낮으면 산성 식품, 높으면 알칼리성 식품으로 구분한다(표 1-1).

〈표 1-1〉 산성 식품과 알칼리성 식품의 구분

산성 식품	알칼리성 식품	
탄수화물 피부의 수분을 증가 과다 섭취하면 저항력이 떨어지고 피부 트러블의 원인 **초콜릿, 설탕, 술, 밥, 면류**	**비타민 A** 피부를 촉촉하게 하고 저항력을 높여줌 **우유, 계란, 시금치, 토마토, 당근, 호박, 가지, 붉은 고추**	**칼슘** 신경을 진정시키고 뼈나 치아, 손톱을 튼튼하게 만들어줌 **시금치, 멸치, 참깨**
지방질 근육에 윤기와 탄력성을 주지만 고 칼로리인 점이 문제 과다 섭취하면 고지혈증, 비만의 원인 **땅콩, 버터, 치즈**	**비타민 B_2** 신진대사를 활성화시켜 혈액순환을 촉진 **간, 셀러리, 오이, 피망, 우유, 콩**	**요오드** 신진대사를 촉진시키며 모발을 아름답게 만듦 **미역, 다시마, 김**
동물성 단백질 근육에 수분과 유연성을 주어 노화방지 단, 콜레스테롤 함량이 많으므로 과식은 절대 금물. **계란, 뱀장어, 쇠고기**	**비타민 B_1** 혈액순환을 원활하게 하고 위장 운동을 촉진 **보리, 연어알, 오이, 시금치, 부추, 피망, 콩**	**비타민 C** 기미나 주근깨 등의 색소를 엷게 하고, 호르몬 분비를 촉진시켜 젊고 탄력 있는 근육을 만듦 **귤, 레몬, 토마토, 피망, 감자, 딸기, 오이, 포도**

체크해 보세요

- □ 식사시간이나 식사 횟수가 불규칙한 편이다.
- □ 세 끼 식사 중 저녁에 큰 비중을 둔다.
- □ 고기 요리나 진한 맛의 음식을 좋아한다.
- □ 단것을 좋아해 매일 먹는다.
- □ 인스턴트식품을 즐긴다.
- □ 야채를 별로 좋아하지 않는다.
- □ 야채는 주로 샐러드로 만들어 먹는다.
- □ 과자나 빵으로 식사를 대신하는 경우가 많다.
- □ 주 3회 이상 술을 마신다.

※ 해당 사항이 5개 이상인 사람은 건강 요 주의

섭취하는 식품에 따라 체질이 바뀌므로 식품을 선택하는데 도움이 되고자 식품의 액성을 (그림 1-3)에 나타내었다.

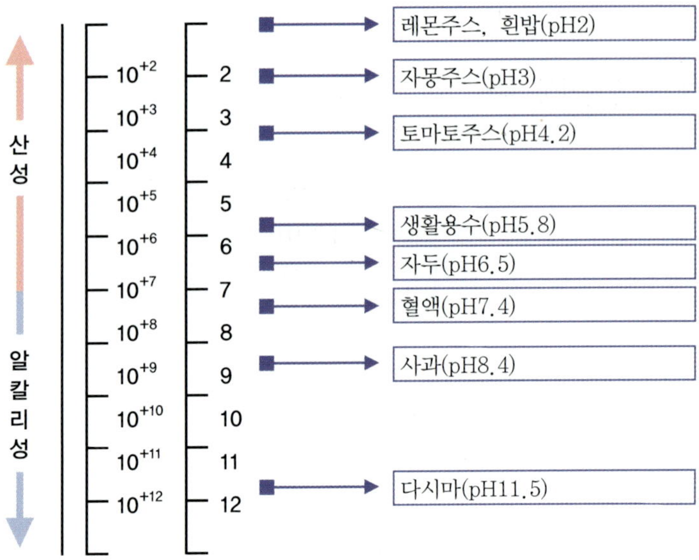

〈그림 1-3〉 식품의 pH 범위

체질이 산성으로 기울어지면 각종 성인병의 발병률이 높아지며 성격도 변한다. 때문에 자신의 체질을 구분할 수 있도록 (표 1-2)에 나타내었다.

〈표 1-2〉 산성 체질과 알칼리성 체질의 성향

	산성 체질	알칼리성 체질
신경	교감신경 긴장증	부교감신경 긴장증
피부	안색이 좋음	안색이 창백
근육	딱딱한 편임	부드러운 편임
체격	사지가 몸통보다 발달되어 있음	몸통이 사지보다 발달하여 있음
혈압	고혈압이 많음	저혈압이 많음
체온	높은 편	낮은 편
맥박수	많은 편	적은 편
수분섭취	거의 마시지 않음	많이 마심
질병	뇌졸중, 당뇨병, 고혈압 등	암, 위장병, 불면증 등

3) 나쁜 식습관 버리기

버려야 할 식사요법

- 지방 함량이 높은 식품의 과다 섭취
- 아침식사를 하지 않는 습관
- 식사 전 후의 활동량이 부족한 점
- 지나치게 맵고 짜고 뜨거운 음식의 선호
- 한 끼에 몰아서 폭식하며 빨리 먹는 습관

(1) 나쁜 식습관이 암을 발생

나쁜 식습관에 의해 나타나는 질병은 (그림 1-4)에 나타내었다.

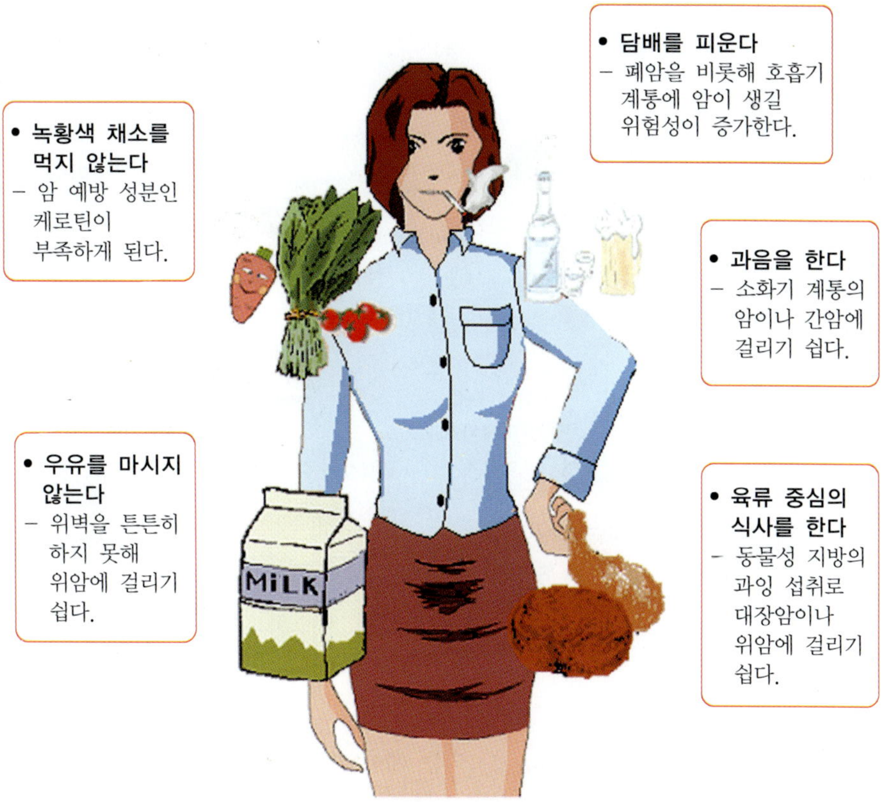
• 담배를 피운다
– 폐암을 비롯해 호흡기 계통에 암이 생길 위험성이 증가한다.
• 녹황색 채소를 먹지 않는다
– 암 예방 성분인 케로틴이 부족하게 된다.
• 과음을 한다
– 소화기 계통의 암이나 간암에 걸리기 쉽다.
• 우유를 마시지 않는다
– 위벽을 튼튼히 하지 못해 위암에 걸리기 쉽다.
• 육류 중심의 식사를 한다
– 동물성 지방의 과잉 섭취로 대장암이나 위암에 걸리기 쉽다.
MiLK

〈그림 1-4〉 식습관 중 암의 발생 요인

(2) 음식의 과잉섭취가 암을 발생

- 지방의 과잉섭취 - 전립선암, 유방암, 위암, 대장암, 난소암
- 단백질의 과잉섭취 - 유방암, 자궁내막염, 전립선암, 대장암, 췌장암
- 전분의 과잉섭취 - 어떤 암에서도 직접적인 관련은 보이지 않으나, 전분질의 과잉섭취가 열량의 과잉 섭취를 유발
- 칼로리의 과잉섭취 - 대부분의 암
- 알코올의 과잉섭취 - 위암, 간암, 대장암
- 흡연, 알코올 섭취 - 구강암, 후두암, 식도암, 폐암

(3) 암의 구세주

우리들의 식생활에서 암을 일으키는 요인이 많기는 하나 매일 섭취할 수 있는 식품 중에 암을 예방하는 좋은 식품들이 있다(그림 1-5).

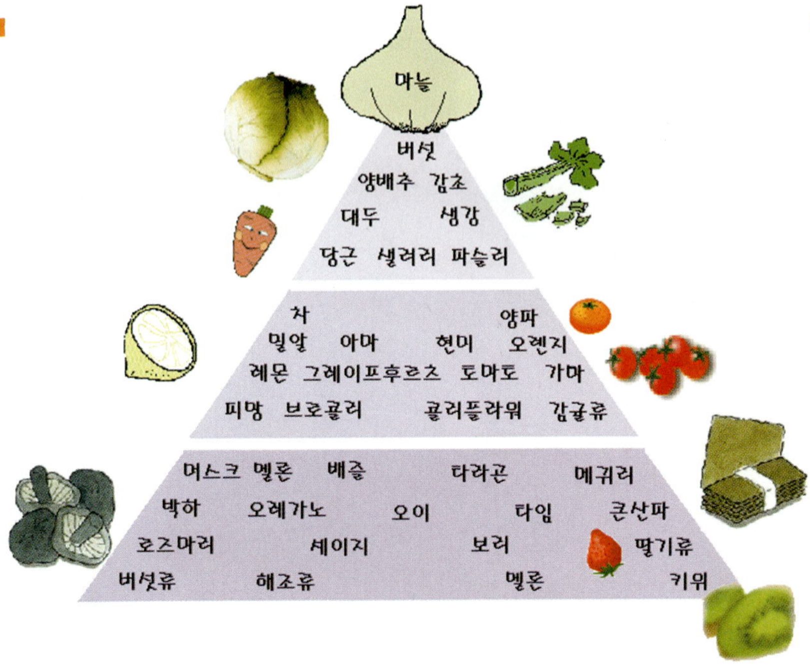

〈그림 1-5〉 암을 예방하는 구세주

4) 쌀! 왜 좋은가?

쌀은 비만과 당뇨의 원인으로 알려져 우리 국민 1인당 쌀 소비량이 점점 줄어들고 있다. 그러나 다음과 같은 좋은 점이 있어 쌀에 대한 인식의 전환이 필요하다.

(1) 쌀의 좋은 점

- 단백질의 절약 작용
- 칼로리가 낮아 비만을 억제하는 효과
- 콜레스테롤(cholesterol)이 가장 적은 이상적인 식품
- 쌀에 함유되어 있는 감마 오리자놀(γ-oryzanol), 베타 시토스테롤(β-sitosterol)의 항 산화력은 피부노화방지에 효과
- 소화흡수율은 현미 90%, 백미 98%

(2) 우리 식생활의 문제점

- 주식과 부식의 구분이 뚜렷하며 주식에 치중하는 경향
- 지나치게 많은 탄수화물의 과잉섭취
- 동물성 단백질과 지방의 섭취 부족
- 자극성 있는 음식이 많고, 짜고 매운 국물 음식을 즐겨하는 식습관
- 영양보다는 포만감에 치중하여 초래된 경향으로 영양 불균형

문제 해결방안

- 된장국, 맑은 국으로 하루에 2그릇 정도 섭취
  ⇒ 염분이 많지 않도록 주의
- 고기 · 생선류를 균형 있게 섭취
  ⇒ 동물성 단백질의 중요한 공급원
- 야채를 약간 데치거나 샐러드로 만들어 매끼 충분하게 섭취
- 계란은 필수아미노산을 위한 좋은 식품이므로 하루에 1개 권장
- 우유는 완전식품에 가까우므로 하루에 남자는 1컵, 여자는 2컵을 권장

5) 쌀과 찰떡궁합인 식품 찾기

(1) 밥상이 보약이 되도록 하려면

- 주식은 현미나 콩, 수수 등을 넣은 잡곡밥
- 생선은 구이나 조림으로 육류는 살코기 위주로
- 계란은 하루에 1개가 필수
- 해산물은 새우, 오징어, 조개 등을 피함
- 동물성 지방은 육류 대신 등 푸른 생선으로
- 국은 담백한 된장국, 미역국 등 맑은 국으로
- 야채는 약간 데친 것과 생것을 샐러드로 매일 섭취
- 반찬은 김치류, 생선류, 해조류를 위주로 염분이 많지 않도록
- 올리브유, 들기름 등 식물성 기름을 사용
- 우유를 매일 섭취
- 음식은 10회 이상 씹어 먹고, 소식
- 카페인 음료 대신 물을 하루 4~5잔 권장

(2) 흰 쌀밥에 어울리는 식품

- 콩, 보리 - 현미에는 비타민 B_1(0.3mg/100g)이 있으나 백미에는 없으므로 이를 보완해 줌
- 알칼리성 식품 - 야채나 김, 미역과 같은 알칼리성 식품과 반드시 함께 섭취
- 식이섬유 - 쌀밥은 섭취 1시간 후 혈당으로 변하지만, 식이섬유를 충분히 섭취하면 2~3시간 후 혈당으로 변하므로 급격한 혈당의 상승을 방지
- 김치 - 김치에는 쌀밥에 부족한 유산균과 식이섬유가 풍부하게 함유되어 있어 쌀과 조화를 이루는 알칼리성 식품

보 너 스

먹을수록 건강하고 아름다워지는 김치!!

배추는 성질이 차다. 그래서 소음인처럼 속이 차고 소화기관이 약한 사람이 먹게 되면 설사를 하거나 힘이 빠지는 경우가 있다. 지혜로웠던 우리의 선조들은 김치의 맛을 높이고 저장을 오래 할 수 있도록 고추, 마늘, 생강 등의 성질이 뜨거운 양념을 첨가하여 배추의 찬 성질을 중화시켜 어느 누구에게나 잘 맞는 음식으로 만들었다.

2. 웰빙(Well-being) 식단 재료 찾자

피부는 다른 조직보다 노화의 시기가 빨라 20세부터 노화하기 시작하므로 젊고 건강하고 아름다운 피부를 갖기 위해서는 젊은 시절부터 피부를 청결히 하고 영양관리를 꾸준히 하여야 노화의 속도를 지연시킬 수 있다.

영양관리란 웰빙 식단으로 피부가 원활한 생리기능을 할 수 있도록 필요한 영양소를 식품으로 섭취하는 것을 말한다. 웰빙 식단은 사용하는 식품의 재료에 따라, 계절에 따라, 섭취하는 사람에 따라 약이 될 수도 있고 독이 될 수도 있다.

1) 좋은 식품이란?
2) 계절식품 골라먹는 재미
3) 약이야? 식품이야?
4) 체질과 혈액형에 따라 골라먹는 재미

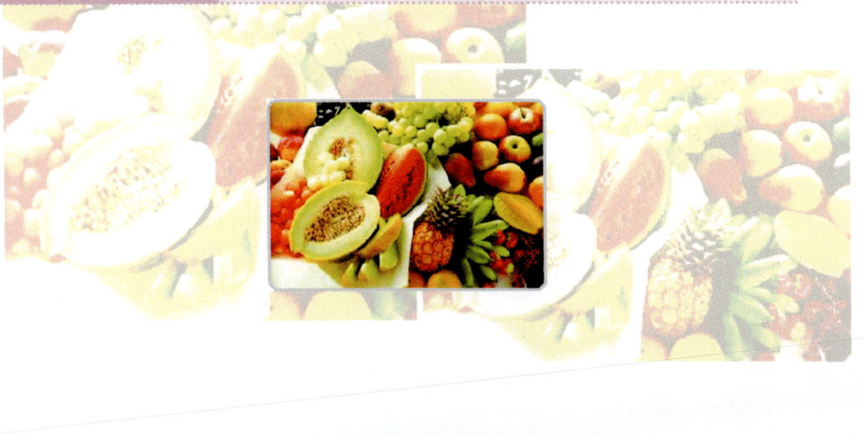

1) 좋은 식품이란?

좋은 식품이 갖추어야 할 조건

- **기호성**

시각, 미각, 후각, 촉각 및 청각 등에 의해 음식에 대한 식습관이 생기며 음식은 누가 뭐래도 맛과 멋이 있어야하는데, 이는 기호성이 높은 음식일수록 소화, 흡수가 잘 되기 때문

- **영양성**

개인의 나이, 성별 및 신체적, 심리적 상태에 따라 필요로 하는 영양이 달라지므로 영양관리는 개인의 특성에 따라 달라짐

- **안전성**

식품은 신선도 유지, 변질과 부패방지, 성장촉진물질, 환경호르몬, 유전자변형 농산물(genetically modified organism : GMO) 등을 고려하여 인체에 유해한 성분이 없어야 함

- **경제성**

엥겔(engel)지수 20이면 문화생활을 유지할 수 있으므로 식품의 생산, 저장, 유통이 쉽고 원활하여 식생활 유지비가 저렴해야 함

- **편의성**

현대의 바빠진 생활과 더불어 사회생활을 하는 주부들이 늘어남에 따라 음식을 만드는 시간이 짧고 방법도 간단해야 함

2) 계절식품 골라먹는 재미

우리나라는 4계절이 분명하여 계절에 따라 인체의 생리기능이 달라진다.
이에 36.5℃의 정상체온을 유지하려면 필요로 하는 영양이 달라지므로 섭취해야 하는 음식도 달라진다. 괴테도 '사람은 자연에서 멀어질수록 질병에 가까워진다'고 말했듯이 자연의 변화와 어우러진 음식을 섭취하는 것이 건강하고 아름답게 사는 길이다.

(1) 봄

- 4계절 중 노폐물이 가장 많이 쌓이므로 노폐물의 배설을 돕는 영양이 필요
- 마그네슘(Mg)이 많은 쑥, 달래, 냉이, 시금치가 더욱 필요한 시기
- 이로운 음식

쑥 수제비

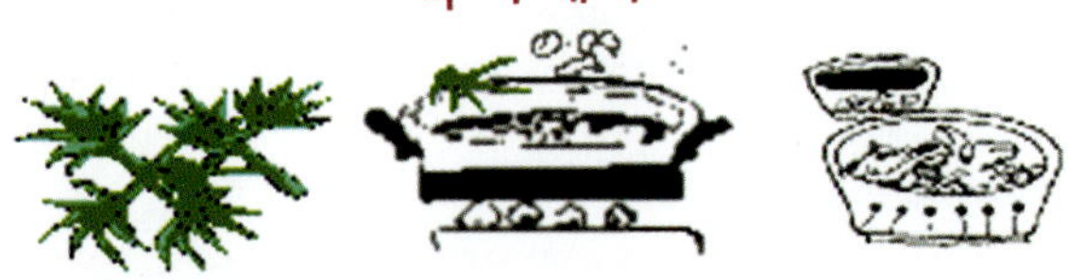

① 쑥과 밀가루를 반죽한다. ② 양념을 해서 끓인다. ③ 대접에 담는다.

알아두세요

쑥 뜸

양기를 회복시키고 모든 경맥을 따뜻하게 하는 효능이 있다.

쑥에 함유된 비타민 B_1, C, 칼슘, 칼륨, 탄닌(tannin)은 식욕을 돋우며 춘곤증을 예방한다. 특히 쑥에는 마그네슘이 많이 함유되어 있어 겨우내 쌓인 체내의 노폐물을 제거하는 효능이 있는 좋은 식품이다. 쑥을 대신할 수 있는 식품으로는 달래와 냉이가 있다.

(2) 여름

- 적절한 체온을 유지하기 위해 세포의 간격을 넓혀주는 영양이 필요
- 칼륨(K)이 많은 과일 특히 수박, 토마토, 오이가 더욱 필요한 시기
- 이로운 음식

삼계탕

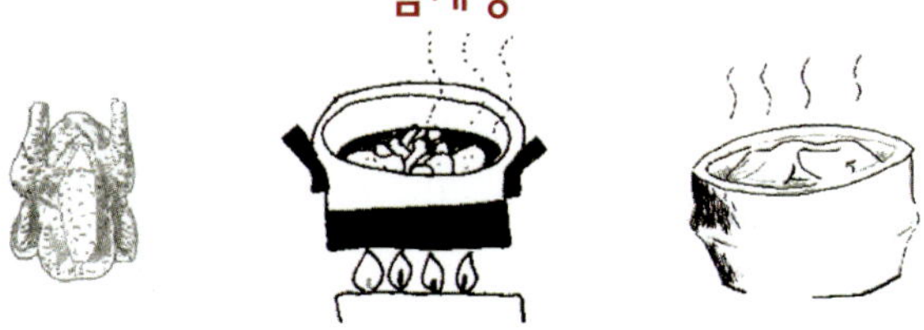

① 찹쌀, 대추, 인삼을 닭배에 넣는다. ② 뽀얗게 끓인다. ③ 뚝배기에 담아 잠시 더 끓인다.

색 다르게

닭고기 샐러드

겨자소스

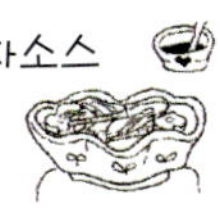

삶은 닭 가슴살과 야채에 소스를 곁들인다.

닭고기는 쇠고기에 비해 단백질과 비타민이 풍부하며 소화가 잘 된다. 특히 마늘에 함유된 알리신(allicin)은 비타민 B_1을 활성화시키며 인삼의 약효성분은 체력을 보강하므로 삼계탕은 여름에 권장할만한 좋은 스테미너식이다.

보 너 스

더운 여름에 체력을 보강하는 다이어트 음식을 알고 싶습니다.

건강한 다이어트를 위해 단백질은 꼭 필요합니다. 삼계탕이나 닭곰탕 등도 좋은 단백질 공급원이기는 하지만 조리 전 꼭 닭 껍질을 벗겨내는 것이 다이어트를 위한 조리 포인트입니다. 닭 껍질을 벗겨 내고 조리하면 삼계탕의 국물에 누렇게 뜨는 기름기를 많이 줄일 수 있습니다. 닭 가슴살이나 두부 등을 곁들인 시원한 냉채 요리는 여름철 원기회복에 좋습니다.

(3) 가을

- 겨울을 대비하여 에너지를 축적할 수 있는 영양이 필요
- 칼슘(Ca)이 많은 멸치, 말린 새우, 말린 토란대가 더욱 필요한 시기
- 이로운 음식

갈치카레구이

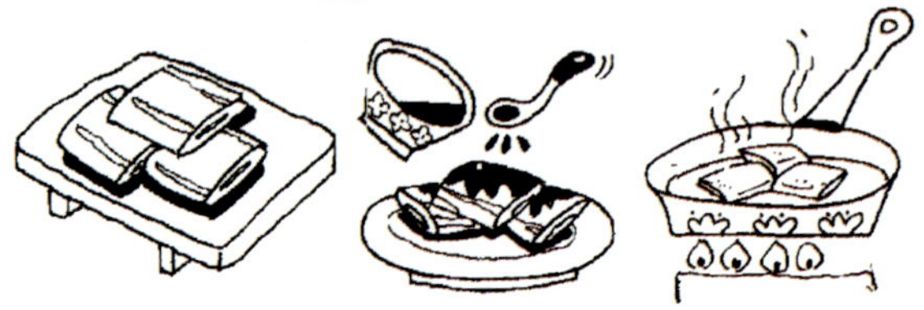

① 갈치를 손질한다 ② 양념을 하고 카레가루로 옷을 입힌다 ③ 양념한 갈치를 굽는다

알아두세요

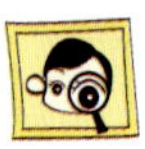

갈치는 너무 굵고 큰 것보다 잔 것이 뼈째 먹을 수 있어 좋다.

갈치는 단백질이 풍부하고 지방이 함유되어 있으며, 비타민 B_1, B_2, B_6가 많다. 특히 함황아미노산을 함유한 단백질은 간의 기능을 돕고 건조한 피부에 윤기를 주며, 동맥경화, 혈압, 심근경색 등 성인병을 예방하는 것으로 알려져 있다. 특히 잔 갈치는 잘게 썰어 후추, 청주로 밑간하여 비린내를 없앤 뒤 밀가루를 입혀 튀긴 다음 양념장에 조려 내면 훌륭한 반찬이 된다.

(4) 겨울

- 적절한 체온을 유지하기 위해 세포의 간격을 좁혀주는 영양이 필요
- 나트륨(Na)이 많은 저장 김치, 젓갈류가 더욱 필요한 시기
- 이로운 음식

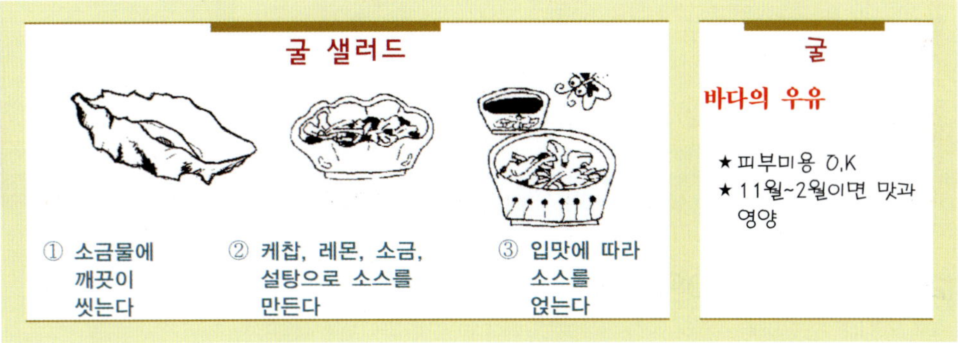
굴 샐러드
① 소금물에 깨끗이 씻는다
② 케찹, 레몬, 소금, 설탕으로 소스를 만든다
③ 입맛에 따라 소스를 얹는다
굴
바다의 우유
★ 피부미용 O.K
★ 11월~2월이면 맛과 영양

굴은 11월에서 다음해 2월까지가 영양이 최고로 풍부해서 가장 맛있다. 각종 비타민과 철분, 요오드, 인, 칼슘, 망간 등과 같은 무기질이 풍부해서 바다의 우유 또는 동물성 녹말로 불릴 만큼 완벽한 식품이다. 육질이 연하여 소화흡수가 잘 되므로 어린이나 노약자에게 더 없이 좋은 영양 식품으로 꼽힌다. 굴에 함유된 단백질의 일종인 타우린(taurine)은 체내의 독소를 배출하는 기능이 있어 하얀 피부를 원하는 경우에 굴의 미용효과는 탁월하다. 굴에 레몬즙을 뿌리면 탄력을 강화시킬 수 있고 살균효과도 기대할 수 있다.

3) 약이야? 식품이야?

(1) 음식이 곧 생명

약식동원이란 음식이 생명을 보존하는 원동력이라는 뜻이며, 예로부터 음식은 곧 생명이라고 하였다. 이는 **"올바르게 식사하면 병들지 않는다"**하여 약과 음식의 근원이 같다는 뜻으로 음식이 곧 약임을 의미한다. 이는 우리가 매일 먹는 식사가 생명이고, 밥이 보약이며, 병을 다스리는 치료약이란 뜻이다. 결국 식품은 생명을 유지하는 역할 뿐만 아니라 특정한 생리기능을 항진시키기도 하고(기능성식품), 식품 중 유효성분이 약으로서의 역할을 하기도 한다(약효식품). 식품과 의약품의 차이는 (그림 1-6)에 나타내었다.

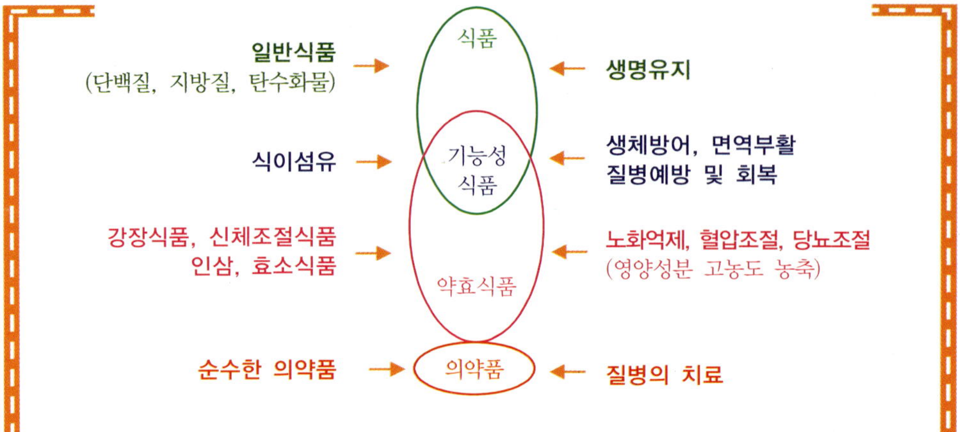

〈그림 1-6〉 식품별 기능과 의약품의 차이

(2) 세계가 인정한 10대 음식

① 토마토

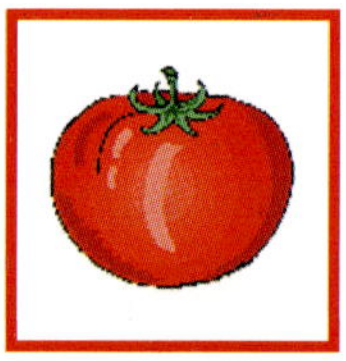

- 붉은빛을 내는 성분인 리코펜(lycopene)은 강력한 항암성분
- 비타민 C도 풍부해 감기와 스트레스에 대한 저항력을 높여 주며, 다른 야채나 과일에 비해 칼로리가 낮아 다이어트에 효과

② 시금치

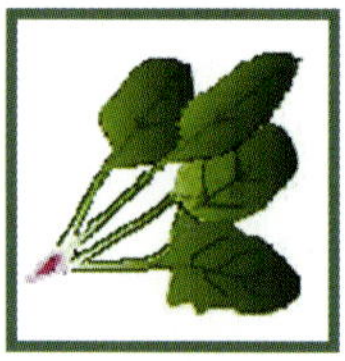

- 여성들에게 특히 필요한 칼슘과 철분이 많고 섬유질이 풍부해 포만감을 주는 다이어트 식품
- 반드시 데쳐서 먹어야 하고 나물을 무칠 때는 깨소금을 듬뿍 넣어주면 좋음

③ 견과류

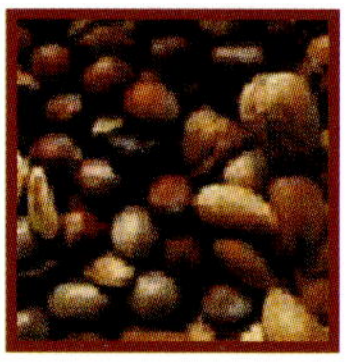

- 땅콩, 호두, 잣, 아몬드 등에 들어 있는 비타민 E는 콜라겐 생성을 도와 피부를 아름답게 만들어줌
- 일주일에 2~3회, 땅콩 20알 이상 먹어야 하며 견과류의 기름은 피부에 발라도 좋기에 '먹는 화장품'

④ 브로콜리(또는 양배추)

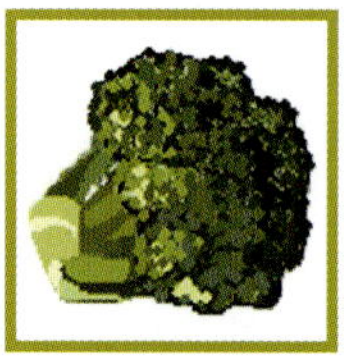

- 슬포라판, 인 등의 성분이 들어 있어 유방암, 대장암, 위암의 발생을 억제
- 섬유질과 베타카로틴이 풍부해 식욕을 억제시키는 다이어트 식품
- 비타민 C가 풍부하여 감기 예방과 피부의 미백작용

⑤ 귀리(또는 보리)

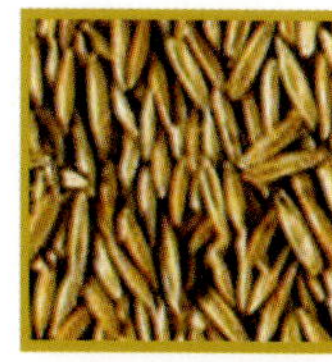

- 베타글루칸(β-glucan)이라는 수용성 식이섬유가 포만감을 주어 식욕을 억제하고 다이어트에 효과
- 몸에 해로운 콜레스테롤을 배출

⑥ 마늘

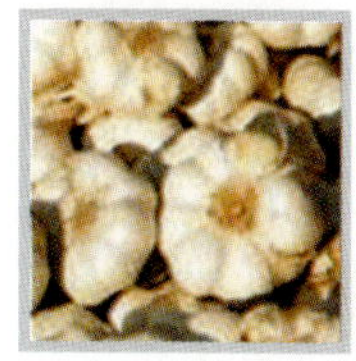

- 알리신(allicin)과 스코르진 등은 강력한 항균물질로 식중독과 바이러스의 침투를 막음
- 혈액순환을 원활하게 하여 심장질환을 예방
- 항암력이 가장 우수한 천연식품으로 허브 중 최고의 허브

⑦ 녹차

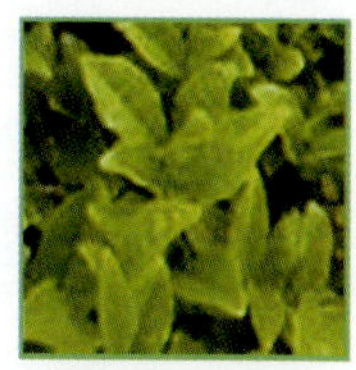

- 폴리페놀(polyphenol)은 발암물질의 침투를 막고, 특유의 떫은맛은 위장 운동을 활발하게 함
- 녹차를 많이 마시면 위암 발생률이 감소

⑧ 적포도주

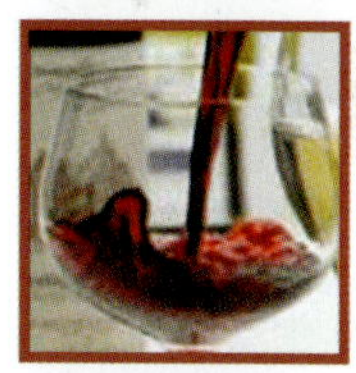

- 자줏빛을 내는 성분인 안토시아닌(anthocyanin)은 항암작용
- 와인의 떫은맛을 내는 탄닌(tannin) 성분은 몸에 유익한 콜레스테롤을 활성화시켜 동맥경화를 예방

⑨ 연어(또는 고등어)

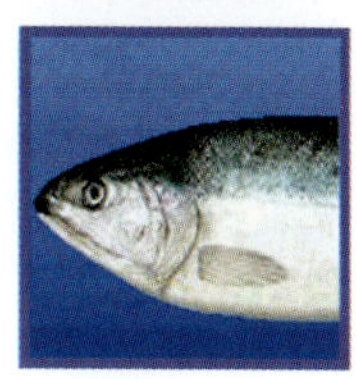

- 오메가 3 지방산(ω-3-fatty acid)은 콜레스테롤을 낮추고 관절염을 예방
- 고등어는 오메가 3 지방산(일명 DHA)이 연어의 2배!
- 기억력과 학습 능력을 높이고 노인성 치매도 예방

⑩ 블루베리(또는 가지)

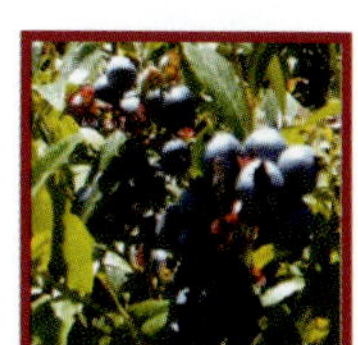

- 보라색을 내는 안토시안(anthocyanin) 색소는 심장병을 예방
- 바이러스와 세균에 대한 저항 효과
- 가지의 보라색도 같은 효과

(3) 과일 색깔에 따라 효능도 가지각색

과일의 효능은 다양한 색깔만큼 여러 가지 효능을 갖는다.

붉은색 과일 – 식욕의 상징, 혈액 순환

① 석류

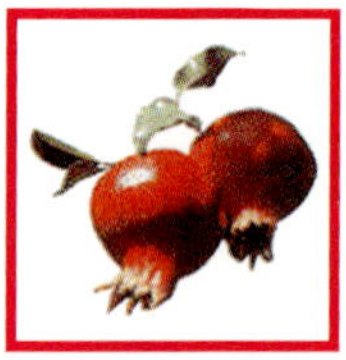

석류의 씨 부분엔 자궁의 발육, 내막의 증식, 유선의 발육, 제2차 성징 등을 담당하는 여성호르몬 에스트로겐(estrogen)이 함유되어 있다. 에스트로겐의 분비가 감소하면 여성의 생리기능에 문제가 생길 뿐만 아니라 갱년기 장애, 골다공증 등 각종 성인병에 걸리기 쉽다.

〈석류 각 부분의 효능〉

- 잎 - 식욕증진, 강장제로 사용
- 꽃 - 입안의 궤양, 목의 상처, 편도선염 등에 이용
- 껍질 - 복통, 치통, 상처의 통증, 만성질환의 치유에 사용
- 뿌리 - 탄닌(tannin) 및 4종류 알카로이드를 포함

② 딸기

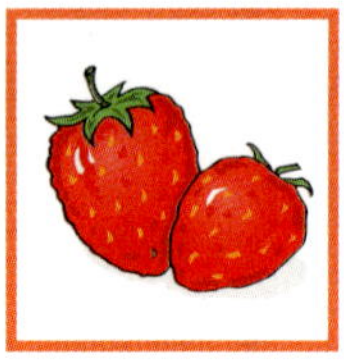

딸기의 펙틴(pectin)은 혈관에 쌓이는 콜레스테롤을 제거하여 혈관과 혈액을 깨끗하게 유지시키기 때문에 혈관계 질환과 노화를 억제하는 기능이 있다. 철분(Fe)이 많이 함유되어 있어 혈액의 생성을 돕고 비타민 C는 피부의 미백효과를 돕는다.

〈딸기의 효능〉

- 장운동을 촉진하여 장 질환 및 순환계질환의 예방
- 피부의 면역력 증강 및 미백효과
- 세포의 혈관을 튼튼하게 하여 노화예방의 효과
- 발암 물질인 니트로소아민(nitrosoamine)의 합성 억제 및 면역력 증강

노란색 과일 – 면역의 생성, 소화 작용

① 레몬

레몬의 칼슘은 신경을 안정시키는 기능이 있으며 비타민 C가 풍부한 알칼리성 과일이다.

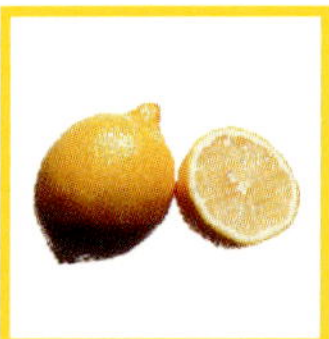

〈레몬의 효능〉

- 감기의 예방
- 빈혈의 예방
- 피부트러블에 효과
- 골격을 강화
- 스트레스 해소로 신경 안정의 효과

② 귤, 오렌지

귤과 오렌지의 비타민 C는 피로회복을 도우며 피부의 콜라겐 합성을 돕는 기능이 있다.

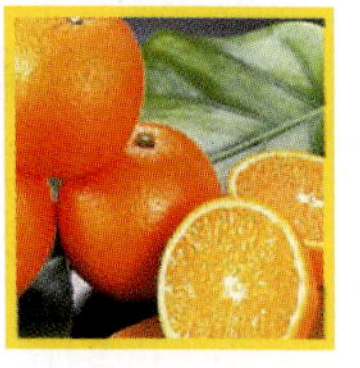

〈귤, 오렌지의 효능〉

- 피부의 점막을 튼튼하게 하는 작용
- 겨울철 감기 예방의 효과
- 신진대사를 도와 체온 저하를 방지
- 동맥경화와 고혈압의 예방에 효과

녹색 과일 - 간 해독, 조혈작용

① 키위

키위의 비타민 C는 오렌지의 2배로 함유되어 있으며 단백질 분해효소인 '액틴진'이 함유되어 육류와 어울린다.

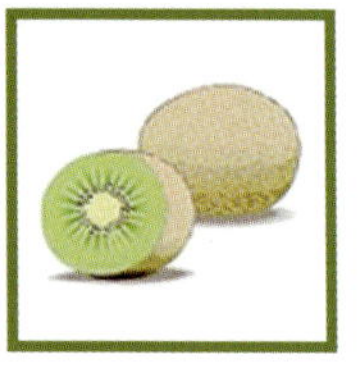

〈키위의 효능〉

- 피로 회복
- 피부트러블에 효과
- 변비에 효과
- 육류의 소화를 도움

② 멜론

멜론은 오이과에 속하는 과일로 카로티노이드(carotinoid)의 일종인 베타카로틴(β-carotin)이 많아 폐암 발병률을 낮추는 효과가 있다. 멜론은 비타민 C가 많고 노폐물을 빨리 밖으로 보내주는 작용을 도와주는 과일이다.

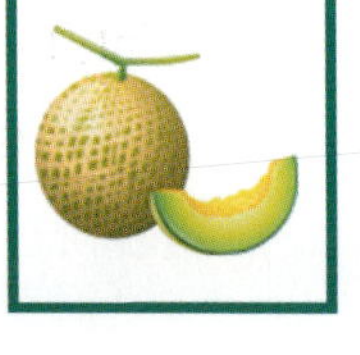

〈멜론의 효능〉

- 피로회복에 도움
- 항암작용에 효과
- 변비에 좋아 다이어트는 물론 피부미용에 효과
- 수분이 많아 이뇨작용, 방광염에 좋음

보라색 과일 – 노폐물, 이뇨작용

① 블루베리

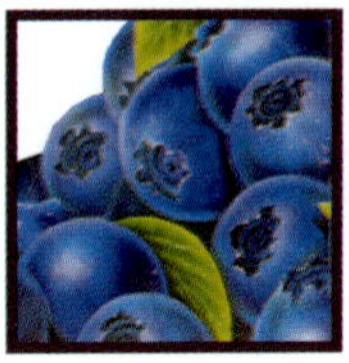

블루베리의 붉은 색소 안토시아닌(anthocyanin)은 눈 망막에 있는 로돕신(rhodopsin)이라는 자색색소체이다. 블루베리 색소가 이 로돕신 재합성 작용을 촉진시키는 기능이 있다.

〈블루베리의 효능〉

- 시력저하를 막고 눈을 보호
- 눈 망막의 로돕신 재합성을 촉진
- 모세혈관 보호 작용
- 항 궤양 활성 및 항염증 작용
- 항산화 작용
- 정장작용(식물성섬유)
- 동맥경화 억제
- 비타민 P와 같은 작용

② 포도

포도의 붉은 색인 안토시아닌, 신맛을 내는 주석산(tartaric acid), 떫은맛을 내는 탄닌이 함유되어 있다. 열매에는 포도당 이외에 타르타르산, 이노시톨(inositol), 펜토산, 류신(leucine), 비타민 B1, 비타민 C도 함유되어 있다.

〈포도의 효능〉

- 골다공증 예방, 동맥경화, 고혈압 방지
- 지질의 산패를 억제시켜주는 항산화 작용
- 성인병에 좋은 리놀레산(linoleic acid), 베타씨토스테롤, 알파토코페롤(α-tocopherol) 등 함유

흰색 과일 – 호흡기 순환

① 바나나

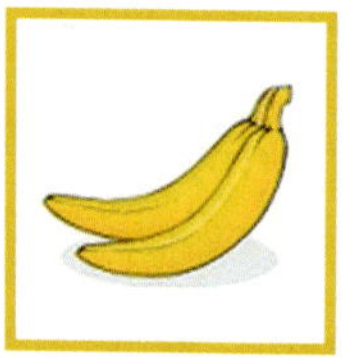

바나나의 단백질은 감자 못지 않으며 칼륨, 카로틴, 식이섬유도 풍부하게 함유되어 있다. 식물성 섬유의 일종인 펙틴은 장의 기능을 활발하게 하여 변비에 좋은 효과를 낸다.

〈바나나의 효능〉

- 체지방율 감소에 효과
- 변비 개선 효과
- 바나나 껍질로 치아를 닦으면 미백에도 효과적
- 혈압 저하 효과

② 배

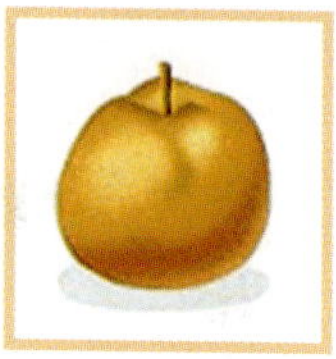

배의 성분은 대부분이 과당으로 포도당은 적으며 열량은 51kcal정도이고 소화 효소가 함유되어 소화를 돕고 기침해소에도 효과가 있다. 고기(특히, 쇠고기)를 조리 할 때는 신선한 배 즙이나 배를 채 썰어 같이 양념을 하면 육질이 연해지고 고기 고유의 맛이 살아난다.

〈배의 효능〉

- 발암물질의 배출 효과
- 기침과 가래를 억제
- 숙취 해소 효과
- 갈증, 번열에 효과적

보 너 스

항산화 물질에 대하여 알고 싶습니다.

항산화 물질이란 노화를 촉진하고 암을 일으키는 활성산소로부터 인체를 보호하고 암의 발생을 억제하는 물질을 말합니다.

- **캐로틴류** – 당근, 시금치, 부추, 호박 등
- **폴리페놀류** – 적포도주, 인삼, 참깨, 녹차
- **라이코핀** – 토마토, 수박
- **황화합물** – 양배추, 마늘, 양파, 부추
- **비타민 C** – 레몬, 딸기, 키위, 귤
- **비타민 E** – 장어, 참기름, 아몬드, 올리브유

(4) 버섯류 - 신비로운 힘

암세포 지킴이 버섯 7인방

① 느타리버섯(굴버섯)

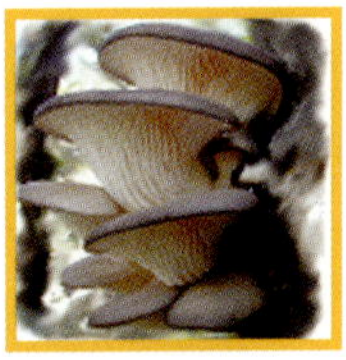

- 베타글루칸(β-glucan)과 셀레늄, RNA복합체 등의 성분을 함유
- 항암작용
- 콜레스테롤 제거효과
- 신경강장제 효과, 정력 강화

② 동충하초버섯

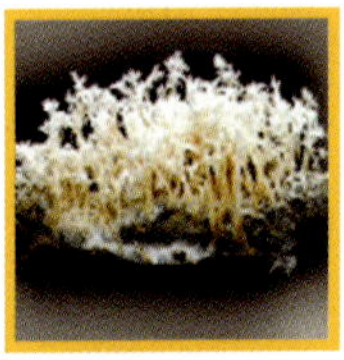

- 겨울엔 벌레 여름엔 풀
- 코디세핀, 코티세픽, 충초다당 성분을 함유
- 노화 방지와 혈압과 혈당을 조절
- 항균작용, 항바이러스 작용

③ 상황버섯

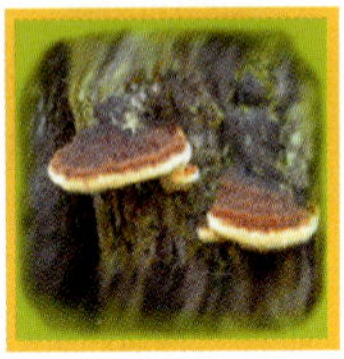

- 뽕나무 등 오래된 고목에서 자라는 다년생 버섯
- 베타글루칸(β-glucan) 성분을 다량 함유
- 죽은 사람을 살리는 불로초
- 면역기능을 쑥쑥 활성화시킴
- 각종 암, 특히 소화기 계통의 암과 간암에 탁월한 효과

④ 양송이버섯

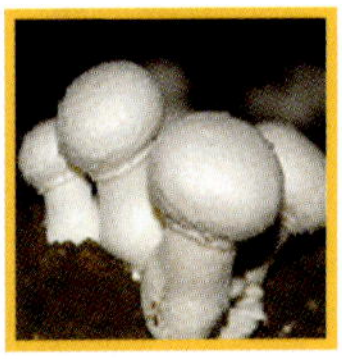

- 세계적으로 생산량이 가장 많은 버섯
- 항암작용과 항균효과가 우수
- 레티나신 성분을 함유
- 항 혈전 작용
- 육류와 궁합이 최고로 잘 맞는 버섯

⑤ 영지버섯(불로초버섯)

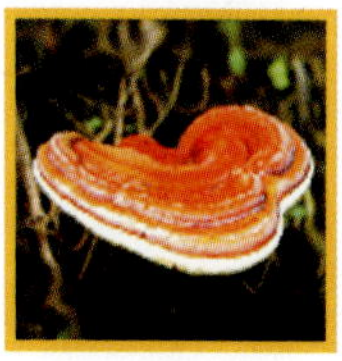

- 여름철 활엽수 뿌리에서 생김
- 베타글루칸(β-glucan) 성분을 함유
- 항암작용
- 고혈압과 저혈압을 정상으로 조절
- 만성 기관지염에 효과
- 간의 보호 작용 및 심장기능을 도움

⑥ 팽이버섯(겨울버섯)

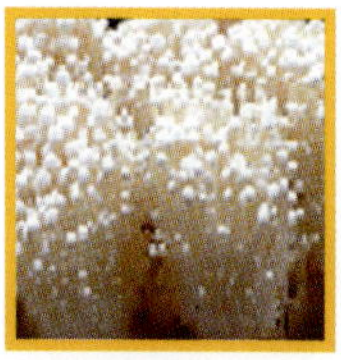

- 버섯 중 가장 추운 온도에서 자람
- 80.1%의 베타글루칸(β-glucan)을 함유
- 항균작용과 강심작용
- 항종양 효과

⑦ 표고버섯

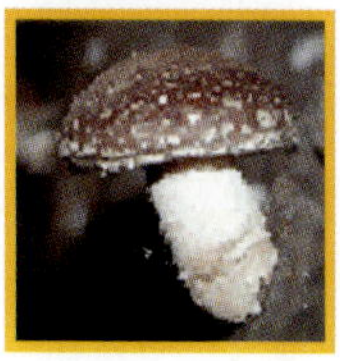

- 레티난 성분을 함유
- 혈압 강하작용과 항바이러스 작용
- 혈중 콜레스테롤의 강하작용
- 항종양 효과
- 에르고스테린(ergosterin)은 자외선에 의해 비타민 D로 변하여 칼슘의 흡수를 촉진

보 너 스

버섯 엑기스는 신체 건강 지킴이이다

버섯 엑기스는 손발이 따뜻하게 하는 성질이 있어 손발저림과 냉대하 등에 효과가 좋습니다. 이렇게 만드세요!

1. 흑설탕 · 소주 · 식초 적당량, 생강즙 적당량을 준비한다.
2. 그릇에 버섯 한 켜를 깔고 그 위에 준비한 재료를 끼얹고, 또 버섯 한 켜를 깔고 그 위에 준비한 재료를 끼얹는 방법으로 버섯을 켜켜이 담는다.
3. 이렇게 만든 것을 밀봉하여 3개월 정도 되면 버섯엑기스가 된다.

버섯차는 정신건강 지킴이이다

버섯차는 버섯의 향을 최대한 즐길 수 있는 가장 간단한 방법으로 마시는 것입니다. 늘 마시면 혈액순환을 도와 두뇌를 맑게 하며 치매예방에도 효과가 있습니다. 이렇게 만드세요!

1. 버섯을 그늘에서 말린 뒤 꾸득꾸득해지면 프라이팬에 기름 없이 살짝 볶는다.
2. 버섯을 잘게 썰어둔다.
3. 이렇게 만든 것을 따뜻한 물에 넣고 우려내어 먹으면 맛좋은 버섯차가 된다.
4. 이때 대추나 잣 등을 고명으로 띄우면 금상첨화다.

3. 피부를 만드는 영양소

모든 사람은 보다 젊고 건강하게 오래 살고 싶어 하나 살아 있는 모든 생명체는 노화하기 마련이다. 그러나 영양관리를 잘 하면 노화의 속도를 지연시킬 수 있다. 영양관리를 잘 하기 위해서는 우선 영양소가 인체 내에서 어떠한 기능을 하는지를 알아야겠다(그림 1-7).

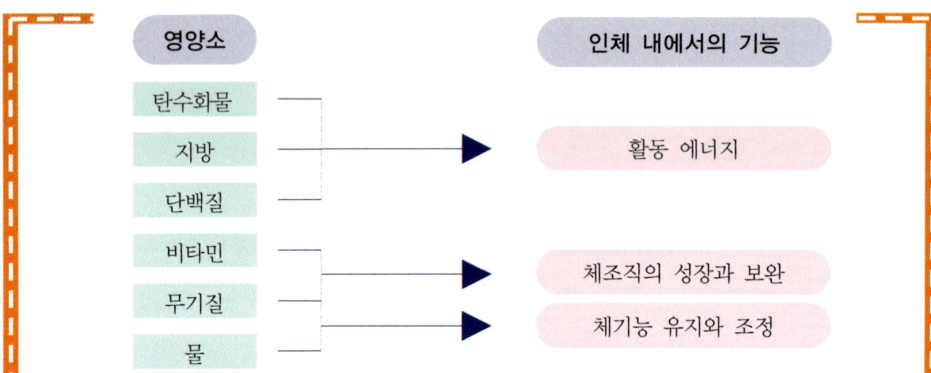

〈그림 1-7〉 영양소의 기능

1) 곡식의 고향 탄수화물
2) 조심조심 최고 열량 지방
3) 울퉁불퉁 근육 단백질
4) 우리 몸의 산소 비타민
5) 작지만 강하다 무기질

1) 곡식의 고향 탄수화물(Carbohydrate)

(1) 탄수화물의 역할과 부족 증상

탄수화물은 우리가 섭취하는 3대 열량 영양소 중 소화흡수율이 가장 좋으며, 저렴한 가격으로 구입할 수 있고, 전체 열량의 50~60%를 권장하는 것으로 보아 그 역할의 중요성을 짐작할 수 있다(그림 1-8).

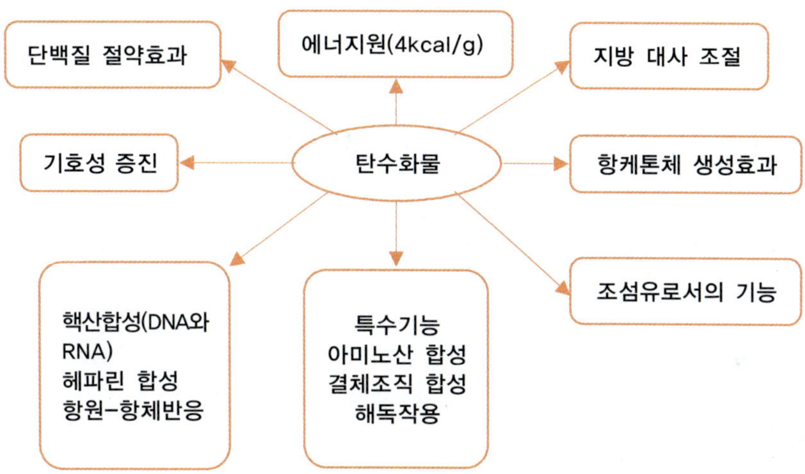

〈그림 1-8〉 탄수화물의 역할

(2) 섭취 과잉 시

- 과잉 섭취한 탄수화물의 30~40%가 체내에서 지방으로 축적
- 단순 당질의 과잉 섭취 시 당뇨병, 동맥경화, 심장질환 등을 유발
- 피지의 분비 이상을 유발하거나 비듬 증가

(3) 급원 식품

성인 하루 권장량은 100~300g이며 곡류와 감자류는 세계 여러 나라의 주식으로 이용되는 탄수화물의 중요한 급원 식품으로 구분하여 (표 1-3)에 나타내었다.

〈표 1-3〉 탄수화물 식품의 분류

- 탄수화물 식품
  - 고 함량 식품: 쌀, 보리, 밀, 감자, 고구마, 건포도, 꿀, 바나나
  - 저 함량 식품: 닭가슴살, 콩, 두유, 두부

2) 조심조심 최고 열량 지방(Lipid)

(1) 지방의 역할과 부족 증상

지방(lipid)은 열량소 중 가장 많은 칼로리를 내며, 전체 열량의 25~35%를 섭취하도록 권장하는 영양소이다. 지방이 인체에서 하는 역할과 부족했을 때 나타나는 증상을 인체의 장기와 관련시켜 (그림 1-9)에 나타내었다.

(2) 섭취 과잉 시

- 칼로리가 단백질과 탄수화물보다 2배 이상 높아 비만을 초래
- 지방이 간에 축적되면 지방간이 되고 심하면 간경화로 진행
- 피지 분비량의 증가로 여드름이 생기고 화장이 쉽게 지워짐
- LDL(low density lipoprotein : 저밀도 지단백질)로 전환되어 동맥경화 및 고혈압을 초래

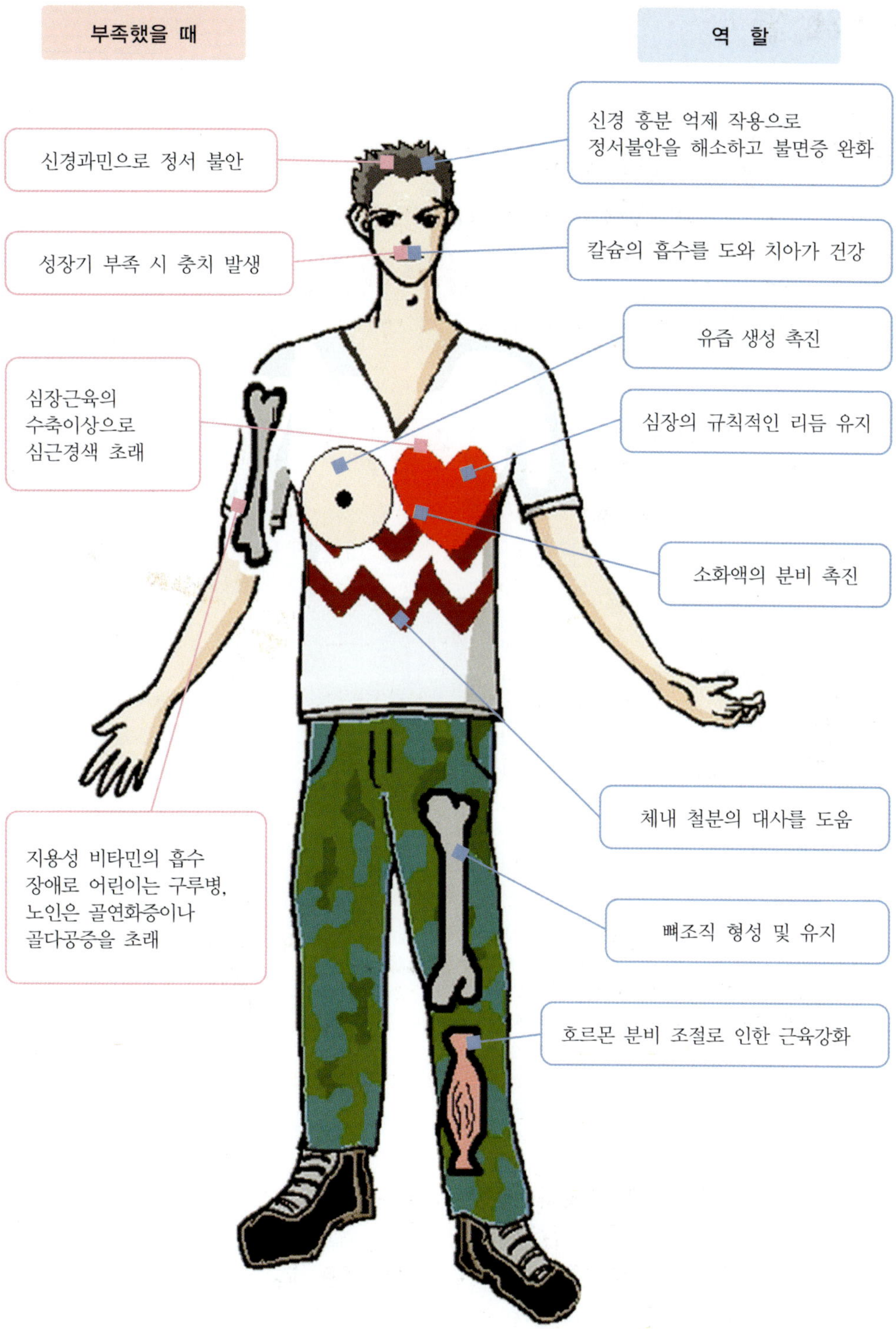
부족했을 때
역 할
신경과민으로 정서 불안
신경 흥분 억제 작용으로
정서불안을 해소하고 불면증 완화
성장기 부족 시 충치 발생
칼슘의 흡수를 도와 치아가 건강
유즙 생성 촉진
심장근육의
수축이상으로
심근경색 초래
심장의 규칙적인 리듬 유지
소화액의 분비 촉진
체내 철분의 대사를 도움
지용성 비타민의 흡수
장애로 어린이는 구루병,
노인은 골연화증이나
골다공증을 초래
뼈조직 형성 및 유지
호르몬 분비 조절로 인한 근육강화

(3) 급원 식품

지방은 구성 지방산의 종류에 따라 인체에 미치는 영향이 다르므로 급원식품으로 구분하여 〈표 1-4〉에 나타내었다.

〈표 1-4〉 급원식품에 따른 지방 식품의 분류

- 지방 식품
  - 포화지방산 식품
    - 육류의 지방, 크림, 치즈, 소시지, 닭고기
  - 불포화지방산 식품
    - 어류의 지방, 식물성 기름, 들깨, 호도, 콩, 면실유

포화지방산은 다량 섭취 시 혈액 내의 콜레스테롤을 높여 심장질환의 발병률을 높인다. 그러나 고도의 불포화지방산은 혈액 내 콜레스테롤 수치를 낮추어 심장 질환의 발병률을 낮춰준다.

(4) 특수 지방

① 필수지방산

필수지방산(essential fatty acid, EFA)은 생장을 촉진하고 건강을 유지하기 위한 필수성분으로 식품으로서 반드시 섭취하여야 한다. 이를 비타민 F라 말하기도 하며 이들의 구조와 역할, 급원 식품은 〈표 1-5〉에 나타내었다.

〈표 1-5〉 필수지방산의 구조와 역할

지 방 산	구 조	역 할	급 원 식 품
올레산 (oleic acid)	$C_{18}H_{34}O_2$ (1개의 이중결합)	영양 공급	식물성, 동물성 식품에 널리 함유되어 있음
리놀레산 (linoleic acid)	$C_{18}H_{32}O_2$ (2개의 이중결합)	항 피부병 인자, 성장인자	채소, 종실류
리놀렌산 (linolenic acid)	$C_{18}H_{30}O_2$ (3개의 이중결합)	성장인자 피부수분 손실 예방	콩기름
아라키돈산 (arachidonic acid)	$C_{20}H_{32}O_2$ (4개의 이중결합)	항 피부병 인자 성장인자	동물성 지방

② EPA(eicosapentanoic acid) 및 DHA(docosahexanoic acid)

이들은 고도의 불포화지방산(poly unsaturated fatty acid, PUFA)으로 이중결합 수가 EPA는 5개, DHA는 6개이다.

역 할

- 유아의 두뇌 발육을 도와 지능과 학습능력을 증진
- 이로운 콜레스테롤(HDL)을 증가시켜 동맥경화를 예방
- 혈압강하작용 및 항 종양작용
- 뇌세포를 활성화하여 노인성 치매를 예방

급원 식품

참치, 정어리, 고등어, 꽁치, 연어 및 대두유는 좋은 급원 식품

③ 콜레스테롤(cholesterol)

- 건강한 사람의 체내에는 약 130g 정도의 콜레스테롤이 존재
- 연령에 따라서 점점 증가하는 경향이 있어 콜레스테롤의 섭취량은 하루에 300mg 미만을 권장

역 할

- 인체의 뇌, 세포막, 신경막을 구성하는 중요한 성분
- 호르몬 및 비타민 D_3 등을 합성
- 지단백(lipoprotein)의 구성 성분
- 담즙산으로 변하여 지질의 소화를 도움

분 류

- 저밀도 지단백질(low density lipoprotein, LDL)
  해로운 콜레스테롤이라 부르며 밀도가 낮을수록 혈관벽에 쉽게 달라붙어 동맥경화증의 진행을 촉진, 흡연과 동물성 지방을 많이 섭취하면 LDL의 함량이 증가
- 고밀도 지단백질(high density lipoprotein, HDL)
  이로운 콜레스테롤이라 부르며 밀도가 높을수록 혈관벽의 프라그(plaque)나 지방을 분해하여 배설시키므로 심장병을 예방

급원 식품

콜레스테롤의 함량에 따른 지방 식품의 분류는 (표 1-6)에 나타내었다.

〈표 1-6〉 콜레스테롤 함량에 따른 지방 식품의 분류

콜레스테롤 식품	
콜레스테롤 함량이 많은 식품 (150mg이상/100g)	콜레스테롤 함량이 적은 식품 (150mg이하/100g)
버터, 마요네즈, 생크림, 오징어, 새우, 뱀장어, 꽁치, 문어, 쇠간, 베이컨, 계란노른자, 코코넛 기름	콩, 두부, 된장, 우유, 탈지유, 연유, 요구르트, 닭고기(가슴살), 쇠고기(살코기), 돼지고기, 가자미

3) 울퉁불퉁 근육 단백질(Protein)

(1) 단백질의 역할과 부족 증상

단백질이 인체에서 하는 역할과 부족했을 때 나타나는 증상은 인체의 장기와 관련시켜 (그림 1-10)에 나타내었다.

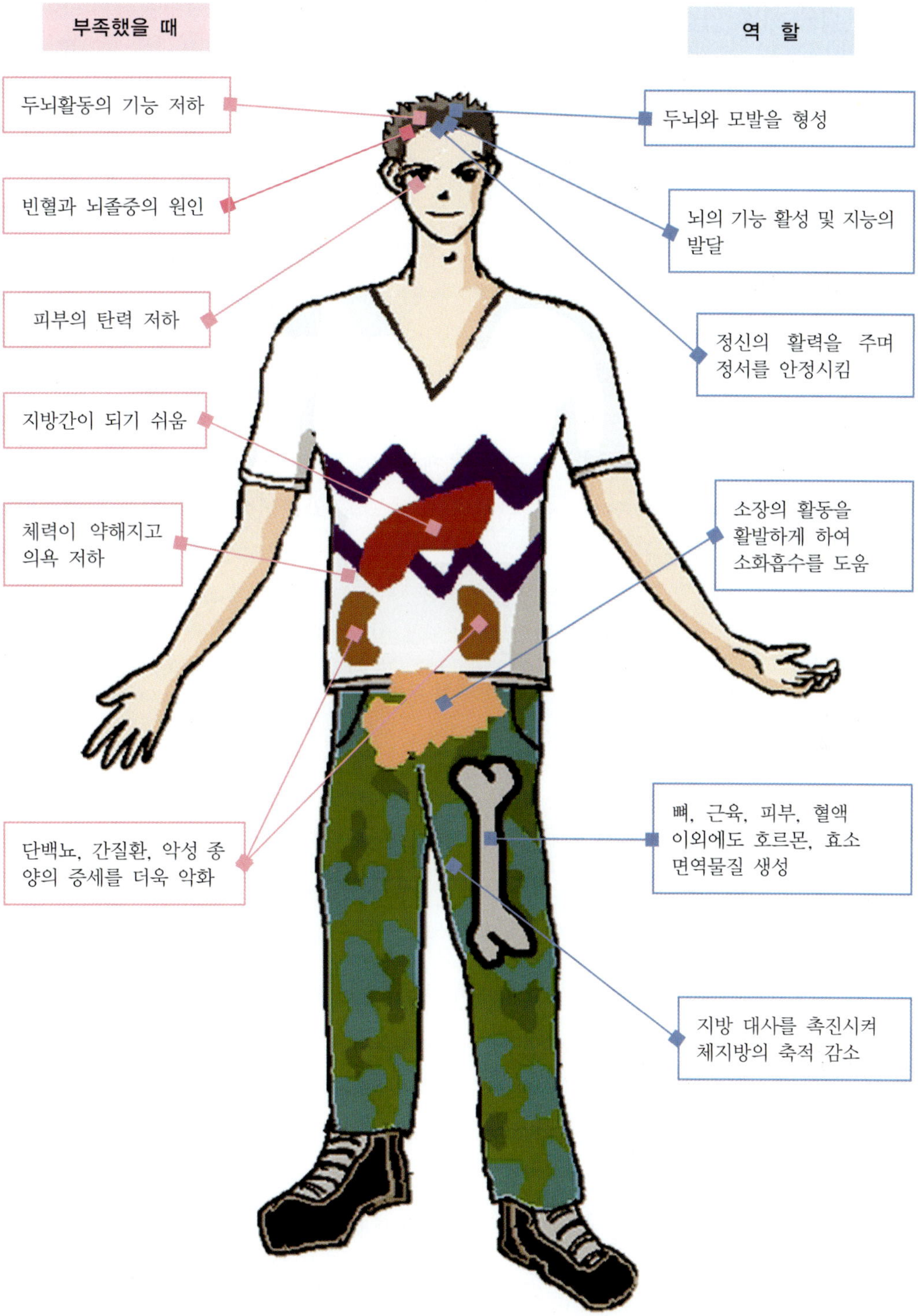
부족했을 때
역 할
두뇌활동의 기능 저하
빈혈과 뇌졸중의 원인
피부의 탄력 저하
지방간이 되기 쉬움
체력이 약해지고 의욕 저하
단백뇨, 간질환, 악성 종양의 증세를 더욱 악화
두뇌와 모발을 형성
뇌의 기능 활성 및 지능의 발달
정신의 활력을 주며 정서를 안정시킴
소장의 활동을 활발하게 하여 소화흡수를 도움
뼈, 근육, 피부, 혈액 이외에도 호르몬, 효소 면역물질 생성
지방 대사를 촉진시켜 체지방의 축적 감소

(2) 섭취 과잉 시

- 아미노산의 대사 중 암모니아가 간에 축적되어 간세포를 파괴
- 요소를 신속히 배출하기 위해서는 다량의 수분이 필요
- 혈액 중 수분량의 증가로 고혈압증을 유발

(3) 급원 식품

단백질의 성인 하루권장량은 60~80g이며 급원식품에 따라 (표 1-7)에 나타내었다. 동물성 단백질과 식물성 단백질을 건강한 사람의 경우에는 1 : 2의 비율로 섭취해야하나, 노약자나 질병회복의 경우에는 2 : 1의 비율로 섭취하는 것이 바람직하다. 그러나 동물성 단백질은 산성 식품이므로 알칼리성인 채소나 과일과 함께 섭취할 것을 권한다.

〈표 1-7〉 급원식품에 따른 단백질 식품의 분류

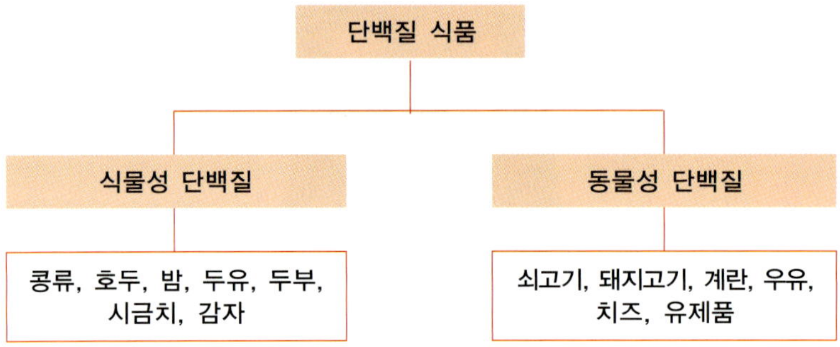

(4) 반드시 필요한 아미노산

단백질은 20종류의 아미노산으로 구성되는데 이중 8종류는 건강을 유지하기 위한 필수성분이므로 식품으로 반드시 섭취하여야 한다. 이를 필수아미노산(essential amino acid : EAA)이라 하고 이들의 역할은 (표 1-8)에 나타내었다.

〈표 1-8〉 아미노산의 종류와 역할

아미노산	역 할	선진국 상용량
트립토판(Tryptophan)	• 천연안정제, 면역제 강화 • lysine과 함께 콜레스테롤 낮춤	22mg
라이신(Lysine)	• 칼슘흡수촉진, 콜라겐, 항체, 호르몬, 효소생성 촉진 • 결핍증 – 피부탄력 저하, 피로회복 저하, 성장지연	40mg
메치오닌(Methionine)	• 황(–S)기공급 – 모발, 피부, 손톱의 질병예방, • 황(–S)기 아미노산(cystine, cysteine)의 역할을 대신함 • 간에서 약물해독, 콜레스테롤치 저하	18mg
페닐알라닌 (Phenylalanine)	• 신경전달물질인 norepinephrine합성 • 항우울제효과, 기억력증진	30mg
트레오닌(Threonine)	• 콜라겐, 엘라스틴의 중요한 구성요소 • 근육의 탄력과 신축성 유지	23mg
발린(Valine)	• 근육조절 증진, 진정작용, 각종 피부 트러블 예방	38mg
로이신(Leucine)	• 체내의 필수물질 생성에 필요, 에너지생성에 사용	50mg
이소로이신(Isoleucine)	• 뇌를 자극하여 보다 민첩하게 해줌 • 4계절 변화에 피부가 잘 적응할 수 있게 해줌	33mg
아르기닌(Arginine)	• 면역계 증강, 상처치유, 간 해독, 영아에는 필수	22mg
타이로신 (Tyrosine)	• 신경자극을 뇌로 전달, 우울증, 기억력 증진 • 면역계 증강, 아미노산 대사 촉진	30mg
글라이신(Glycine)	• 면역계 증강, 아미노산 대사 촉진	11mg
세린(Serine)	• 포도당이 간과 근육에 저장되도록 함 • 면역계의 증강	33mg
글루타민산 (Glutamic acid)	• 정신력을 증강시키는 천연 뇌영양식 • 궤양 완화	114mg
아스파라긴산 (Aspartic acid)	• 간 암모니아 해독 • 피로에 대한 저항력 증진, 지구력 증강	114mg
타우린(Taurine)	• 담즙산 기능활성화, 피로제거, 근육운동 조절 • 자유분자단 제거, 황(–S)기 대사조절	12mg
시스틴(Cystine)	• 단백질 합성 촉진, 상처회복 촉진, 모발보호	3mg
히스티딘(Histidine)	• 헤모글로빈에 많이 함유, 관절재생, 알레르기 해독, 영아에는 필수	15mg
프로라인(Proline)	• 관절과 간의 기능에 매우 중요, 심근강화	58mg
알라닌(Alanine)	• 면역계 증강	18mg

(음영) 필수아미노산

4) 우리 몸의 산소 비타민(Vitamin)

비타민은 피부의 노화 방지 및 투명하고 깨끗한 피부를 갖도록 해 주는 중요한 영양소이다. 특히 피부에 밀접한 영향을 주는 비타민은 다음과 같다.

(1) 비타민 A

일반명은 레티놀(retinol)이며 '성장비타민'이라는 별명을 가지고 있다.

① 역할

- 항산화작용, 해독작용
- 눈, 피부, 모발, 치아의 성장과 점막을 유지
- 소화관, 호흡기관, 타액선 등의 점막을 강화
- 알레르기, 세균, 공기오염에 대한 저항력을 증가

② 급원 식품

성인 1일 권장량은 5000 I.U.이며 인삼, 간유, 김, 무, 시금치, 호박, 계란 노른자 등

(2) 비타민 C

일반명은 아스콜빈산(ascorbic acid)이며 '미용 비타민' 또는 '대사 정상화 비타민'이라는 별명을 가지고 있다. 빛이나 열에 의해 매우 약하고 분해되기 쉬운 단점이 있으나 이를 개선하기 위한 연구가 활발히 진행되고 있다.

① 역할

- 항산화제로서 유해산소로 인한 피부 노화 작용을 억제
- 콜라겐(collagen) 합성을 도와 피부의 탄력성을 유지
- 철(Fe)의 흡수를 도우며 면역작용을 강화
- 신경전달 물질(catechole-amine, serotonin)을 합성
- 모세혈관의 저항성을 강화하여 출혈을 방지(항 괴혈 작용)

② 급원 식품

성인 1일 권장량은 50mg이며 채소, 과일류, 그리고 동물의 내장에 환원형으로 많이 함유되어 있다. 각종 과일에 함유된 비타민 C의 함량은 (표 1-9)에 나타내었다.

〈표 1-9〉 과일의 비타민 C 함량과 칼로리

과 일	비타민 C(mg/100g)	칼로리(kcal/100g)
레 몬	90	37
딸 기	77	23
파인애플	45	51
밀 감	29	45
단 감	28	54
망 고	20	68
토 마 토	20	12
바 나 나	10	87
참 외	10	32
사 과	6	47
수 박	5	21
포 도	4	48
배	2	48

(3) 비타민 E

일반명은 토코페롤(tocopherol)이며 '젊어지는 비타민' 또는 '산화방지 비타민'이라는 별명을 가지고 있다. 비타민 E는 손상된 피부를 치유하는 효과가 밝혀짐에 따라 다양한 스킨케어 제품에 응용되고 있으며 특히 자외선 차단제나 항 노화 화장품의 제품에 사용되고 있다. 특히 야자수 속에 함유된 비타민 E는 피부손상 치유, 개선효과, 여드름, 습진, 피부염 등에 뛰어난 효과가 있다.

① 역할

- 세포의 대사를 촉진하여 젊음을 유지
- 혈액순환을 촉진 및 피로회복과 지구력을 향상
- 오염물질, 과산화물, 유해산소로부터 세포와 조직을 보호
- 색소 침착을 예방
- 천연 항산화제로서 비타민 A나 필수지방산을 보호

② 급원 식품

성인의 1일 권장량은 12~15 I.U.이다. 식물성 식품에 널리 존재하며 특히 곡류의 배아유에 많이 함유

(4) 비타민의 인체 내 분포

비타민을 충분하게 섭취하지 않았을 때 결핍 정도에 따라 나타나는 증상이 다르다. 비타민의 하루 요구량(RDA)은 결핍증을 막아줄 수 있는 최소 용량에 불과하다. 한국인의 영양섭취 조사에 따르면 건강을 유지하기 위해서는 권장량보다 비타민 A는 7배, D는 2.5배, E와 B는 60배, 비타민 C는 100배의 양을 섭취하여야 한다(그림 1-11).

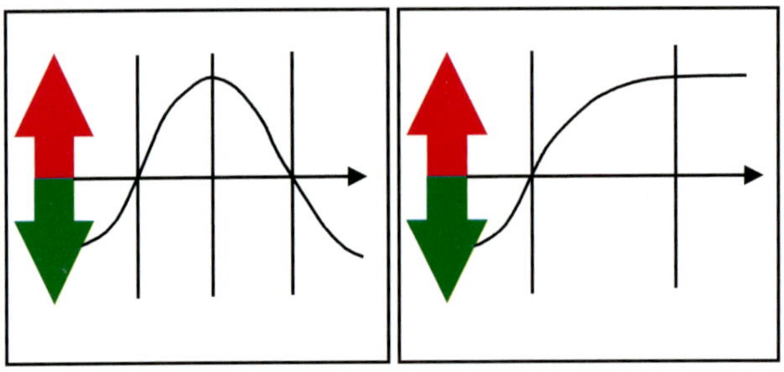

〈그림 1-11〉 비타민 E와 C의 RDA

비타민은 종류에 따라 각각의 역할이 있으나 인체에 미치는 결과는 동일한 증상을 나타내는 경우가 있다. 인체에 나타나는 증상에 따라 중점적으로 보충하여야 할 비타민은 (표 1-10)에 나타내었다.

〈표 1-10〉 증상에 따라 보충해야 되는 비타민

증 상	비타민 A	비타민 B_1	비타민 B_2	비타민 C	비타민 E
수족, 냉증	○		○		○
여 드 름	○	○	○	○	○
탈 모			○		○
만 성 변 비		○			
빈 혈	○				○
고 혈 압	○	○		○	○
저 혈 압	○		○	○	○
감 기	○	○		○	
담 배	○	○		○	○
음 주	○	○	○	○	○
눈 혹 사	○		○	○	
고 저 혈 증			○		
스 트 레 스		○			
임 신			○	○	○
암 예 방	○			○	○
신경병 예방		○	○	○	○

5) 작지만 강하다 무기질

무기질은 건강한 피부를 갖기 위하여 반드시 필요한 영양소이다. 특히 피부에 밀접한 영향을 주는 무기질은 다음과 같다.

(1) 아연(Zn)

① 역할

- 상처의 치유를 촉진
- 식욕을 촉진
- 정자의 생산 능력을 촉진
- 어린이의 성장촉진

② 급원 식품

성인의 1일 권장량은 10~20mg이며, 굴, 참깨, 호박씨, 돼지고기, 곡류, 코코아 등에 다량 함유

(2) 철분(Fe)

① 역할

- 철의 67~70%는 헤모글로빈을 형성
- 산소와 영양소를 운반
- 해독작용과 성장촉진
- 감염증에 대한 저항력을 증진
- 피로를 예방

② 급원 식품

성인의 1일 권장량은 성인 남성은 12mg, 성인 여성은 18mg, 임신부는 20mg이며 조개, 육류, 계란 노른자, 꼴뚜기, 멸치, 콩 및 푸른 잎채소, 미나리, 시금치, 완두콩 등에도 다량 함유

(3) 요오드(I_2)

① 역할

- 갑상선 호르몬인 타이록신(thyroxine)의 구성성분
- 단백질의 합성을 촉진하여 피부, 치아 및 손톱의 건강을 유지
- 지방의 체내 저장을 억제하여 비만을 예방

② 급원 식품

성인의 1일 권장량은 100~200㎍이며, 미역이나 해조류 등에 함유

(4) 기타 무기질

이상 3종 이외에 주요한 무기질의 역할과 성인의 1일 권장량, 급원식품은 〈표 1-11〉에 나타내었다.

〈표 1-11〉 기타 무기질의 종류 및 특성

	역 할	1일 권장량	급원 식품
칼슘(Ca)	• 철분흡수 촉진 • 에너지 생성 증가	600~1200mg	굴, 소간, 참깨, 곡물류
마그네슘(Mg)	• 골격과 치아 형성 • 피부의 진정작용, 흥분을 진정 • 심신의 긴장을 풀어 불면증을 완화 • 혈압과 혈액의 액성을 조절	300~350mg	다시마, 미역, 말린 유부, 유제품
인(P)	• 어린이 성장촉진 • 관절염의 통증완화 • 건강한 치아유지 • 지방 대사를 촉진시켜 에너지와 활력 증진	700~1300mg	분유, 계란노른자, 육류, 어류, 곡류, 치즈
소금(Na)	• 신경과 근육의 정상 생리를 보조함	10g 이하	식염, 젓갈류, 간장, 된장
칼륨(K)	• 혈압 저하 작용 • 항 Allergy 작용 • 체내 노폐물 배설 촉진 • 머리를 맑게 해줌	900mg	감귤류, 녹황색 채소, 감자, 고기류
망간(Mn)	• 신경기능 정상 유지 • 유즙분비 정상화 • 뼈 발육 촉진	2~5mg	곡물, 야채, 동물의 간
구리(Cu)	• 철분흡수 촉진 • 에너지 생성 증가	2mg	굴, 소간, 참깨, 곡물류
세레니움(Se)	• 조직의 탄력성 유지 • 갱년기 장애치료 • 과산화지질 제거	50~100㎍	곡물류, 양파, 토마토, 다랑어
코발트(Co)	• 조혈작용	250mg	동물의 간, 생선, 닭, 우유

(5) 무기질의 결핍 증세

무기질이 부족하였을 때 나타나는 증상을 인체의 장기와 관련시켜 그림으로 나타내었다(그림 1-12).

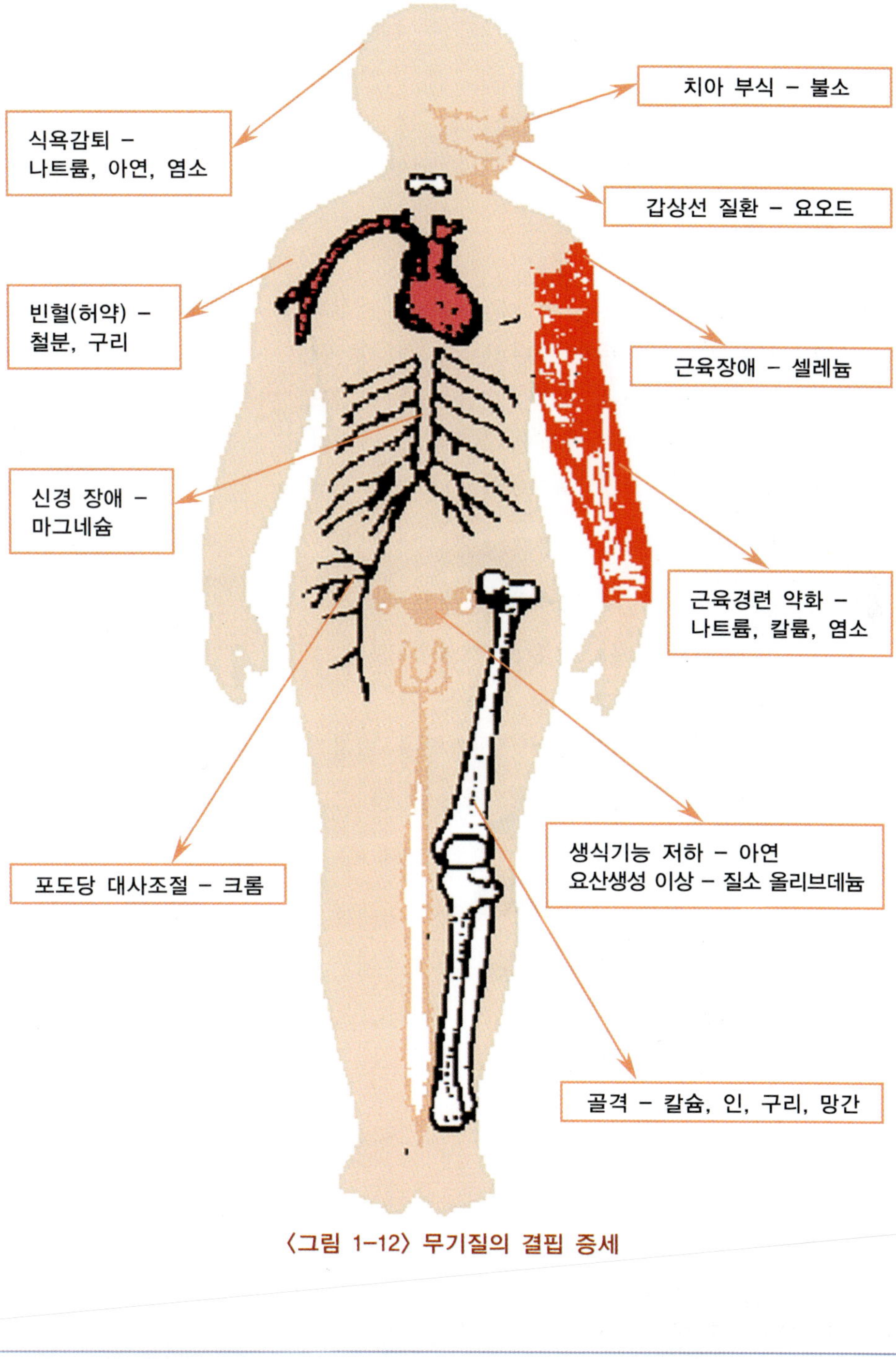

〈그림 1-12〉 무기질의 결핍 증세

4. 피부를 좋게 하는 차

차는 현대생활에 없어서는 안 되는 건강음료수이다. 차는 물 다음으로 중요한 음료수로 어떤 장소에서든지 간단히 준비할 수 있고, 여러 가지의 음식과 함께 잘 어울리는 차를 마시므로 소화흡수를 돕는다. 차를 마시는 시간은 휴식을 취할 수 있어 차를 제대로 알고 마시면 스트레스가 풀리고 정신이 맑아지며 신진대사를 도와 건강이 좋아지므로 일석삼조의 효과를 누릴 수 있다.

1) 열매를 이용한 차
2) 꽃잎을 이용한 차
3) 잎을 이용한 차
4) 줄기 및 껍질을 이용한 차
5) 뿌리를 이용한 차

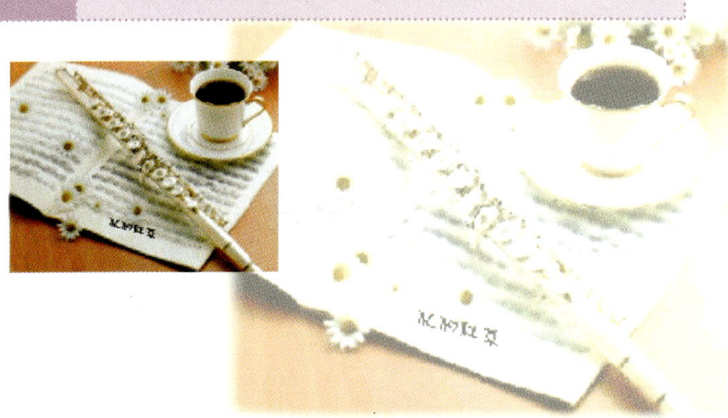

1) 열매를 이용한 차

(1) 오미자차

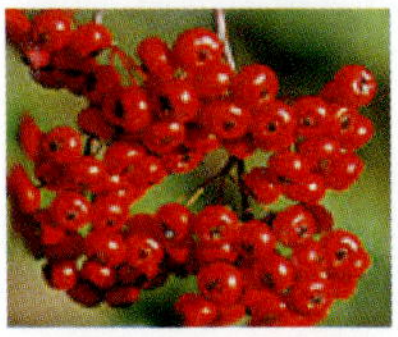

- 칼슘, 인, 철과 단백질, 탄수화물, 니아신이 함유
- 자양강장제, 성기능감퇴, 기관지 등에 효과
- 정신적 스트레스에 좋고 피로 회복을 도움
- 혈액중의 혈당치를 내려주는 효과

(2) 모과차

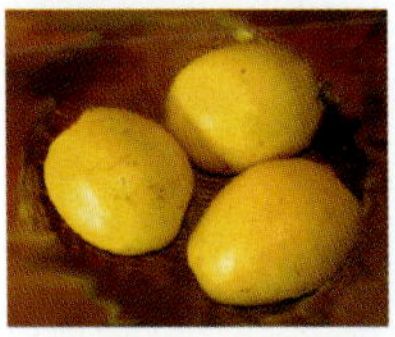

- 무기질의 칼륨과 칼슘, 인과 탄수화물의 당분이 많이 함유된 알칼리성 식품
- 혈압이 낮고 몸이 차고 손발이 저리는 증상에 효과
- 당뇨병 환자에게 효과
- 감기, 특히 기침에 효과
- 소화가 잘 안되거나 피로감을 느낄 때 효과

(3) 석류차

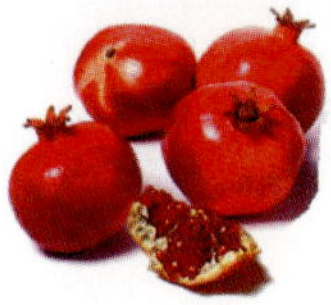

- 탄수화물의 당분, 무기질의 인과 칼륨, 비타민 C, 탄닌과 종자유가 많이 함유
- 강장제, 자궁출혈, 대하증, 복통, 사지마비 등에 효과
- 월경불순, 월경통, 구토, 토혈할 때 특효

(4) 유자차

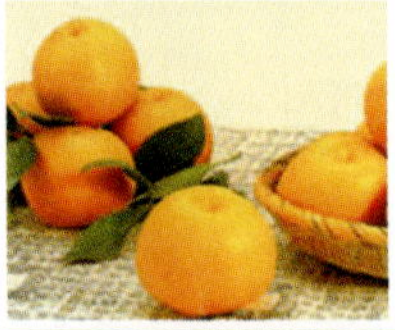

- 탄수화물의 당분, 비타민 B, C 및 인이 많이 함유
- 소화를 촉진시켜 줌
- 감기, 오한, 발열, 해소에 탁월한 효과
- 피부의 미용과 보호에 효과

(5) 복분자차

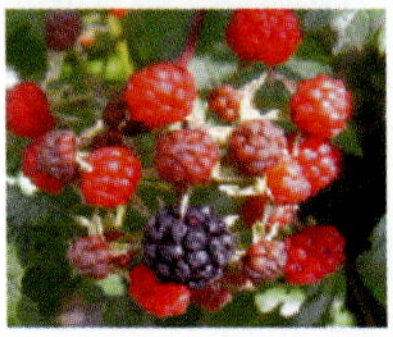

- 무기질의 인, 철, 칼륨과 비타민 C가 많이 함유
- 불임증에 효과
- 음위증, 강장제, 혈액을 맑게 해줌
- 눈을 맑게 하는 효과

2) 꽃잎을 이용한 차

(1) 민들레차

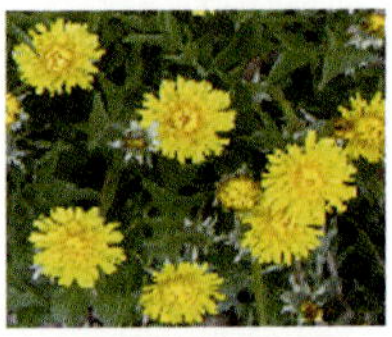

- 탄수화물의 당질과 섬유질, 무기질의 칼슘, 인, 철과 비타민 C가 많이 함유
- 약성이 차가운 차로 해열 작용
- 피를 맑게 하는데 효과
- 땀을 잘나게 하며 변비를 치료하여 미용을 도움
- 뼈와 근육을 튼튼하게 하여 골다공증을 예방

(2) 들국화차

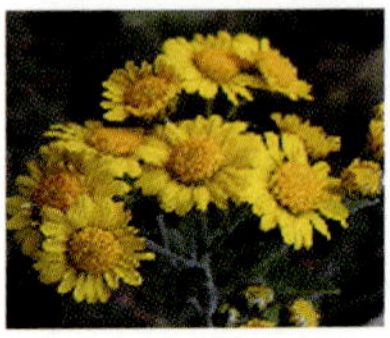

- 간을 보호하고, 눈과 머리를 맑게 함
- 혈액순환을 원활하게 하여 피부의 혈색이 좋아짐
- 숙취해소와 고혈압에 효과

(3) 홍화차

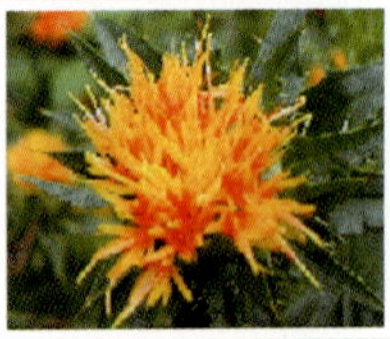

- 약성이 따뜻한 차로 독이 없으며 약간 매운 맛을 냄
- 심장과 간의 기능을 도움
- 피를 맑게 하여 혈액순환을 좋게 함
- 생리불순과 생리 전후에 생기는 피부 트러블에 효과

(4) 장미차

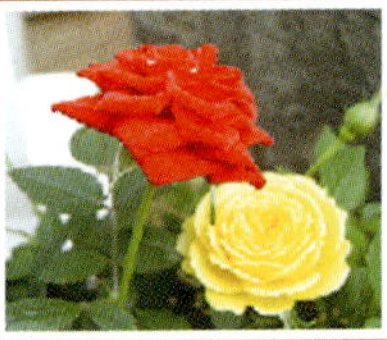

- 달고 약간 쓴 맛이 남
- 약성이 따뜻한 차로 혈액순환을 도와 피부 노화를 방지
- 생리통 완화에 효과

(5) 진달래차

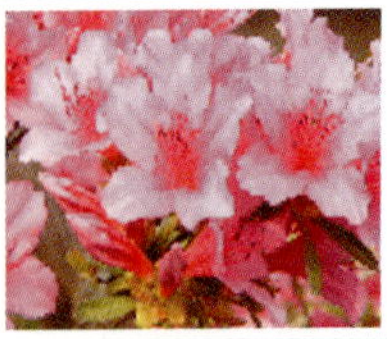

- 정유, 아자레인, 플라보노이드, 락톤, 페놀산, 탄닌, 당질, 인, 칼슘, 철, 비타민 B, C 등이 많이 함유
- 혈압을 낮추고, 진해, 거담, 심장병에 좋음
- 강장, 이뇨, 두통, 관절염, 불임증 등에 효과

3) 잎을 이용한 차

(1) 감잎차

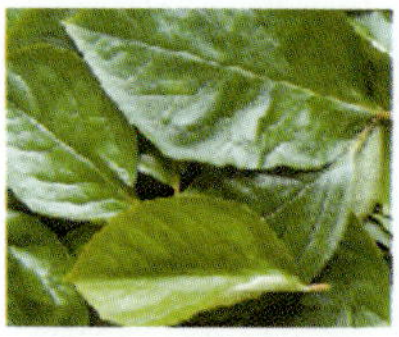

- 비타민 C로 미백작용(레몬과즙의 1.5배)
- 여드름, 주근깨, 검버섯 등을 개선
- 심장병, 동맥경화, 뇌출혈, 위궤양, 당뇨병, 감기예방
- 혈관을 튼튼하게 하고 괴혈병, 빈혈에 효과
- 혈압을 내리게 하여 고혈압 환자에게 효과

(2) 녹차

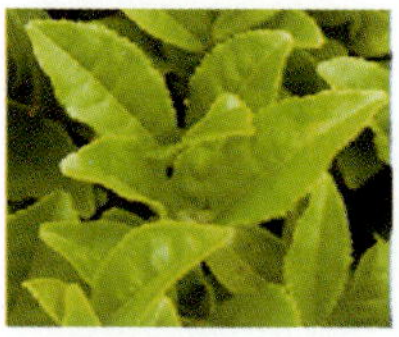

- 탄닌 성분으로 피부 진정작용과 살균작용
- 자외선으로 인해 피부가 손상된 경우 녹차 찜질로 치료
- 녹차의 카테킨(catechin)은 혈관에 축적되어 있는 지방을 제거하며 항암, 항균 작용은 비타민 C보다 40~100배 강함
- 사포닌 성분으로 머리를 감고 난 후 녹차 우린 물로 헹구면 비듬을 방지, 머릿결도 부드러워짐
- 녹차를 이용하여 목욕을 하면 피부가 부드러워지고 몸에서 나는 특유의 냄새도 제거

(3) 솔잎차

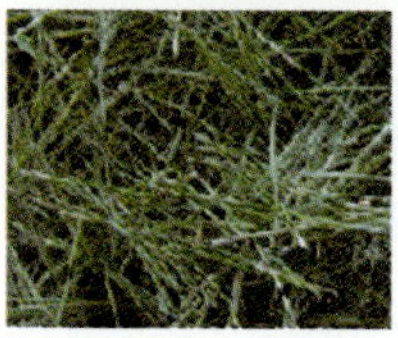

- 단백질, 인, 철, 비타민 A, C, 당질을 많이 함유
- 고혈압, 심장병, 빈혈에 효과
- 불면증, 냉 대하증 등을 예방
- 섬유질이 많이 함유되어 변비를 예방하고 피부미용에 효과

(4) 쑥차

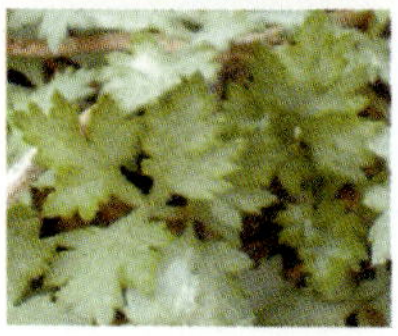

- 몸을 따뜻하게 해주는 작용으로 부인병에 효과
- 비타민 A와 C가 다량 함유되어 피부 미용에 효과
- 간의 지방질을 제거
- 노폐물을 제거하는 작용이 탁월하여 겨울차로 권장

(5) 두충차

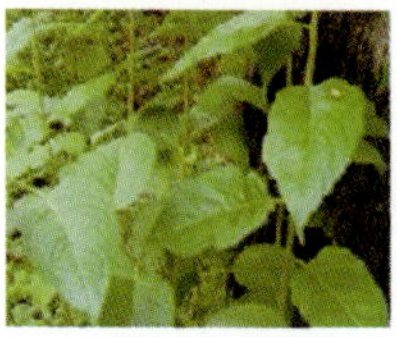

- 비타민 B 및 무기질의 칼슘과 인을 많이 함유
- 간과 신장 기능을 강화, 근육과 골격을 강화
- 정력 및 기억력 감퇴, 심장, 고혈압에 효과
- 신경통, 요통, 퇴행성 관절염에 탁월한 효과

4) 줄기 및 껍질을 이용한 차

(1) 귤피차

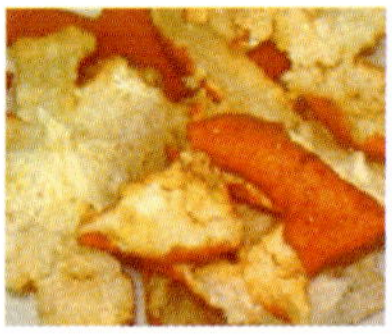

- 껍질에는 정유, 비타민 C, 플라보노이드(flavonoid) 배당체, 헤스페리딘(hesperidin), 과즙에는 사과산, 구연산, 당질, 섬유질, 칼슘, 칼륨, 인, 철, 비타민 등을 많이 함유
- 심장의 수축력을 증강시키고 혈액의 순환을 증가
- 각종 균류의 증식을 억제
- 소화 불량과 식욕부진에 효과적
- 건위, 진해, 거담 등의 호흡기계에 효과적

(2) 계피차

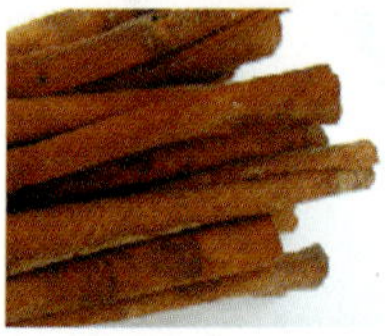

- 소화기능 증진과 면역기능 강화에 효과
- 피부 혈관확장으로 피부에 영양을 많이 공급해 줌으로 마사지의 효과
- 혈액순환 개선작용으로 수족냉증, 월경불통 등에 많이 활용

(3) 인동덩굴차

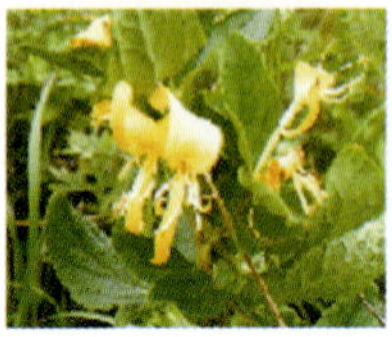

- 방광 안의 세균을 체외로 배설시키므로 방광염을 예방
- 이뇨작용을 도움
- 해열, 해독 작용이 있어 감기나 이질, 각종 종기에 효과

(4) 삼백초차

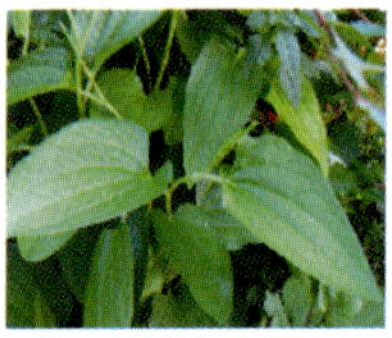

- 탄닌, 루틴, 아미노산과 유기산, 당류, 정유가 함유
- 종기나 부스럼, 여드름, 백선 등의 피부병과 변비, 축농증, 타박상, 치질 등에 효과
- 칙칙한 피부개선에 효과

(5) 천궁차

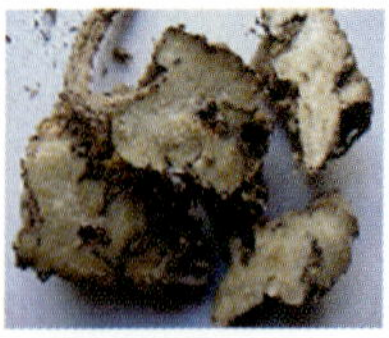

- 혈압강하, 혈관확장, 진정, 진경(鎭痙), 항 진균작용
- 빈혈, 냉증, 월경불순 등 부인병에 효과적
- 조혈 작용이 있어 빈혈에 효과적

5) 뿌리를 이용한 차

(1) 인삼차

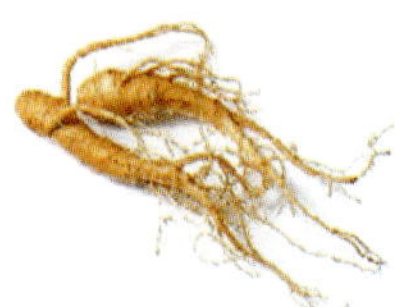

- 단백질과 탄수화물의 배당체, 무기질의 인, 철, 칼슘, 비타민 B와 나이아신을 많이 함유
- 심장근육의 수축작용을 높여주고 혈액순환에 효과
- 원기를 회복, 피로를 잊게 함
- 정신을 안정시키고 식욕감퇴, 설사, 구토 등 만성위염과 소화성 궤양에 효과
- 만성기관지염, 기관지천식 등에 효과

(2) 더덕차

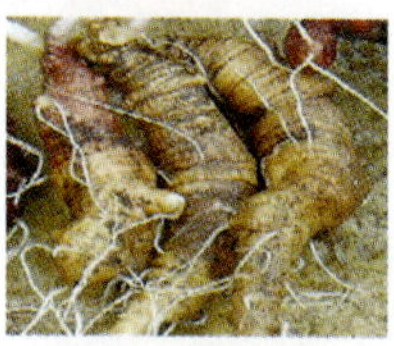

- 단백질, 지방, 탄수화물, 칼륨, 칼슘, 비타민 B 등이 많이 함유
- 원기를 보하고 열을 제거하며 간을 이롭게 하고 위장을 튼튼하게 하여 소화 기능을 촉진
- 폐와 신장의 기능을 돕고 기관지염, 결핵 치료에 효과
- 혈액 속에 콜레스테롤 수치를 낮추어 성인병 예방, 즉 혈전증, 중풍, 심근경색증, 협심증 등에 효과

(3) 도라지차

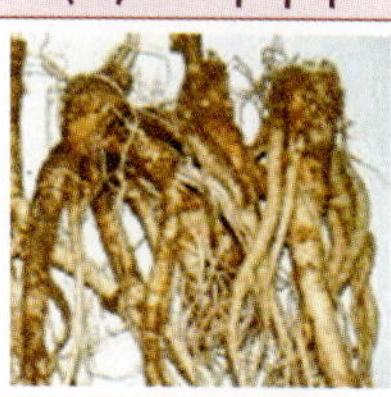

- 당질과 섬유질, 칼슘, 철, 비타민 B, 사포닌 등이 많이 함유
- 호흡기계 질환에 효과적
- 치통, 설사, 복통, 토혈, 하혈 등에 효과적

(4) 둥굴레차

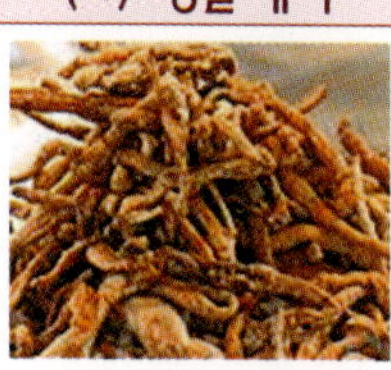

- 비타민 A와 켐페롤 등의 배당체가 함유
- 강장, 강정, 해열에 효과적
- 혈압과 혈당을 낮추는 작용

(5) 생강차

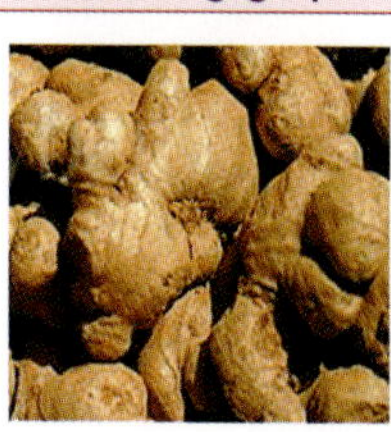

- 무기질, 탄수화물, 단백질, 지질과 비타민 A의 베타 카로텐, 비타민 B, 나이아신이 많이 함유
- 간의 활동을 원활히 하고 이뇨작용, 발한 촉진, 종기 제거
- 신진대사 기능촉진으로 감기, 해열작용 살균작용
- 소화를 도우며 숙취제거에 효과적

5. 기호식품 제대로 즐기기

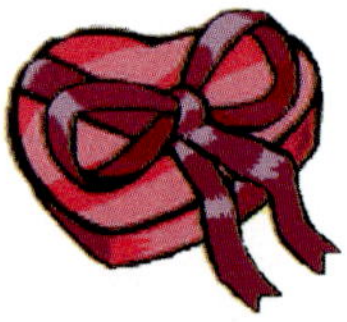

기호식품은 자극성·마취성·방향성(芳香性)이 특별하여 미각·촉각·후각·시각 등에 쾌감을 준다. 식욕을 증진시켜 식생활을 윤택하게 하기도 하고 일상생활에 활기를 주는 대표적인 기호식품으로 술, 담배, 그리고 커피를 들 수 있다. 기호식품이 피부 상태와 많은 연관성이 있다는 사실을 잘 알고 있지만 눈에 띄게 나타나기 전까지는 잊고 지내기 쉽다. 그러므로 무의식적으로 습관성이 되어버린 기호식품이 피부에 나쁜 영향을 미치기 전에 미리 적절히 조절하고 대처할 필요가 있다. 담배, 술, 커피가 피부에 미치는 영향과 대처할 수 있는 방법은 무엇이 있는지 알아보도록 하자!

1) 담배(Nicotine)
2) 술(Alcohol)
3) 커피
4) 인스턴트식품
5) 초콜릿 류

1) 담배(Nicotine)

"담배는 생명을 단축시키는 주범이다."

담배는 현대인에게서 떼어놓을 수 없을 정도로 몸에 밴 습관성이 강한 기호식품이지만 건강과 피부에 백해무익하다. 흡연으로 인한 만성중독은 주로 니코틴에 의해서 일어나는 습관성과 금단현상으로 나타난다. 담배 한 개비에 니코틴 10㎖이 함유되어 있으며 연기 속에는 약 4000여 종이나 되는 발암물질과 독성물질이 함유되어 있는 것으로 밝혀졌다. 흡연은 각종 성인병의 원인이 되며 폐암을 비롯하여 전체 암 발생의 30% 이상에 관여할 뿐만 아니라 각종 질병발생에도 영향을 미친다. 1999년대 연세대학교 의과대학 예방의학교실에서'담배 한 개비의 독성이 한사람이 평생 섭취하는 상치의 잔류농약 독성과 비슷하다'며 '담배를 피우면서 식품이나 대기 속의 발암-유해물질을 걱정하는 것은 넌센스'라고 보고한 바 있다.

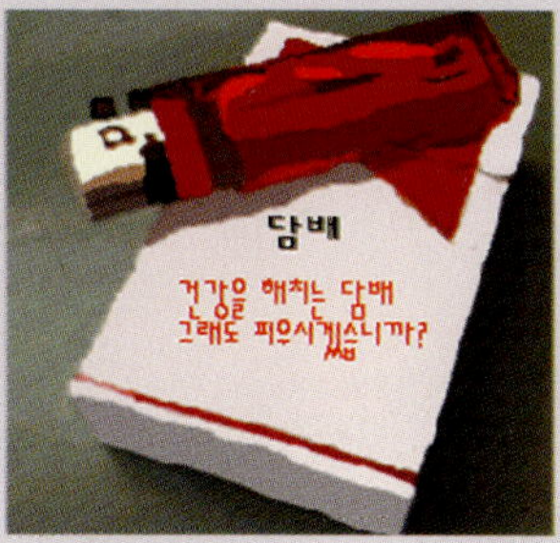

담배로 인하여 손상되는 피부와 모발을 회복시키는 길은 오로지 금연뿐이며 금연과 더불어 비타민 C와 수분을 충분하게 섭취하여야 한다.

보 너 스

담배는 비타민C를 얼마나 좋아하는지 알고 싶습니다.

담배 1개피는 체내에서 비타민 C를 25mg(하루 권장량의 1/2에 해당)이나 소비합니다. 비타민 C가 많이 함유되어 있다고 알려진 귤 1개에 비타민 C가 30mg 하유되어 있으므로 담배 1개피는 귤 1개를 먹어 치우는 샘입니다. 담배 1갑은 20개의 귤을 먹고 싶어합니다.

니코틴의 해독은 음식으로!!

파래전

① 파래를 씻어 끓는 물에 데치고 찬물에 헹굼

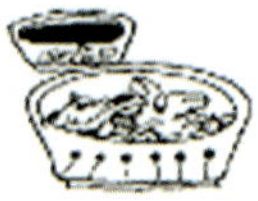

② 갖은 양념, 밀가루, 계란 등을 넣고 버무린다.

③ 반죽한 것을 지져낸 뒤 그릇에 담는다.

파래는 '석순'이라하며 메틸메티오닌(methylmethionine)은 비타민 A가 니코틴의 해독을 제거하는데 아주 뛰어난 효과가 있으며 비타민 A는 담배로 손상된 폐의 점막을 보호하는 작용이 탁월하여 폐암을 예방한다. 파래는 전이나, 무침으로도 좋으며 파래에 찹쌀 죽을 발라 말려서 기름에 튀긴 튀김 또는 파래를 넣고 맑은 국을 끓여도 좋다. 파래국을 청태탕이라고도 한다.

입술의 건강상태로 알아보는 Best tea

- 바짝 마른다 ⇒ 간 기능이 저하 - 과일과 유자차, 모과차
- 물집이 생기거나 붓는다 ⇒ 면역기능의 저하 - 인삼차
- 뾰루지가 난다 ⇒ 자궁, 방광의 혈액순환 장애 - 당귀차
- 잘 트고 갈라진다 ⇒ 과도한 스트레스 - 과일, 감잎차
- 색이 검거나 푸르스름하다 ⇒ 혈액순환이 순조롭지 못함 - 적포도주
- 핏기가 없다 ⇒ 빈혈이 있음 - 복분자차, 감잎차
- 색이 지나치게 붉다 ⇒ 몸에 열이 있음 - 녹즙, 녹차

보너스

담배는 여성에게 어떤 영향을 주는지 알고 싶습니다.

- 입술색과 피부색이 어두워지고 성대가 굵어지는 현상이 나타납니다.
- 피부의 혈액순환을 방해하여 피부가 거칠어지고 재생력의 감소로 노화를 촉진합니다.
- 지루성 피부염이나 여드름 환자는 증상이 더욱 악화됩니다.
- 비듬이 생기게 되고 두피의 모든 세포가 막혀 대머리가 되기도 합니다.
- 피부의 수분이 많이 손실되었고 자외선에 민감합니다.

2) 술(Alcohol)

(1) 술은 약이다

식사 전 한두 잔의 칵테일이나 포도주는 약이다

- 반사작용
  점액과 타액의 분비를 증가시켜 식욕을 촉진
- 순환기계
  혈관이 확장되어 혈압 저하작용이 있으며 피부 혈관확장으로 발적작용은 피부를 마사지하는 효과
- 소화기계
  위장의 운동을 도와 소화액의 분비를 증가시켜 소화작용을 촉진
- 중추신경계
  중추신경계의 억제기능을 억제시키므로 스트레스를 해소시켜 기분이 상쾌

(2) 술은 독이다

과음하거나 센 술은 독이다

술이 약이 되기는 하나 지나치면 질병의 원인이 된다(그림 1-13).

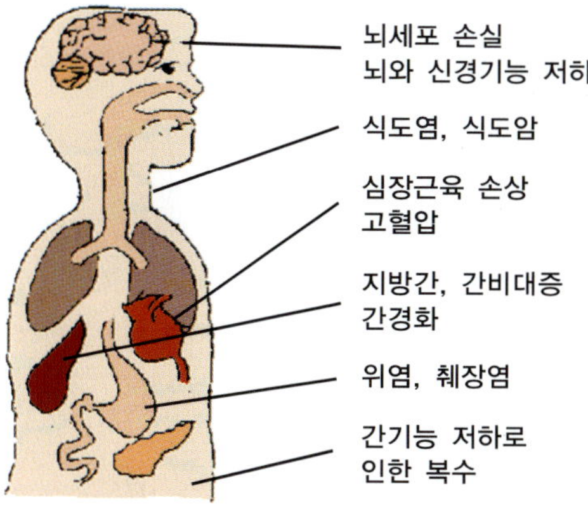

〈그림 1-13〉 과음으로 인한 건강 위협

(3) 술 한 잔의 알코올 농도 비교하기

술 1잔은 술의 종류에 따라 순수 알코올의 양으로 비교하여 보면 맥주 1캔, 소주 1잔, 양주 1잔에 함유된 알코올의 양은 거의 같다. 소주 1병은 7잔, 양주 1병은 20잔, 포도주 1병은 6잔 정도가 나온다. (표 1-12)를 보면, 어떤 술이든 1잔을 마시면 비슷한 양의 순수 알코올을 섭취하게 되는 것임을 알 수 있다. 아마도 포도주 1잔이 소주 1잔과 순수 알코올의 양에서 비슷하다는 사실을 아는 사람은 드물 것 같다.

〈표 1-12〉 주종별 알코올의 농도

	맥주	포도주	소주	위스키 등 양주
1병의 양	355㎖	750㎖	360㎖	750㎖
알코올 농도	3~6% (통상 4%)	10~12% (통상 12%)	24~25% (통상 25%)	40~50% (통상 40%)
잔수	1캔	6잔	7잔	20잔
1잔(캔)당 평균 순수 알코올 양	14㎖	15㎖	13㎖	15㎖

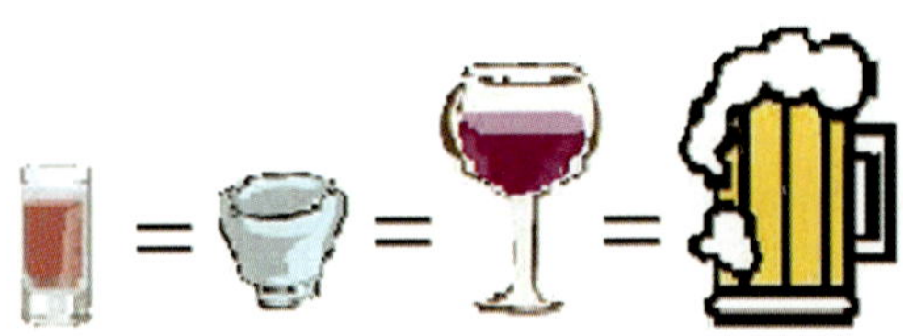

순수 알코올 농도 비교

소주를 마실 때 갈증을 느끼게 하는 이유를 (그림 1-14)에 나타내었다.

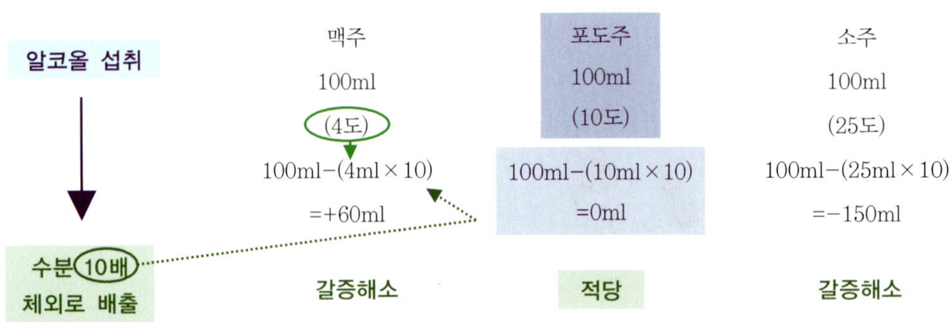

〈그림 1-14〉 술과 갈증과의 관계

(4) 술과 간

① 술의 해독은 간에서 맡는다

술은 간에서 ADH(alcohol dehydrogenase), $ALDH_{1,2}$(aldehyde dehydrogenase)라는 효소의 도움을 받아 아세트알데히드를 거쳐 초산으로 된 후 물과 탄산가스로 분해되는 과정을 거쳐야 해독된다(그림 1-15).

ADH와 $ALDH_2$는 사람들의 체내에 항상 존재하지만 $ALDH_1$이 결핍된 사람들이 많다. $ALDH_1$이 결핍되면 아세트알데히드를 즉시 초산으로 변화시키지 못하므로 아세트알데히드가 체내에 쌓이게 되면 얼굴이 붉어지고 두통이 오며 호흡이 가빠지는 등의 증상이 나타난다.

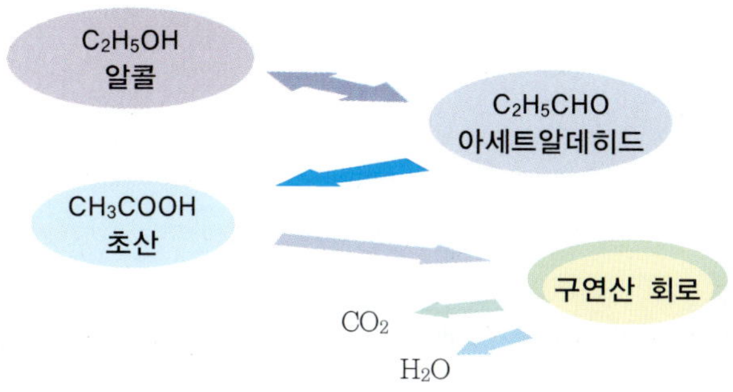

〈그림 1-15〉 알코올의 해독 기전

② 수면은 간의 피로 회복제다

술을 마시면 졸음이 오는 것은 간에서 술을 빨리 해독시키려는 신체의 보호 반사 작용이다. 간세포를 정상으로 회복시키기 위해서는 충분한 산소와 영양분을 공급해 주어야 한다. 이때 필요한 산소와 영양분을 간세포에 공급해 주는 혈액의 양(간 혈류량)이 충분하면 간세포의 회복이 그만큼 빨라지게 된다. 수면 시의 간 혈류량은 수면 시 서있을 때보다 2배가 증가하므로 간을 빠르게 회복시키기 위해서는 수면을 취하는 것이 좋다.

③ 술에서 간을 구하자

- 술 마시기 전 식사를 한다.
- 매일 마시지 않는다.
- 천천히 마신다.
- 술 마실 때 담배를 같이 피지 않는다.

(5) 음식으로 간을 보호하기

술을 마시면 비타민이 파괴되고 단백질의 소모량이 많아지므로 영양부족 상태가 되기 쉽다. 이럴 때 술의 해를 줄이기 위해서는 특히 간을 보호하는 올바른 안주를 선택하는 지혜가 필요하다.

- 비타민 B군과 C의 섭취
- 무기질 특히 칼슘과 마그네슘의 섭취
- 가공식품보다 천연식품을 섭취
- 자극성이 있는 식품을 피할 것
- 지방질 함량이 높은 식품을 피할 것

보 너 스

사우나를 하면 간에 도움이 되는지 알고 싶습니다.

술 마신 다음 날 목욕은 기분전환에 도움이 되나 체온보다 높은 열(42℃ 내외)은 달리기를 하는 것과 같은 에너지를 소비하므로 간에 영양을 보충해야 하는데 오히려 에너지를 빼앗는 셈이 됩니다. 숙취해소에 가장 적당한 온도는 체온보다 약간 높은 38~39도입니다. 혈액순환을 좋게 하고, 간에 신선한 혈액을 보다 많이 공급함으로써 간의 해독 작용에 도움이 됩니다.

① 술 마시기 전 좋은 음식

• 흑설탕물

흡수가 빠르며 간에 글리코겐(glycogen)의 형태로 저장되어 알코올의 분해력을 크게 상승시킨다. 또한 비타민, 미네랄이 많이 함유되어 있어 숙취에 도움이 된다.

• 인삼튀김

위장에서 술의 흡수속도를 늦추는데 효과가 크다.

② 술 마실 때 좋은 음식

오징어와 땅콩

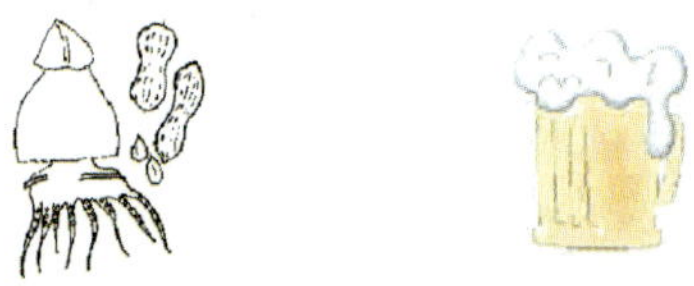

알아두기

오래되어 냄새가 나는 땅콩은 발암물질을 생성하므로 조심

오징어에는 중요 아미노산인 라이신(lysine), 트레오닌(threonine), 트립토판(tryptophan) 등이 쇠고기에 비해 3배 이상 많으나 강한 산성 식품이므로 알칼리성인 채소를 곁들여야 한다. 땅콩은 단백질과 필수지방산, 비타민 B군 등이 많이 함유되어 있어 알코올이 서서히 흡수되므로 혈중 알코올 농도가 서서히 오르고 쉽게 깨어나게 하는데 도움이 된다.

보너스

술과 어울리는 안주는

- 막걸리 – 돼지고기, 김치찌개, 두부
- 백포도주 – 생선류
- 맥주 – 땅콩, 오징어
- 적포도주 – 육류
- 소주 – 생 오징어, 생선찌개, 돼지고기 요리
- 위스키 – 치즈, 육포, 잣, 호도

③ 술 마신 후 좋은 음식

조개탕

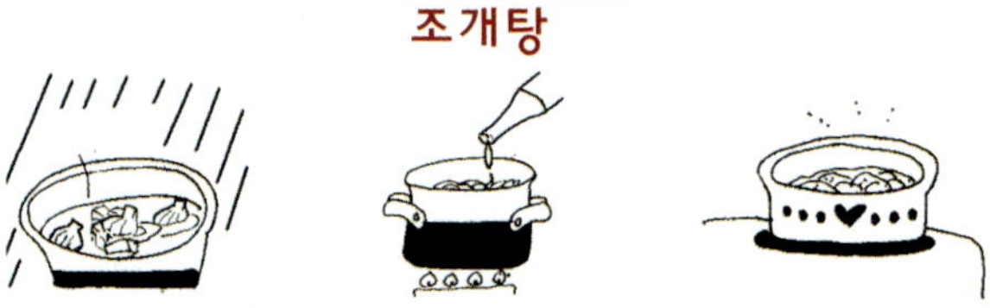

① 조개를 소금물에 담근다.

② 청주를 조금 떨어뜨린 후 끓인다.

③ 파와 소금으로 간을 한다.

알아두세요

숙취로 배가 아프면

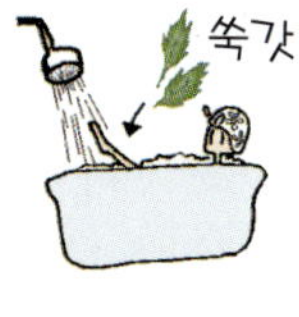

조개는 타우린의 함량이 높아 간의 기능을 돕고 아미노산 등 단백질과 철분이 풍부하다. 쑥갓은 적혈구의 생산에 필요한 엽록소가 풍부하고 비타민 A와 C가 많아 적혈구 형성에 도움을 주고, 콜레스테롤 수치를 낮추어 주는 역할을 한다. 따라서 조개탕에 쑥갓을 넣는 것은 영양의 균형과 더불어 시각적인 효과도 있다.

(6) 맥주와 포도주의 모든 것

맥주-비타민 알코올음료

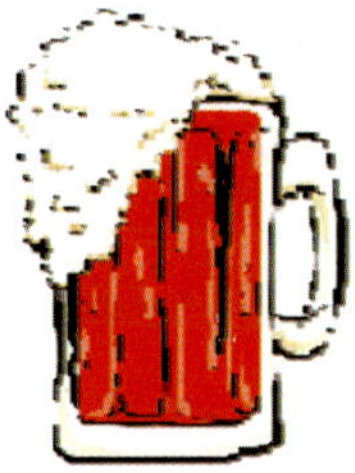

- 비타민 B_2가 함유되어 있어 피부가 거칠어지는 것과 햇볕에 과민 반응을 일으키는 현상을 방지.
- 맥주의 쓴 맛은 담즙의 분비를 촉진시켜 변비를 개선.
- 맥주맥아에 항균력이 강한 효소가 있어 여드름과 화농성 두드러기의 예방과 치료의 효과.
- 여성 호르몬과 비슷한 호프케톤(Hof-ketone)이 피부에 좋은 영향을 줌.

맥주배는 맥주 탓?

- 맥주 한 병(355㎖)은 240kcal로 밥 한 그릇 반과 같은 열량
- 맥주는 몸에 들어가면 곧 이산화탄소와 물로 분해되어 호흡과 맥박이 증가되는 에너지로 사용
- 맥주 안주(지방과 당분)와 운동부족으로 맥주배가 생김

맥주로 칵테일 만들기

- 토마토 주스와 함께 - 숙취로 눈이 충혈 되었을 때
- 콜라와 함께 - 마시기 수월(서서히 취함)
- 계란노른자 + 꿀과 함께 - 식욕과 기운이 없을 때 마시면 효과적

보 너 스

맥주와 땅콩

맥주에 땅콩을 곁들이면 땅콩의 고소한 맛이 맥주의 쌉쌀한 맛과 잘 어울리며 땅콩은 **간을 보호하는 역할**이 있어 맥주와 땅콩은 잘 어울린다.

포도주 – 항산화 알코올음료

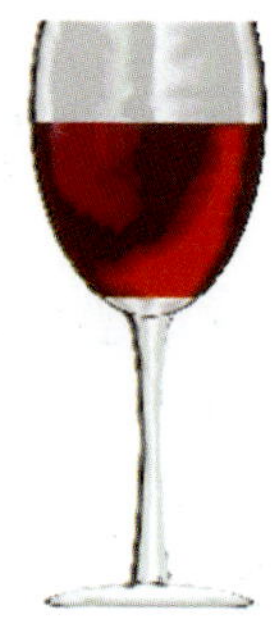

동물성 지방의 섭취량과 심장혈관계 질병의 발생은 비례관계가 있으나 동물성 지방을 많이 섭취하여도 적포도주를 마시면 심장질병의 위험이 높아지지 않는다는 사실이 세계보건기구(WHO)의 조사에 의해서 밝혀졌다.

다음은 포도주에 함유된 성분이 어떠한 기능을 하는지 살펴보았다.

① 폴리페놀

• 동맥경화예방

지방의 과잉섭취로 인하여 생겨진 LDL이 산화되면 콜레스테롤 덩어리로 혈관에 부착되어 동맥경화와 고혈압을 유발하게 된다. 그러나 적포도주에 함유된 폴리페놀(polyphenol)은 LDL에 대한 항산화능력이 비타민 E의 2배나 되어 동맥경화를 예방한다.

• 활성산소 제거

적포도주는 각종 질병, 암, 노화의 원인이 되는 활성산소를 제거하는 능력이 있다. 오래된 포도주일수록 활성산소의 제거 능력이 우수하다.

보너스

포도주는 오래될수록 맛이 좋은 이유를 알고 싶습니다.

포도의 작황이 좋았던 해에 만들어진 와인이래야 오래 저장할수록 맛이 좋아집니다. 백포도주는 포도의 당도와 산도가 높아야하며 오래 될수록 산도가 낮아져 다른 맛과 조화를 이루고 부드러워지고 조화를 이루는 좋은 포도주이 됩니다.

② 안토시아닌

• 항 방사능작용

안토시아닌(anthocyanin)의 항 방사능작용은 세포의 분열을 억제하여 독성을 감소시킨다. 이러한 성분은 포도의 껍질에 많으며 적포도주에 특히 많다.

• **혈소판 응집물 제거**

적포도주의 1000배 희석액 중에 1.2ppm 함유된 리스베라트롤(resveratrol)은 혈소판 응집물을 42% 제거한다.

③ 미네랄

• **이뇨작용**

백포도주에는 칼륨, 칼슘, 마그네슘 등의 미네랄이 적포도주에 비하여 다량 함유되어 있어 이뇨작용이 우수하다.

• **장내 세균군의 균형 조정**

약 0.5%의 유기산이 함유되어 있어 식욕 증진효과와 더불어 세균군의 균형을 조정하는 역할을 하여 정장작용을 돕는다.

• **항균력**

백포도주는 대장균과 살모넬라균에 대하여 항균력이 높다.

체질별 술자리 건강법

	태양인	태음인	소양인	소음인
추천 주류	포도주	소주, 양주, 매실주	맥주	고량주, 인삼주, 소주
추천 안주	조개류, 낙지, 게, 포도	쇠고기, 두부, 배, 콩나물	돼지고기, 수박, 참외, 해삼	닭고기, 추어탕, 귤
숙취 해소 차	모과차, 오가피차	칡차, 오미자차	복분자차, 구기자차	생강차, 대추차
숙취 해결 방법	소변이 잘 나오도록 함 (물이나 음료로 수분보충)	가벼운 운동이나 사우나로 땀을 뺌	변비가 생기지 않도록 함 (채소나 과일 등의 섭취)	사우나, 찜질방에서 갑자기 땀을 내지 않도록

보너스

포도주의 저장은 어떻게 해야 되는지 알고 싶습니다.

포도주은 눕혀서 보관해야 제대로 맛을 유지한다. 포도주은 소음, 진동, 햇빛에 예민하므로 이들을 피해서 보관하여야하며 눕혀서 코르크 마개가 젖어있도록 해야 합니다. 코르크 마개가 마르면 코르크의 탄력성이 떨어져 공기와 접촉할 수 있는 공간이 생기기 때문에 공기와 접촉된 포도주은 맛이 변한다.

3) 커피(Coffee)

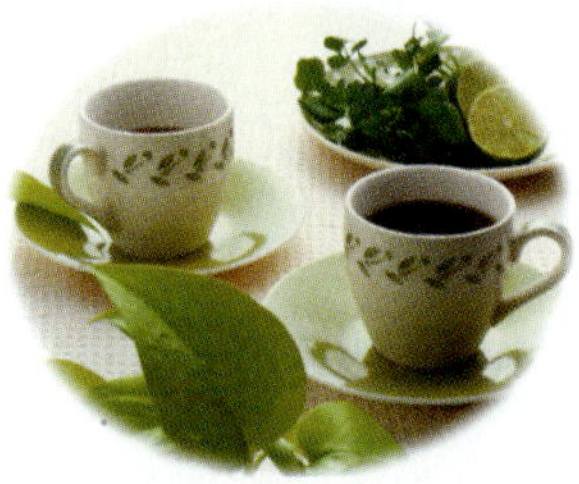

커피의 매력은 무엇보다도 중추신경계에 작용하여 졸음과 피로를 잊게 해주고 머리를 맑게 하여 기분을 전환시켜 주는 기호음료로 잘 마시면 약이 된다. 그러나 피부에서는 수분을 빼앗아가므로 건조하고 거칠어지며 모세혈관이 확장되어 얼굴이 붉어지고 피지의 분비가 증가되어 여드름이 많이 생기게 된다. 특히 여성의 피부는 남성의 피부보다 예민하기 때문에 커피에 의해 영향을 크게 받는다.

커피는 쓴맛, 떫은맛, 신맛, 단맛 등이 조화되어 미묘한 쾌감을 주며 그 유출액은 특유의 좋은 향기와 맛을 낸다. 커피를 맛에 따라 분류하였다(표 1-13).

〈표 1-13〉 맛에 의한 커피의 분류

맛의 특성	커 피 품 종
신맛이 많은 커피	모카, 콜롬비아, 킬리만자로, 케냐, 하와이코나, 과테말라, 멕시코, 코스타리카(고산지), 엘살바도르
단맛이 많은 커피	콜롬비아, 모카, 과테말라, 멕시코, 블루마운틴, 케냐
쓴맛이 많은 커피	로부스타, 만델링
중성적인 맛의 커피	브라질, 엘살바도르(저산지), 온두라스(저산지), 쿠바

(1) 커피의 맛에 영향을 주는 요인

- **커피맛 결정 30%는 커피생두의 품질**
  커피생두의 원산지에 따라 독특한 맛과 향이 있다.
- **커피맛 결정 40%는 배전(roasting)과 배합(blending)**
  배전이 강해질수록 쓴맛이 증가하고 신맛은 감소한다. 성격이 다른 커피끼리 혼합하여 맛과 향이 좋은 독특한 커피를 만드는 작업을 배합이라 한다.
- **커피맛 결정 30%는 분쇄(grinding)와 추출(extraction)**
  '커피를 굵게 분쇄할수록 맛있다' 잘게 분쇄할수록 맛과 색은 진해지나 떫은 맛이 증가하고 텁텁해진다. 그리고 추출하기 직전에 분쇄하는 것이 좋다.
  추출은 커피의 조리기구에 따라 커피와 물의 양을 조절하여야 하며 한번 추출한 커피액은 향미가 급속히 떨어지므로 20분 이내에 마시는 것이 좋다.

(2) 잘 마시면 '약'

- **흥분작용**
  중추신경계를 자극하여 정신을 맑게 하나 과량 섭취하면 수면을 방해
- **강심작용**
  심장의 기능을 촉진하여 혈액순환을 좋게 하나 과량 섭취하면 심장의 박동수와 박출량이 감소
- **이뇨작용**
  소변량을 증가시켜 노폐물의 배설을 돕지만 과량 섭취하면 체내 수분량을 감소시켜 피부의 건조 상태를 악화시킴
- **위에 대한 작용**
  위를 자극하여 위액분비를 촉진하므로 소화를 돕지만 위궤양 증상은 분비된 위액으로 인해 더욱 악화
- **피부에 대한 작용**
  피부 모세혈관을 확장시켜 피지의 분비를 도와 탄력을 주나 과량 섭취하면 여드름이 생기고 피부가 건조
- **기타**
  체내 기초 대사량이 10~20% 정도 많아져 열 생산량이 증가되므로 다이어트에 도움이 된다. 그러나 과량 섭취하면 집중력이 떨어진다.

사람마다 커피에 대한 내성이 다양하나 하루에 3~4잔 이하의 양이 바람직하다. 커피는 중추신경을 흥분시키는 작용이 있는 반면에 술은 중추신경을 억제하므로 술에 의해 판단력이 흐려질 때 1잔의 커피는 도움이 된다. 그러나 과음을 했을 때는 커피로 인한 탈수작용과 겹쳐 숙취의 해결에 도움이 되지 못한다.

보너스

나만의 독특한 커피를 만들어 보자

기존의 단일 제품을 일정 피율로 혼합하면 나만의 독특한 향과 맛을 즐길 수 있다.
- 깊고 진한 맛이 있는 배합 : 콜롬비아 30%, 모카 20%, 만델링 20%, 브라질 20%
- 밸런스 좋은 일반적인 배합 : 콜롬비아 30%, 모카 30%, 브라질 40%
- 신맛을 강조한 배합 : 콜롬비아 30%, 과테말라 20%, 모카 20%, 브라질 30%
- 쓴맛을 강조한 배합 : 콜롬비아 20%, 모카 20%, 브라질 40%, 로부스타 20%

4) 인스턴트식품 먹어서는 안 되는 걸까?

일상생활에서 자주 접하게 되는 인스턴트식품.
무엇이 좋고, 나쁜지 알아보도록 하자

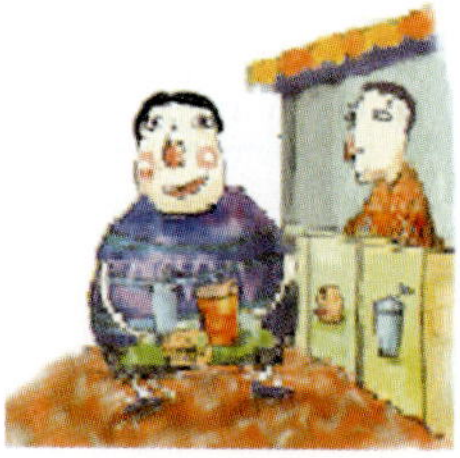

(1) 인스턴트식품의 정의, 종류

- **편의 식품**(ready to eat food)
  조리 시간을 단축하고 편리하게 개봉 즉시 먹을 수 있도록 가공된 식품
- **레토르트 파우치**(retort pouch)**식품**
  3분 요리하여 먹을 수 있도록 가공된 식품
- **인스턴트**(instant)**식품**
  햄버거, 치킨, 피자 등의 패스트(fast) 푸드 등 인스턴트식품이라 함은 우리가 자주 먹는 라면, 스프, 죽, 즉석 국과 찌개류, 통조림 등이 있다.

(2) 우리가 인스턴트식품을 좋아하는 이유

- 간편하게 조리가 가능
- 요리 과정에 소요되는 시간과 에너지의 절약
- 오랜 시간 보관이 가능
- 비교적 가볍기 때문에 여행 시나 야외에서 휴대하기 편함
- 편리함에 다양한 맛도 즐길 수 있음

(3) 인스턴트식품, 왜 나쁠까?

① 인체의 영양 균형이 깨지면서 면역 기능이 저하

- 인스턴트식품은 자극적이고 염분, 동물성 단백질과 지방이 다량 함유
- 비타민과 무기질은 절대 부족
- 지나치게 높은 염분의 농도

② 인을 과다 섭취

- 과다 섭취한 인이 칼슘의 흡수를 방해
- 칼슘 부족 현상으로 임산부와 태아, 어린이들의 뼈나 치아 생성에 문제 발생

③ 햄버거, 치킨 등

- 단백질과 지방 함량이 높아서 비만을 초래

④ 인스턴트식품의 포장 용기 문제

- 플라스틱 용기에 열을 가했을 때 원재료나 첨가물 중 인체에 유해한 성분이 용출

(4) 인스턴트식품은 이렇게 이용하자

인스턴트식품은 식생활에서 간편하게 섭취할 수 있다는 큰 장점이 있어 그 소비량이 점차 증가하고 있는 실정이다. 지나치게 인스턴트식품만을 애용하고 편식을 계속 할 경우, 영양소의 불균형으로 건강에 이상이 올 수 있다.

인스턴트식품을 먹는 경우에는 비타민과 섬유소가 풍부한 야채를 반드시 곁들여야하고 부족한 영양소를 고루 섭취할 수 있도록 해야 한다.

인스턴트식품을 적게 먹는 것이 현대인의 건강한 식생활이 되겠다.

인스턴트식품 사용 시 주의사항

- 옥수수나 콩 등의 통조림
  ⇒ 발색제 등의 물질이 씻겨 나가도록 물에 살짝 헹굼
- 햄과 소시지 등
  ⇒ 물에 살짝 데쳐서 조리하면 발색제와 각종 색소 등이 감소
- 어묵 등
  ⇒ 조리하기 전 따뜻한 물에 담가 두면 방부제 성분이 70% 정도 감소
- 라면
  ⇒ 끓일 때 면을 살짝 끓인 물을 따라 버린 후, 조리하면 칼로리 감소

보너스

라면을 웰빙 음식! 확실한 다이어트 음식! 으로

라면은 탄수화물과 지방이 주성분이므로 이를 보충하려면 라면에 계란과 다시마, 표고버섯, 파를 넣어 끓인다.
반찬으로는 신선한 생야채, 후식으로는 신선한 과일을 먹으로면 한 끼의 훌륭한 건강식이며 다이어트 식품(500kcal)이 될 수 있다.

5) 초콜릿 류

(1) 초콜릿의 기원과 역사

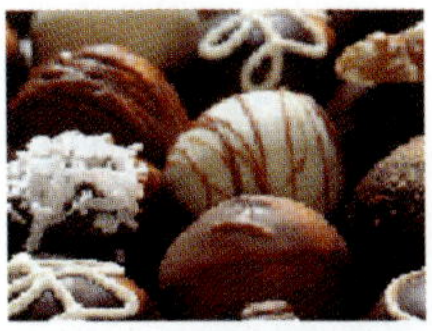

초콜릿은 카카오 열매로 만든 과자나 음료로 식품 공전상 초콜릿은 테오브로마 카카오(theobroma cacao) 나무의 종실에서 얻은 원료에 다른 식품을 가하여 가공한 것을 말한다.

초콜릿은 주원료의 성분배합 기준에 따라 초콜릿, 가공초콜릿, 코코아가공품으로 분류된다. 초콜릿은 코코아 가공함량이 20%이상으로 카카오 반죽에 밀크, 버터, 설탕, 향료 등을 첨가한 음료, 또는 이것을 틀에 넣어 굳힌 과자를 말한다.

(2) 어떤 성분이 있을까?

① 신비의 폴리페놀

- 동맥경화나 당뇨병, 암 등의 발생원인 중의 하나인 활성산소는 산화력이 강한 맹독성 물질로 효소들과 결합해 세포의 신진대사를 방해하는데, 그런 활성산소의 활동을 억제
- 초콜릿의 주원료인 카카오의 원두에 '천연 카카오 폴리페놀'이 다량 함유

② 풍부한 식이섬유(Dietary Fiber)

- 적게 섭취하면 변비에 걸리기 쉽고, 대장암 발생의 위험이 증가
- 카카오원두는 식이섬유가 20%,
- 코코아로 되면 34%의 식이섬유가 함유

칼로리 비교

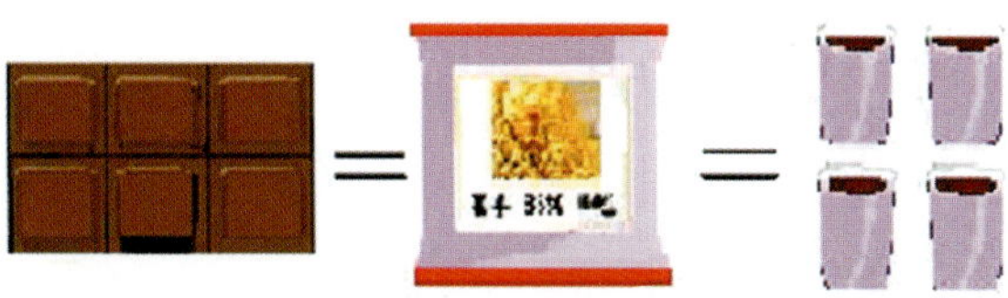

초콜릿 1봉지 180kcal = 라면 36% = 커피 4잔

③ 천연 항산화제인 비타민 E

- 폴리페놀과 함께 산화를 예방하는 기능
- 피부노화를 지연시켜주며 혈액순환을 돕는 기능

④ 에너지의 근원 당류

- 100g당 530kcal
- 초콜릿의 당은 쌀이나 빵 등의 전분에 비해 흡수가 매우 빠르고, 곧 에너지로 전환
- 초콜릿의 지방분인 코코아버터는 체온보다 약간 낮은 온도에서 녹기 때문에 체력소모 시 입에 넣기만 해도 피로회복에 효과적

⑤ 콜레스테롤에 좋은 올레인산

- 코코아버터 안에 있는 포화 지방산인 스테아린산과 불포화 지방산인 올레인산은 콜레스테롤 수치와 관련이 없음

⑥ 피로회복에 좋은 당분

- 피로할 때, 안정이 잘 안될 때, 신경과민일 때 등에 효과적
- 초콜릿의 당분은 혈당치를 즉각 정상화 시키고 급속한 피로회복을 촉진

⑦ 당뇨병환자의 친구인 '설탕'

- 당뇨병을 앓고 있는 사람이 저 혈당 쇼크로 쓰러진 경우 초콜릿은 약이다(초콜릿뿐만 아니라 설탕물이나 사탕).

보 너 스

피로와 당은 어떤 관계가 있는지 알고 싶습니다.

피로라는 것은 열량의 소비에 대해 간 내 글리코겐의 저장이 바닥이 나고 혈액 중에 당분을 공급할 수 없어 당분치가 현저히 내려간 상태입니다. 그러므로 혈당치를 즉각 정상화시키는 초콜릿은 좋은 피로회복제입니다.

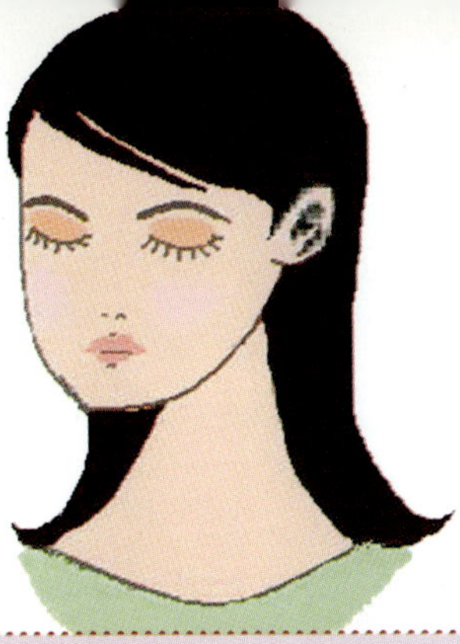

BEAUTIFUL SKIN

제2장 | 아름다운 피부 내가 만든다!!

1. 아름다운 피부! 가꾸기 나름
2. 시시때때 피부 관리
3. 피부미인의 필수! 클렌징
4. 팩(pack)-바르는 보약
5. 피부 트러블! 버리고 가자

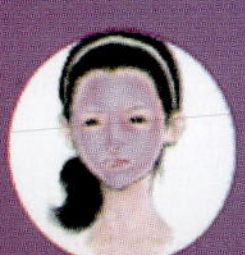
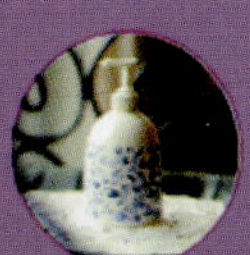
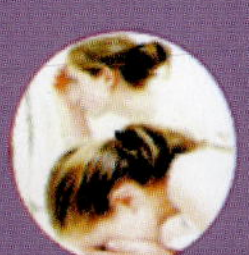

1. 아름다운 피부! 가꾸기 나름

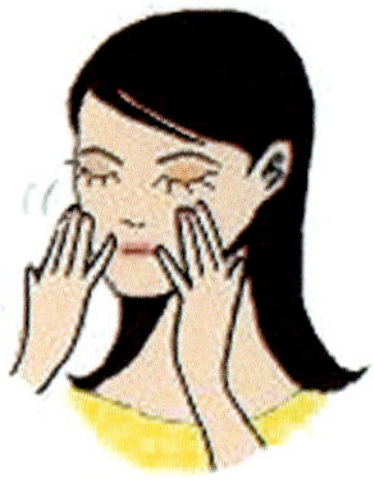

피부는 건강과 밀접한 관계를 갖고 있으며, 특히 얼굴 피부는 건강의 지표가 되어 아름다운 피부를 오랫동안 유지하는 것은 인체의 노화가 그만큼 지연되고 있다는 것이다. 나이가 들어감에 따라 노화현상이 진행되므로 얼굴의 피부 상태를 보아 그 사람의 나이와 생리 상태를 대략 알 수 있다. '아름다움의 제국'을 이룬 에스티로더는 "이 세상에 아름답지 않은 여성은 없다. 오직 자신을 가꾸지 않거나, 자신이 아름답다고 믿지 않은 여성이 있을 뿐이다."라고 하였다. 자신에 알맞은 관리를 꾸준하게 하면 예전보다 아름답고 고운 피부를 만들 수 있다.

1) 모두가 원하는 피부 만들기
2) 피부 거듭나기
3) 내 피부 내가 사랑하기
4) 자연으로 가꾸는 아름다운 피부

1) 모두가 원하는 피부 만들기

(1) 피부 미인의 조건은 뭘까?

- 피부에 닿았을 때 부드럽고 촉촉한 느낌
- 피부의 표면이 매끄럽고 탄력 있는 탱탱한 느낌
- 혈액순환이 좋아 혈색이 좋은 건강한 피부

(2) 아름다운 얼굴 피부를 가지려면

얼굴 피부는 대인관계의 첫 인상을 결정짓는 중요한 부분으로

- 심신의 건강이 필수
- 올바른 식생활과 적당한 운동
- 충분한 휴식과 수면이 필요

2) 피부 거듭나기

(1) 피부는 어떻게 생겼나?

"피부는 신체를 감싸고 있는 단순한 조직이 아니라, 신체의 내부를 비춰 주는 거울이다."라고 한다. 피부는 표피, 진피, 상피 등 여러 층으로 이루어져 있다(그림 2-1). 피부의 가장 위쪽을 구성하는 표피의 두께는 눈꺼풀의 0.1㎜에서 손바닥의 1.5㎜까지 다양하다.

(2) 피부는 어떤 역할을 할까?

- 분비물을 통해 화학적 충격으로부터 보호
- 환경변화 등 물리적 충격으로부터 보호
- 땀을 통하여 인체 내부의 노폐물을 배출
- 피부의 산소 흡수(폐호흡의 1%정도에 해당되는 산소가 피부로 흡수)
- 강한 광선 특히 자외선, 바람 등으로부터 인체 내부의 조직을 보호

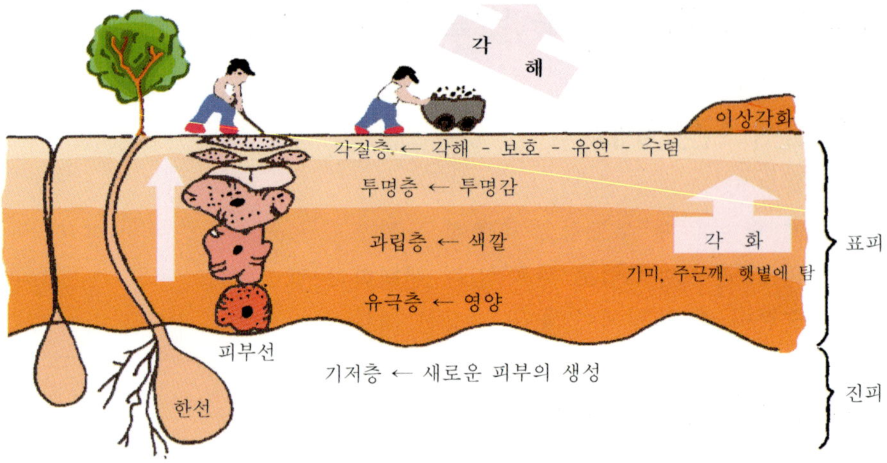

〈그림 2-1〉 피부의 생김새와 새로운 피부의 교체

(3) 새로운 피부로의 교체

- 수명을 다한 각질층은 차례로 떨어져 나가 새로운 세포로 교체
- 새로운 세포는 표피의 맨 아랫부분인 기저층에서 만들어지고, 이 세포가 모양을 바꾸면서 각질층까지 밀고 올라가는데 약 26~42일이 소요
- 이 세포는 다시 각질층이 되고 때로 되어 떨어질 때까지 약 14일이 소요
- 피부가 새롭게 교체되는 과정은 (그림 2-2)에 나타내었다.

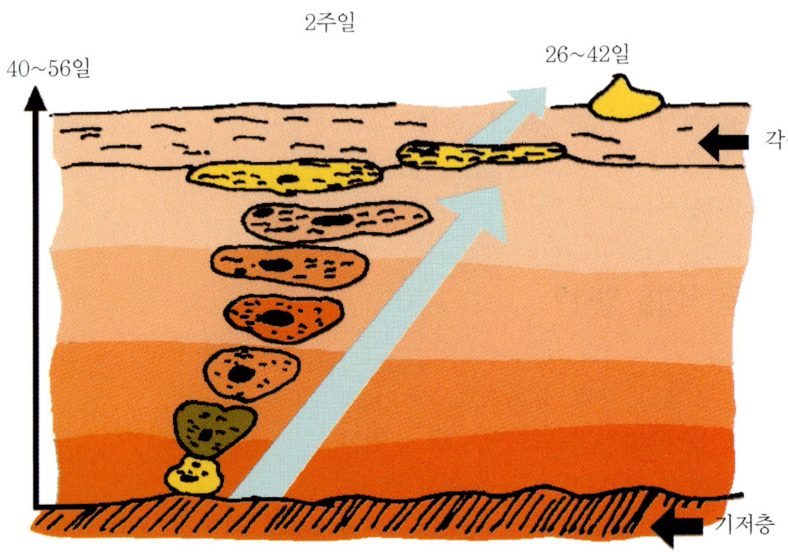

〈그림 2-2〉 새로운 피부의 교체

3) 내 피부 내가 사랑하기

피부의 유형은 각화 상태와 피지분비량에 따라 분류한다. 피부의 유형은 혈액형이나 체질처럼 일생동안 변하지 않는 것이 아니고 인체의 생리적 조건, 외부환경, 나이 및 섭취하는 음식과 생리 상태에 따라 달라진다. 때문에 아름다운 피부를 가꾸려면 피부의 상태를 세심하게 살핀 후 이에 적절한 관리를 해주어야 한다. 자기 자신을 사랑하는 사람만이 자신의 피부를 사랑으로 관리 할 줄 안다.

(1) 내 피부타입을 찾아볼까?

내 피부를 사랑하는 방법을 알기 위해서는 우선 피부타입을 알고, 피부타입에 맞는 관리를 하는 것이 중요하다. 피부타입을 찾는 방법은 아래 (그림 2-3)에 나타내었다.

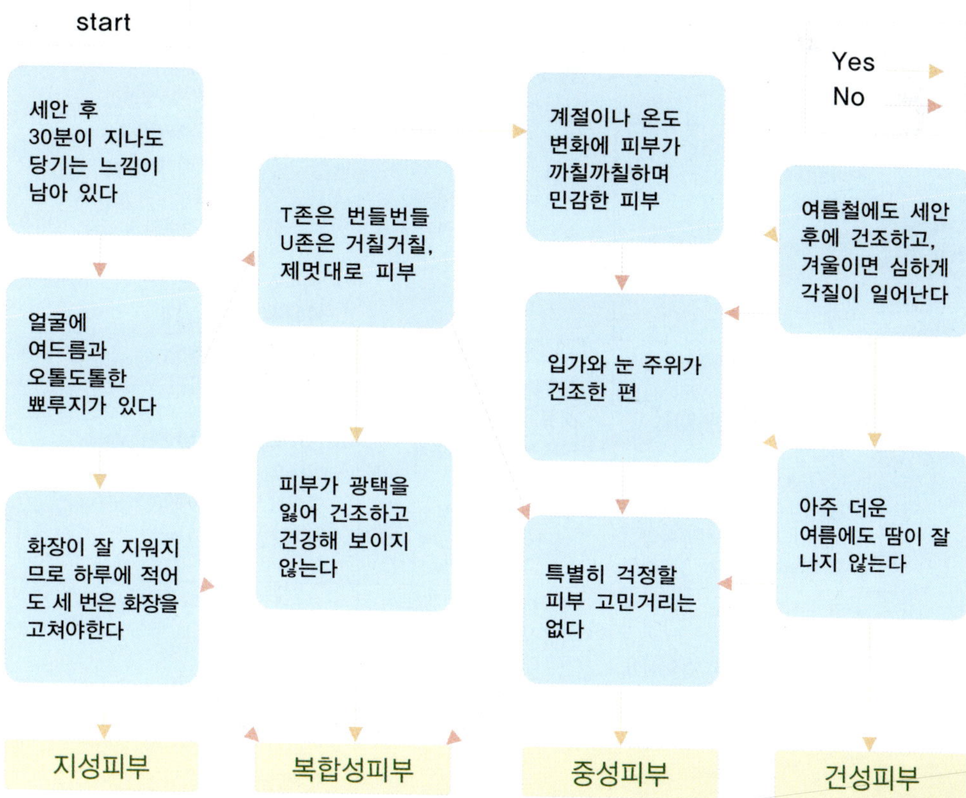

〈그림 2-3〉 유형별 피부의 특징

(2) 내 피부 관리 어떻게 할까?

피부의 타입에 따라 나타나는 상태가 각기 다르므로 그 원인을 파악하여 사랑으로 관리를 하여야 건강하고 아름다운 피부를 가질 수 있다(표 2-1).

〈표 2-1〉 피부 타입별 특징에 따른 관리

피부 타입	특징	원인	관리
중성 피부	• 전체적으로 윤기 있고 피부혈색이 좋음 • 특별히 건조하거나 번들거리지 않음 • 부드럽고 촉촉한 느낌 • 적절한 밸런스를 이루어 화장이 잘됨	• 신체의 리듬이 잘 유지됨 • 균형 잡힌 식생활 • 올바른 세안법 • 약산성류 피부 관리 제품 사용	• 폼 클렌징이나 부드러운 비누로 세안 • 알코올 성분이 많이 함유된 것만 피하면서 토닝 • 가벼운 크림이나 로션 사용·일주일 한 번 정도 마사지 관리
건성 피부	• 유분이 적어 거칠고 각질이 생김 • 건조하고 주름이 생김 • 당기고 조이는 느낌	• 지방샘의 활동 부족으로 유분이 부족 • 태양이나 바람에 과다 노출, 조기 노화 • 땀샘의 활동부족으로 인한 수분 부족 • 잘못된 세안이나 목욕법	• 아침에 미지근한 물로만 세안 • 알코올이 함유되어 있지 않은 순한 제품으로 토닝 • 자외선 차단제가 함유된 보습력이 강한 에센스 사용 • 크림 타입의 클렌저·유·수분의 충분한 공급, 식이요법 병행
지성 피부	• 모공이 크고 거칠음 • 여드름이 생김 • 화장이 잘 지워짐	• 수분과 유분의 생성 과다 • 지나친 세안법 • 바르지 못한 식습관 • 알칼리계 피부 관리 제품 사용	• 클렌징 폼으로 세안(클렌징 워터) • 알코올이 적당히 함유된 제품으로 토닝 • 모공을 막거나 자극하지 않는 가벼운 로션 사용 • 햇볕에 잘 타므로 SPF 15~20의 자외선 차단제품 사용
복합성 피부	• 계절에 따라 피부 변화가 심함 • T존(이마와 코 부위)는 번들거림 • U존(양쪽 볼과 턱으로 연결되는 부분)은 건조함 • 이마와 콧등의 모공확대 • 눈 주위에 주름이 잘 잡힘	• 유분과 수분의 불균형 • 잘못된 피부 관리 • 계절의 변화 • 바르지 못한 식생활	• 화장수로 충분한 수분 공급 후 자외선차단제가 함유된 보습력이 강한 로션을 얼굴전체에 바름 • U존 부위만 영양크림 사용 • 가벼운 로션타입의 클렌저 사용 후 클렌징 폼으로 세안 • 알코올이 약간 함유된 제품으로 토닝
민감성 피부	• 조그만 자극에도 예민하게 반응함 • 피부가 약하여 자외선에 민감 • 건조하여 세안 후 당김	• 체질의 약화 및 피부염 • 가공식품의 과다섭취 • 강추위 또는 더위에 노출 • 잘못된 세안	• 부드러운 로션타입의 클렌저를 사용 후 클렌징 폼으로 세안·물 세안으로도 충분 • 향과 알코올 성분이 없고 부드러운 제품으로 토닝 • 자외선 차단제와 피부 진정효과가 있는 제품 사용·온찜질 권장·SPF수치가 낮은 자외선 차단제품 권장

(3) 화장품 액성 구별하기

피부의 pH(액성)는 남성과 여성이 다르므로 각각 액성에 맞는 제품을 사용해야 자극이 없다. 피부와 관련된 물과 비누 등의 pH를 0에서 14까지 구분하여 (그림 2-4)에 나타내었다.

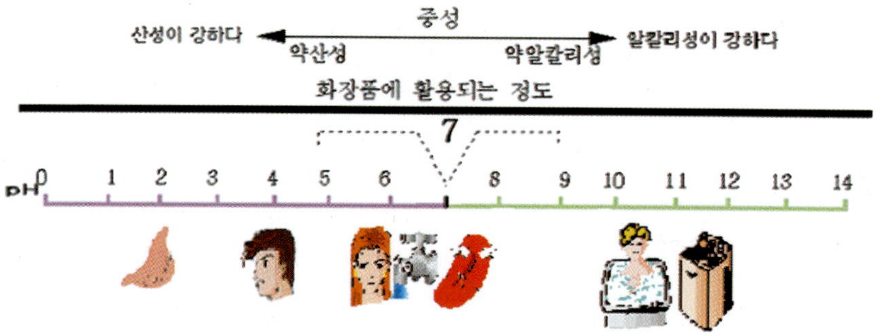

〈그림 2-4〉 사용별 pH의 구분

보 너 스

건강하고 아름다운 피부를 위한 10계명

- 균형 잡힌 식사로 피부에 건강을
- 표준 체중유지로 탄력 있는 피부를
- 일주일에 1회는 피부의 대청소를
- 과로하지 말고 피부에 생기를
- 자신에 맞는 화장품으로 피부를 보호
- 녹색 식물을 섭취하여 변비를 예방
- 올바른 세안으로 피부에 휴식을
- 얼굴 근육 운동으로 피부에 탄력을
- 즐거운 생각으로 피부에 활력을
- 커피와 술은 적당히, 담배는 금물

4) 자연으로 가꾸는 아름다운 피부

(1) 곡물로 가꾸는 아름다운 피부

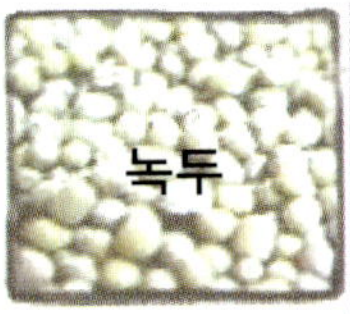

- 예로부터 화장독 해독제로 사랑을 받아온 곡물
- 로이신, 라이신, 발린 등의 필수아미노산이 풍부
- 불포화 지방산인 리놀산과 리놀레인산이 주성분을 이루어 질이 매우 우수
- 뉴클레아제, 인벨타아제, 아밀라아제 등의 효소 성분이 화장독을 해독
- 피부를 희고 매끄럽게 하는데 중요한 역할

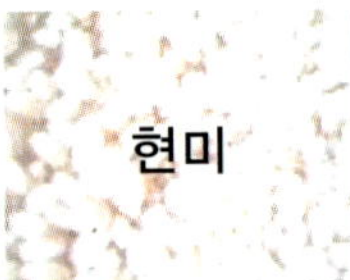

- 화장독으로 쓰린 피부를 달래 줌
- 여드름으로 붉어진 피부의 염증을 가라앉히는데 효과적
- 비타민 B_1가 풍부하여 당질의 소화 흡수를 도와 피로를 회복
- 불포화 지방산인 리놀산과 비타민 E는 혈행을 좋게 함

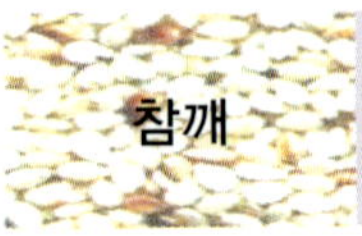

- 지친 세포를 회복시키고 혈액순환을 돕는 피부 미용제
- 세사미놀 성분이 암을 유발하는 과산화지질의 생성을 억제
- 칼슘 함량이 높아 신경의 안정화 작용

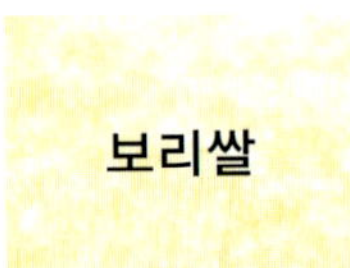

- 화장독이나 알레르기성 피부의 붉은 기운을 다스려 막힌 혈행을 풀어 줌
- 신진대사를 원활하게 하여 피지 생성을 억제
- 단백질과 아밀라아제가 풍부하여 천연 영양제로 이용 가능
- 보리쌀 가루에 현미와 녹두가루를 혼합하여 천연 화장독 해독제로 효과적

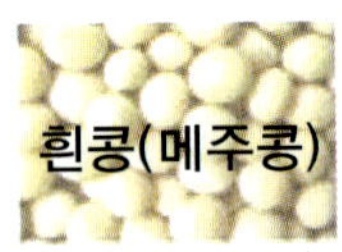

- 콩의 지방은 대부분 불포화지방산이고, 그 절반 이상이 리놀산이라는 최상의 영양물질로 구성
- 불포화지방산으로 콜레스테롤 축적을 막음
- 혈관을 부드럽게 하여 피부세포조직 활성화

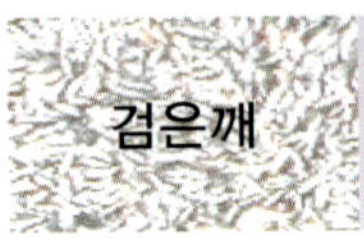

- 단백질과 칼슘, 철분이 풍부하여 피부 조직의 재생력 증진
- 문제성 피부의 영양 결핍을 보충하는데 빼놓을 수 없는 천연 영양물질
- 비타민 E가 풍부하여 거친 피부를 매끄럽게 하고 주름 예방에 효과적

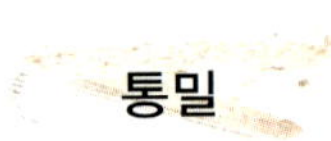

- 칼슘과 인, 철분, 비타민 B_1, 비타민 B_2가 다량 함유되어 있어 피부 노화방지
- 녹두와 더불어 피부의 검은 기운을 걷어내는데 효과적

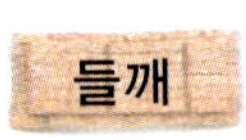

- 리놀산과 비타민 E, F가 많이 함유
- 거친 피부, 주근깨, 기미, 여드름 자국, 잡티, 검고 윤기 없는 피부에 효과적

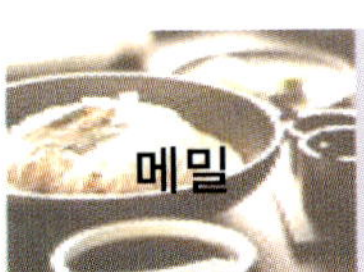

- 다른 곡식에 비하여 아미노산이 풍부
- 비타민 B_1, 비타민 B_2의 함량도 쌀의 3배
- 비타민 P의 일종인 루틴이라는 성분은 모세혈관을 튼튼하게 해주어 쇠약해진 피부세포를 강화

(2) 과일로 가꾸는 아름다운 피부

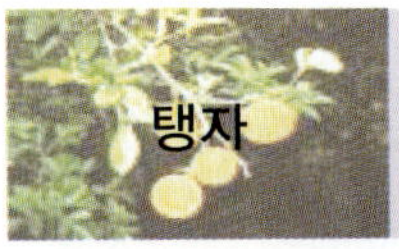

- 구연산이 다량 함유
- 비타민 C가 풍부하여 피부를 희게 함
- 단, 알레르기성 피부에는 소량 사용

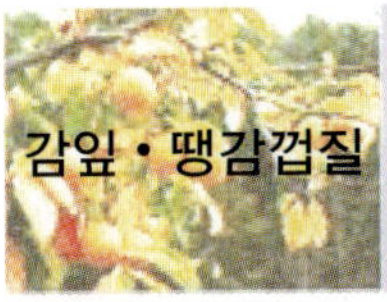

- 탄닌, 플라보노이드 배당체, 다당류, 유기산이 다량 함유
- 칼슘, 인, 철분, 단백질과 비타민 C를 많이 함유
- 피부 미용에 탁월한 성분 함유
- 땡감 껍질을 곱게 빻아 곡물과 혼합하여 사용하면 모공을 수축

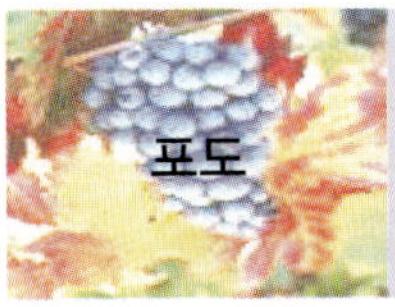

- 철분과 비타민 C의 보고로 조혈(造血)과 피로회복, 미용에 효과적
- 포도당 이외에 주석산과 사과산, 펙틴, 탄닌 등을 함유하여 변비 예방
- 피부의 세포 활동을 촉진하는 작용
- 포도당으로 피로회복제이며, 해독제로 사용

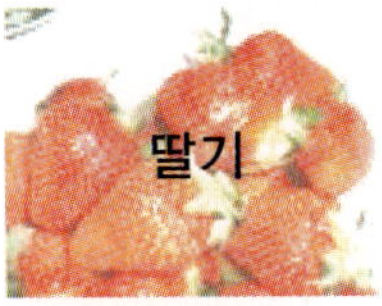

- 비타민 C와 철분(Fe)이 다량 함유
- 수렴, 보습, 미백 작용이 뛰어남
- 독성이 없어 여드름 피부를 비롯한 모든 피부에 이용
- 딸기를 갈아 곡물가루와 사용하면 거친 피부를 촉촉하고 매끄럽게 함

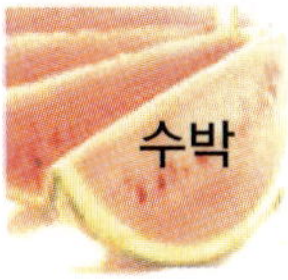

- 수박 속의 당분은 대부분 과당과 포도당이며, 칼륨을 다량 함유
- 신경을 안정시키며, 지친 피부의 수분 공급에 효과적
- 강판에 갈아 즙을 얻어 스킨 대용으로 사용가능
- 곡물가루와 함께 사용하여 팩을 하면 피부를 매끄럽게 함

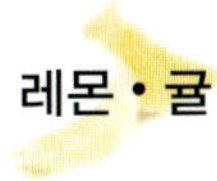

- 비타민 C의 대명사로 알려진 레몬과 귤은 천연 미용제
- 단, 레몬을 사용할 때에는 소량(1찻술)을 사용해야 함
- 지나치면 피부 트러블을 일으킬 수 있음
- 귤즙과 곡물가루를 섞어 팩을 하면 효과적

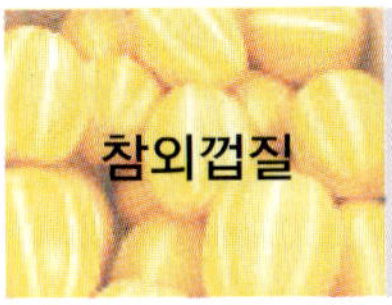

- 칼륨(K)이 풍부하여 체액이 산성으로 기우는 것을 방지
- 피부의 밸런스를 되찾아 주는데 효과적
- 껍질은 화장독을 제거하는데 탁월한 효능
- 껍질을 사용할 때 오염 물질을 충분히 제거한 뒤 사용

(3) 채소로 가꾸는 아름다운 피부

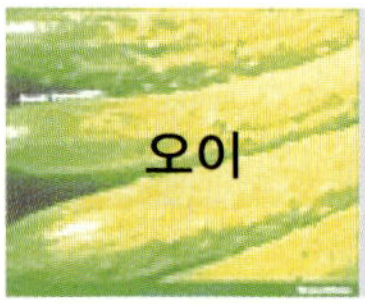

- 쿠쿠르비타신(cucurbitacins)은 천연의 해독제
- 오이는 특히 끝 부분인 검은 꼭지를 사용하면 수렴작용이 탁월함
- 단, 오이는 피부 타입을 고려하여 사용하여야 함
- 약성이 강한 만큼 예민한 피부에는 알레르기 반응을 일으키기 쉬움

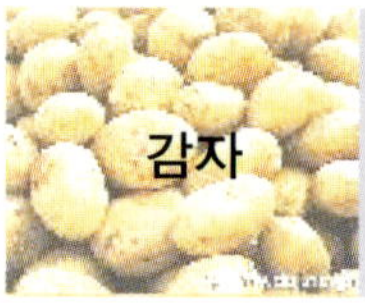

- 당질의 대부분은 전분이며, 식이섬유를 함유
- 팩 재료로 사용 시에 강판에 간 것과 곡물가루를 섞어 팩을 하면 효과적
- 비타민 C로 미백 작용이 뛰어나 칙칙한 피부에 사용
- 지친 피부를 회복시켜 주는 효능

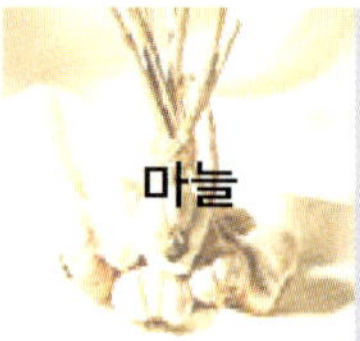

- 천연 미용제로 사용할 때는 반드시 삶아서 사용
- 삶은 마늘에서 추출된 게르마늄은 강력한 살균작용과 말초혈관을 확장
- 항 종양성과 근육 세포의 활성화 작용이 뛰어남
- 피부 점막을 자극해 신진대사를 증진
- 혈액 순환을 촉진하여 피부 세포의 재생을 도움

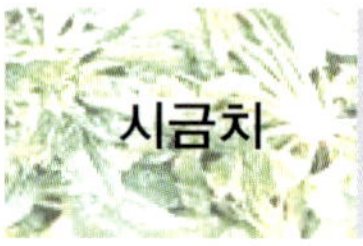

- 비타민 C와 A를 다량 함유한 대표적인 녹황색 채소
- 피부 세포의 신진 대사를 도와 얼굴을 희게 하고, 기미를 없애주는 데 효과적
- 절구에 빻아 당근 간 것과 함께 곡물가루를 섞어 팩을 하면 효과적

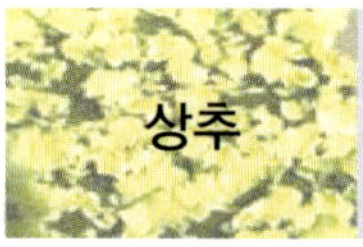

- 피부의 진정, 안정효과와 함께 멜라닌 색소가 침착되는 것을 방지
- 상추와 샐러리를 즙을 내어 함께 사용하면 맑고 촉촉한 피부를 유지
- 햇볕에 벌겋게 달아오른 피부에 상추 즙을 바르면 진정작용을 함

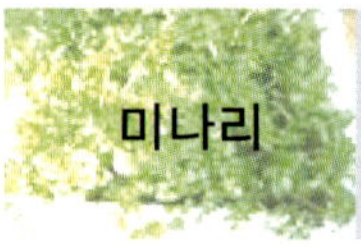

- 해독작용이 있어 피부 세포가 손상되는 것을 지연시킴
- 칼슘, 칼륨, 철 등의 무기질과 비타민 C, 식물성 섬유가 풍부
- 피부결을 매끄럽고 곱게 가꾸는 데에 효과적

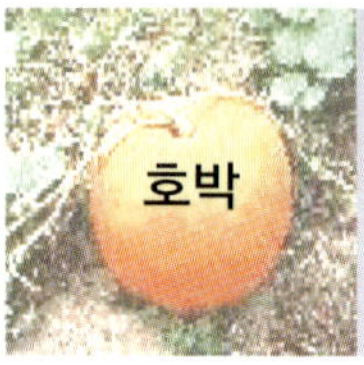

- 카로틴 형태의 비타민 A와 B와 식물성 섬유인 펙틴, 칼슘, 철분, 인 등의 무기질 다량 함유
- 비타민 C가 풍부하여 노화를 방지
- 피부의 점막을 튼튼하게 해줌
- 부기를 가라앉히는 데 효과적인 식품

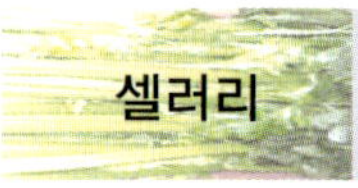

- 혈액이 응어리지는 것을 막아 피를 맑게 해주는 작용
- 체내 신진대사를 촉진시켜 스테미너 증진에도 효과적

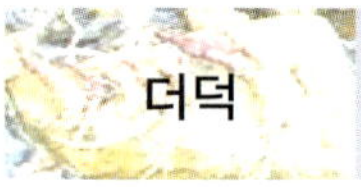

- 더덕 뿌리에는 혈액을 맑게 하는 사포닌이 다량 함유되어 피부 재생에 효과적
- 곡물가루나 채소와 함께 팩으로 사용하면 피부 미백에 효과적

(4) 해초류로 가꾸는 아름다운 피부

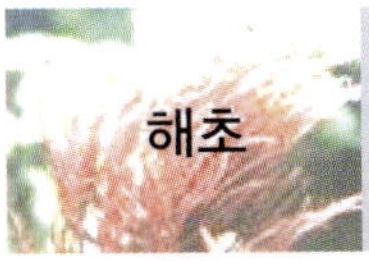

- 살균 및 피부의 진정작용에 효과적
- 달걀과 함께 천연 유화제로도 사용 가능
- 곡물가루와 어울려 피부를 진정시키는 팩으로 응용

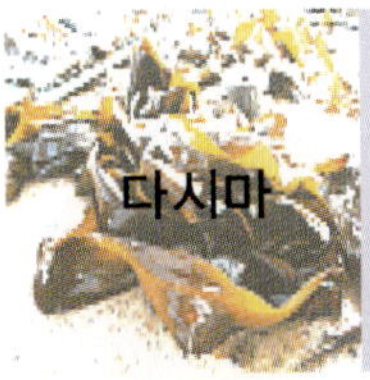

- 무기질을 다량 함유한 알칼리성 식품으로 체질의 산성화를 방지
- 세포벽을 형성하는 알긴산이 다량 함유되어 있음
- 피부의 신진대사를 활성화하는 작용이 뛰어남
- 점액과 섬유질 성분으로 피부 점막을 자극, 피지 생성을 억제하는 효능
- 여드름이나 잡티에 효과적인 천연 미용제

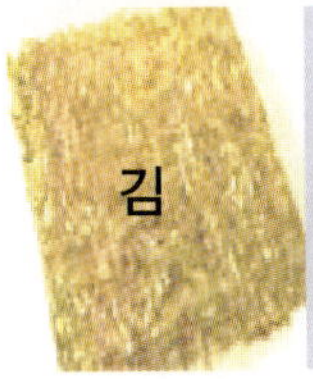

- 비타민 E를 다량 함유
- 필수지방산의 산화를 막고 노화방지에 효과적
- 다량 섭취 시 항암 효과가 있음
- 피부와 머리카락을 윤기 나게 함
- 멜라닌 색소 생성을 억제하여 기미를 제거하는 데 효과적

(5) 식물로 가꾸는 아름다운 피부

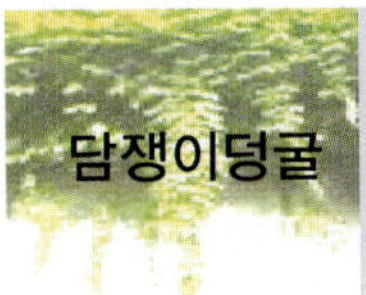

- 비타민 C가 다량 함유
- 붉은 피부, 그을린 피부를 회복시키는 데 효과적인 천연 미용제
- 팩 재료로 사용하면 혈액 순환을 촉진시킴으로써 피부 재생의 효과가 뛰어남
- '아이비'라고 불리며 덩굴을 조금씩 따서 사용 가능

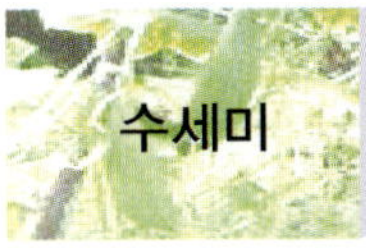

- 비타민C가 풍부하고 보습 효과와 함께 피부 진정 효능이 뛰어남
- 수세미 즙에 생 참깨 가루를 갈아 화장수로 사용하면 보습효과
- 잔주름, 노화방지에 탁월한 약리작용

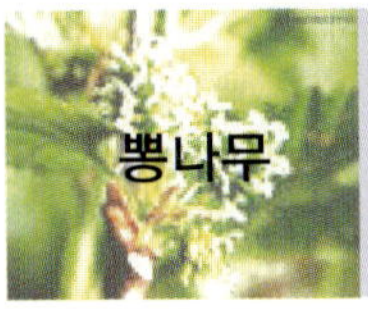

- 뽕나무를 우려낸 물에는 각종 유기산이 함유되어 있어 항염 및 소염작용이 있음
- 피부를 회복하는 데에 효과적
- 뽕나무, 대추, 감초를 1 : 2 : 1의 비율로 혼합하여 우려낸 물은 곡물과 함께 팩의 재료로 사용하면 여드름 피부에 탁월한 효능

2. 시시때때 피부 관리

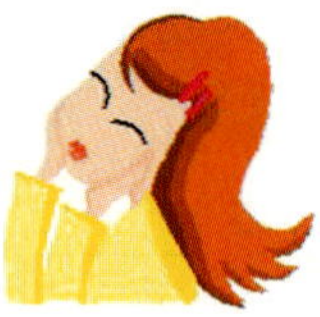

외출할 때와 집에 돌아왔을 때 옷이 달라지는 것과 같이 아침과 저녁에, 그리고 봄, 여름, 가을, 겨울 계절별로 옷을 맞추어 입는 것과 같이 우리의 피부도 밤과 낮 그리고 계절에 따라 달라지므로 시시때때 피부 상태에 맞는 관리를 해주어야 아름답고 건강한 피부를 유지할 수 있다.

1) 아침과 저녁에 달라지는 피부
2) 계절에 맞는 피부 옷 입히기
3) 나이에 맞는 피부 옷 입히기
4) 피부 노화의 주범! 자외선
5) 노화를 방지하는 음식 찾기

1) 아침과 저녁에 달라지는 피부

피부는 아침과 저녁, 그리고 밤에 생리적 리듬이 달라지므로 이 변화에 맞추어 피부를 관리하여야 아름다움을 유지할 수 있다(그림 2-5).

아침

· 피지, 땀
→ 청결한 세안

· 자외선 보호
→ 기초손질
자외선 차단제

저녁

· 모세혈관 확장
· 탄력성을 파괴
· 피로, 색소, 염증 유발
· 수분조절기능 마비
· 보호능력 감소
· 오염물질과 미생물 생성

밤

· 피부를 청결히 세안

· 충분한 영양공급

· 피부에 휴식

〈그림 2-5〉 아침, 저녁, 밤의 피부 변화

2) 계절에 맞는 피부 옷 입히기

(1) 계절에 맞는 피부 관리

피부에 탄력을 주는 피지의 분비량은 4계절 일정하지 않고 계절에 따라 변하며, 겨울에는 피부가 건성화되는 경향이 심하다(그림 2-6).

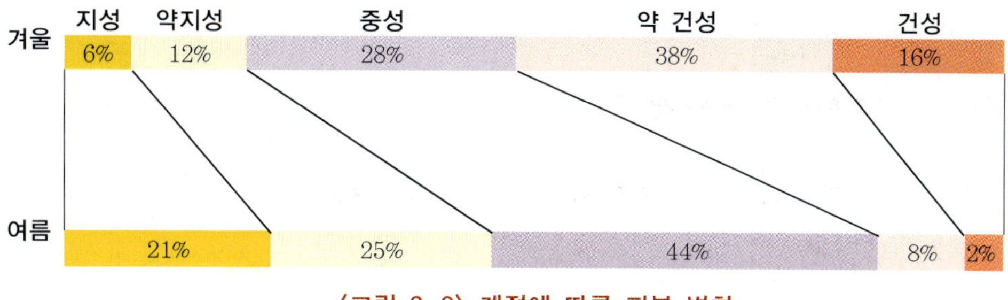

〈그림 2-6〉 계절에 따른 피부 변화

(2) 피부 관리의 연중 계획

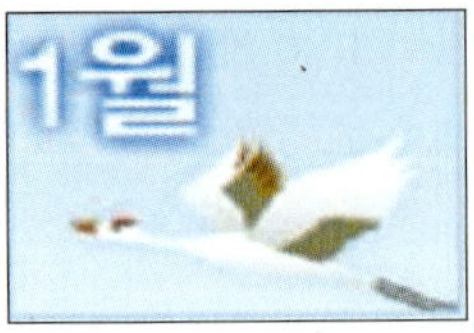

- 새해, 새아침, 겨울 피부는 클렌징으로 보습과 영양 공급을
- 촉촉한 클렌징을 위해서 클렌징제를 손바닥에 놓고 체온으로 데워 사용
- 매서운 바람에 급격한 피부 온도 변화로 얼굴이 쉽게 붓지 않도록 보호
- 피부의 붓기 제거는 냉동실에 넣어둔 녹차 티백을 눈 위에 얹어 놓거나 엄지와 인지의 중간을 손가락으로 지그시 지압
- 겨울 영양 공급은 피부 보호 영양 크림 손질로 피부를 관리
- 미지근한 물로 세안 후 T존을 중심으로 부드럽게 필링

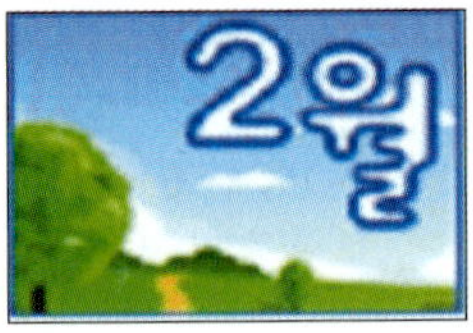

- 여전히 춥고 매우 건조한 2월은 촉촉한 보습케어를
- 촉촉한 메이크업으로 명절에도 단아한 맵시
- 명절 피로는 피부에 나타나므로 피곤하지 않도록 주의
- 피부에도 맛있는 먹거리, 보약제
- 고 영양 앰플을 사용
- 날씨가 풀리면서 잦아지는 외출에 자외선 방심은 금물

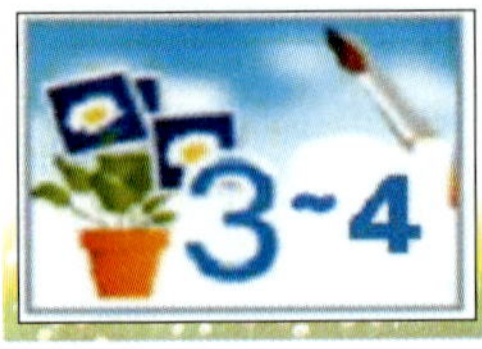

- 따뜻한 햇살이 느껴지는 3~4월은 색조 화장을 가볍게
- 투명하고 촉촉한 피부를 위한 봄맞이 출발
- 봄철 황사바람으로부터 피부 보호
- 피부 노화의 주범! 포근한 햇살 속의 자외선 차단
- 피부 깨끗이 세안
- 촉촉하고 부드러운 피부를 위해 맛있는 음식으로 영양을 보강

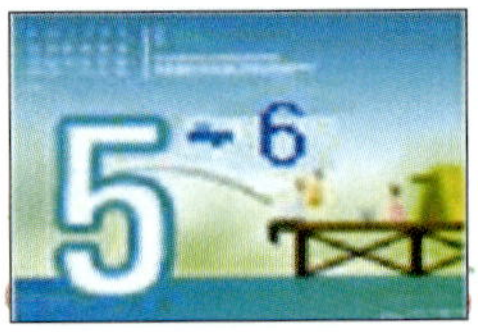

- 따스한 햇살, 눈부신 하늘 봄의 절정인 5월엔 모공관리가 필수
- 피부를 건조하고 지치게 하는 강렬한 자외선
- 부족한 수분으로 인해 발생하는 각질은 스크럽으로 제거
- 번들거림이 심해지는 이때, 모공관리 에센스를 준비
- 모자, 선글라스, 양산 등을 준비하고 반드시 자외선 차단제를 사용
- 비타민 C가 풍부한 과일, 야채, 해조류는 칙칙해진 피부에 효과

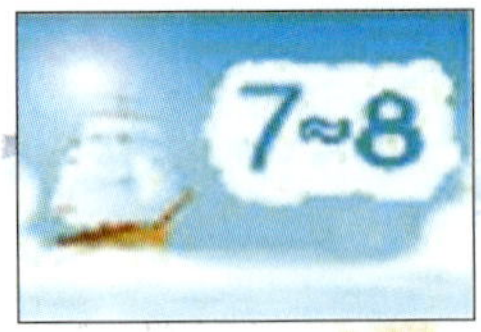

- 여름에 피부 손질을 소홀히 하면 가을철 주름의 원인
- 자외선 차단은 필수, 화이트닝 관리는 기본
- 강렬한 햇살과 냉방으로 피부 수분 부족
- 30℃를 오르는 기온과 장마에 피부가 처지고 모공이 넓어지는 것을 방지
- 차가운 스킨으로 모공을 수렴하거나 이중 세안에 의한 깔끔한 클렌징
- 미백 에멀전과 에센스를 1:1로 섞어 마사지하면 미백 효능이 있음

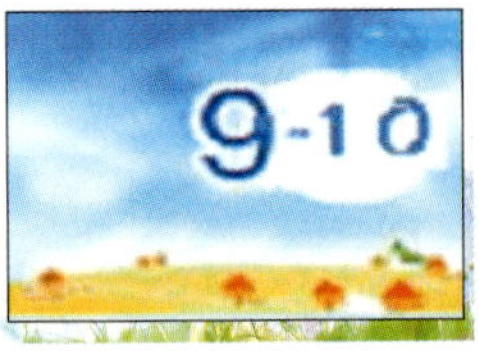

- 1년 중 피부 환경이 비교적 온화한 9~10월에 자외선 차단은 필수
- 여름이 남긴 흔적을 미백 제품으로 마무리
- 수분을 충분히 공급하여 건강하고 탄력 있는 피부 유지
- 스팀타월과 에센셜 마스크로 모공 속 노폐물을 제거하여 피부에 활력을
- 리프팅 제품 또는 에센스를 충분히 묻혀 눈 위에 2~3분간 올려 눈가 잔주름을 예방

- 겨울이면 찾아오는 불청객인 피부 건조증, 수분 부족으로 잔주름이 증가
- 촉촉함과 윤기가 요구되어 기초 케어를 충분히 해주어야 함
- 매일 고 보습 에센스와 피부 보호 크림 사용이 요망
- 스팀타월로 각질을 부풀리고 필링 제품으로 각질제거
- 눈가의 잔주름이 생기지 않도록 아이크림, 레티놀 등으로 집중 케어

3) 나이에 맞는 피부 옷 입히기

10대의 피부는 표피와 진피의 수분상태가 좋고 진피의 교원섬유와 탄력섬유의 탄성이 좋으며 피하 지방층도 잘 발달되어 있어 유분의 분비상태가 좋다. 그러나 나이가 들어감에 따라 한선의 기능이 저하되어 15~20%이던 피부의 수분함량이 10% 이하로 떨어지고 피지선의 기능도 저하되어 유분이 결핍된다. 또한 교원섬유와 탄력섬유의 탄성이 약화되어 피부의 유연함과 탄력성이 점차 사라지면서 표피에 잔주름이 생기기 시작한다. 이러한 현상을 피부노화(aging)라고 하며 이 시기는 보통 20대 중반부터 시작한다.

피부는 나이에 따라 피부의 특성이 다르기 때문에 이에 알맞은 관리를 꾸준히 하면 유분과 수분의 분비가 증가되어 피부가 매끄럽고 촉촉한 상태로 유지될 수 있다.

(1) 나이에 맞는 피부 관리

① 영아(소아기)의 피부 관리

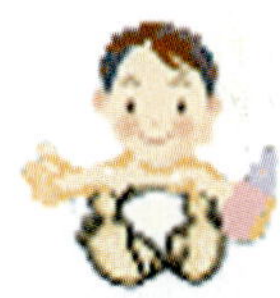

- 자외선에 잠깐 노출되어도 쉽게 심한 화상을 입음.
- 대부분 물로 목욕시키고 일주일에 한번 정도만 아기용 비누, 중성 비누 등을 사용
- 기저귀를 자주 갈아주어 피부병을 예방
- 목욕 후 베이비로션, 오일, 크림 사용으로 피부 건조를 방지

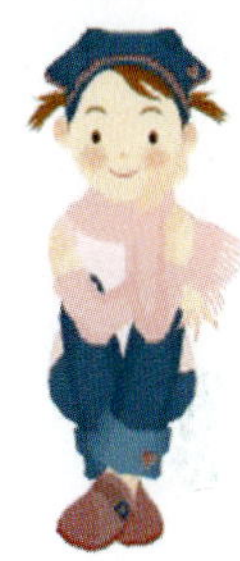

② 10대의 피부 관리

- 올바른 세안으로 피부를 항상 청결하게 유지
- 세안 후의 뒷손질을 잊지 말고 산뜻한 화장품을 사용하여 과잉의 피지 분비를 억제
- 메이크업을 할 경우에는 자연스럽고 옅게 함

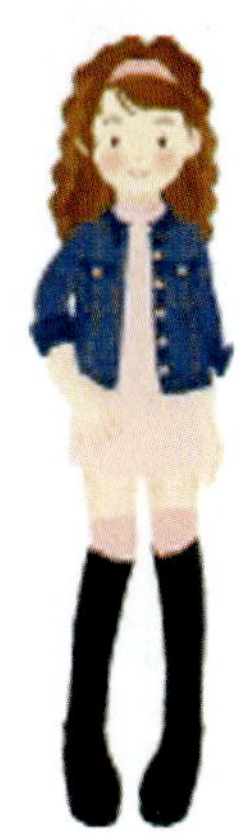

③ 20대의 피부 관리

- 콜라겐(collagen)을 파괴하고 피부를 거칠게 하는 강한 햇빛을 피함
- 1주일에 2~3회 정도 피부상태에 따라 팩을 선택하여 사용
- 계절에 맞는 피부 마사지
- 피부상태를 세심하게 파악하여 화장품을 사용

④ 30~60대의 피부 관리

- 햇빛의 자극으로부터 자외선 차단제를 사용해 표피층을 보호
- 계절과 건강상태에 따라 화장품의 선택과 피부 관리의 횟수, 방법 등에 유의
- 1주일에 2~3회 정도 노폐물 제거와 보습 및 영양을 주는 전용 팩을 선택
- 천연 보습인자(natural moisturizing factor, NMF)의 감소로 혈액순환 촉진을 위한 마사지
- 에센스와 크림을 모두 사용하여 수분과 영양을 공급
- 주름이 많은 경우 액상 파운데이션을 사용하고, 파우더는 최대한 적게 사용

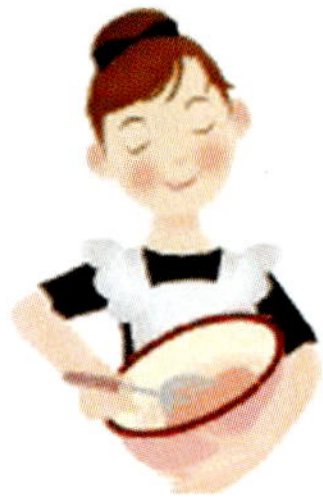

보너스

내 피부 나이 알아보기

아침에 자고 나면 얼굴에 베개의 무늬자국이 남죠. 그게 얼마나 오래 가나요?
피부 탄력에 따라 빨리 없어지기도 하고, 오래 가기도 해요. 눌렸던 시간에 비례해서 다르긴 하지만 보통 밤새 눌렸다고 본다면
10대는 15분 내로 자국이 없어져요.
20대는 30분 내외로 자국이 없어져요.
30대는 자국이 1시간쯤 가요.
40대는 2시간 이상 걸려야 자국이 없어져요.
50대부터는 시간이 더 많이 걸릴 뿐 아니라 때로는 오히려 자국이 안 생기기도 해요. 눌려서 변형될 만큼의 탄력 변성이 진피층에 없다는 얘기죠.

(2) 장년기 여성 피부 건강을 위한 식생활

- 콩과 자두, 딸기, 복숭아, 양배추, 사과를 충분 량 권유
- 지방의 섭취량은 총열량 중 20~25%로 권장
- 하루 30~40g의 섬유소(채소에 함유)를 섭취
- 셀레늄, 비타민 C와 E 등 항 산화식품을 섭취
- 비타민 함유 식품과 물을 충분히 섭취
- 카페인, 탄산음료, 술을 마시지 말고, 저녁 식사량 감소
- 우유와 멸치를 많이 먹고 소금과 설탕 섭취를 절제

4) 피부노화의 주범! 자외선

(1) 계절별 변화

지구상의 자외선 양은 4계절 일정하지 않고 계절에 따라 변하여 (그림 2-7)에서 보듯이 여름에는 자외선양이 가장 많이 내리 쪼이지만 자외선 차단제 등으로 예방하기 때문에 실제 피부에 닿는 양은 봄과 가을이 가장 많다. 따라서 이를 예방하는 피부 관리가 필요하다.

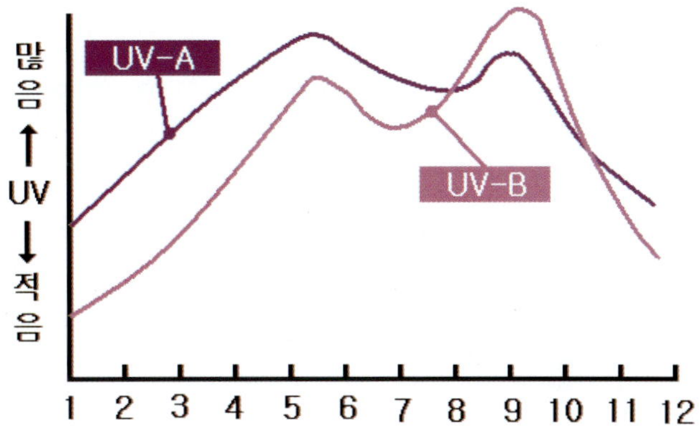

〈그림 2-7〉 월별 달라지는 자외선 양의 변화

(2) 자외선은 피부에 나이를 더한다

피부가 자외선을 받으면 생체 방어 작용에 의해 피부 두께가 두꺼워지고 각질세포에 있는 멜라닌 색소가 산화되어 피부가 검게 변하게 된다. 만성적인 피해로는 진피 섬유질이 손상되어 잔주름이나 검버섯이 생기고 피부의 노화가 촉진된다. 주름을 발생시키는 원인의 80%가 자외선에 의한 것이다.

① 자외선의 종류

- A형 - 진피를 자극하여 검게 태우는 320㎚
- B형 - 표피를 자극하여 물집을 생기게 하는 290~320㎚

② 자외선으로부터 피부를 보호하려면

- 피부에 닿는 자외선의 양 줄이기

자외선은 오전 9시부터 오후 3시 사이에 하루 조사량의 70%가 내리쪼인다. 따라서 햇빛에 민감하거나 기미가 많은 사람은 이 시간대에는 자외선에 노출되지 않는 것이 좋다. 자외선은 계절에 따라 그 강도에 차이가 있으나 따뜻한 봄빛의 자외선은 여과 없이 피부에 쪼이므로 주의하여야 한다.

- 자외선 차단하기

물리적인 방법 - 긴 옷이나 차양이 넓은 모자, 파라솔 등을 이용하면 자외선을 어느 정도 차단할 수 있다.

화학적인 방법 - 햇빛 차단지수(sun protection factor, S. P. F) 15이상 제품을 2~3시간마다 바르도록 한다.

보 너 스

자외선 차단제만 사용하면 피부를 보호할 수 있나요?

- 자외선을 많이 받으면 햇볕에 그을리거나 피부가 손상되고 스트레스를 받게 됩니다. 이를 회복시키기 위해 비타민 C와 단백질의 충분한 섭취가 필요 합니다. 이 때 바나나와 딸기는 좋은 식품이랍니다.
- 햇볕에 타서 화상을 입었을 때는 찬물 찜질을 하거나 찬 우유로 마사지를 하면 효과가 있습니다.

(3) 자외선 차단제는 피부를 보호한다

① S. P. F 란

- 햇빛 차단지수 (Sun Protection Factor)
- 피부를 자외선으로부터 보호할 수 있는 시간의 지속 정도를 나타내는 수치

예 태양 아래서 맨 피부로 10분 동안 타지 않는 사람이 S.P.F 30를 바르면

10×30=300분 (5시간)

5시간 동안 햇빛 아래서 자유롭게 활동을 할 수가 있다는 것을 의미

<표 2-2> 피부 유형에 따른 S.P.F

피부유형	증세	필요한 S.P.F
하얗고 유달리 약한 피부	타기 전에 빨갛게 됨	20
보통의 피부	타면서 빨갛게 됨	15
거무스름한 피부	잘 타면서 화상은 입지 않음	8

② 선크림 고르기

- 선크림은 S.P.F가 15 정도 되는 것이 무난
- 크림 성분의 알갱이가 자외선을 반사하거나 흡수
- 2~3시간마다 선크림을 다시 발라야 자외선으로부터 피부의 보호가 가능

③ 바르는 방법

- 뼈가 돌출된 부분은 두세 번 덧바를 것
- 얼굴 경계선과 콧망울 옆은 잘 지워지므로 주의
- 의외의 맹점인 뒷목선이 타지 않도록 주의해서 바름

보너스

뒷 목선을 선크림으로 보호하라!

뒷목 부분에는 뇌로 연결되는 중요한 혈관이 있어 햇볕에 타지 않도록 선크림을 사용하여 보호해 주어야 한다.

(4) 자외선에 노출된 후 피부 관리

- **스프레이**

생수 250㎖에 라벤더 15방울 정도를 잘 흔들어 섞은 후 열이 나는 부분에 스프레이

- **마사지**

로즈제라늄, 라벤더, 사이프러스, 캐모마일, 레몬, 샌달우드, 유칼립투스 등의 에센셜 오일과 캐리어오일을 희석하여 마사지

- **냉습포**

로즈제라늄, 라벤더, 사이프러스, 캐모마일, 레몬, 샌달우드, 유칼립투스 등의 에센셜 오일을 차가운 물에 2~3방울정도 떨어뜨려 잘 저은 다음 수건을 적신 냉습포

5) 노화를 방지하는 음식 찾기

(1) 식품으로 피부노화를 예방하기

피부노화는 적절한 식품을 선택하여 섭취함으로써 노화의 속도와 강도를 지연시킬 수 있다. 노화를 방지하는 성분과 이들의 작용은 (그림 2-8)에 나타내었다.

- 콩, 자두, 딸기, 복숭아, 양배추, 사과
- 셀레늄, 비타민 C, E와 같은 항 산화식품
- 우유와 멸치
- 필수지방산이 풍부한 올리브 오일, 잣, 생선
- 호박, 브로콜리 등 녹황색 채소와 과일
- 단백질이 풍부한 생선, 두부, 계란
- 지방은 총열량 중 20~25%로 섭취
- 하루 8잔 이상의 물
- 하루 40~50g의 섬유소(채소에 다량 함유)를 섭취

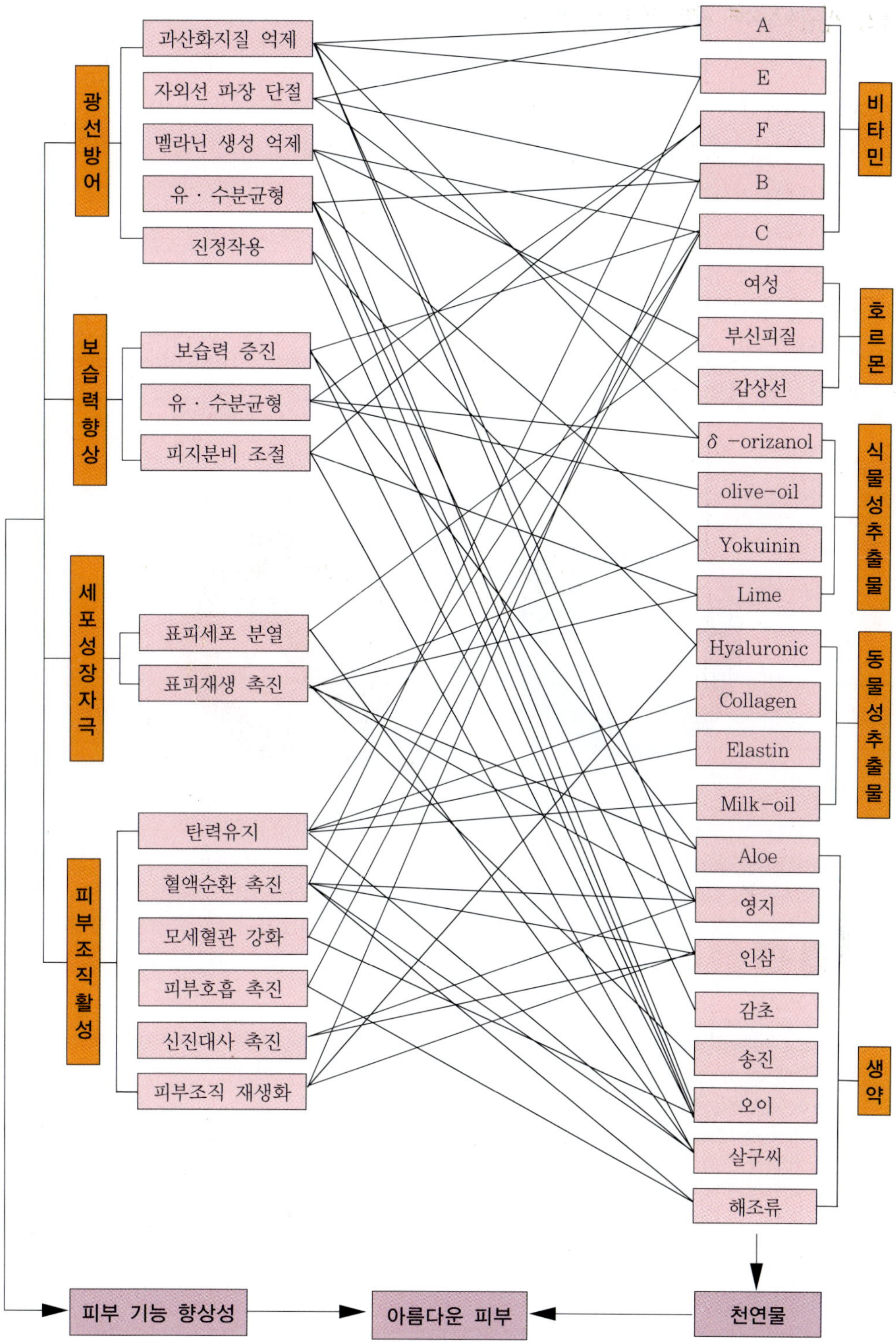
광선방어
과산화지질 억제
자외선 파장 단절
멜라닌 생성 억제
유 · 수분균형
진정작용
보습력향상
보습력 증진
유 · 수분균형
피지분비 조절
세포성장자극
표피세포 분열
표피재생 촉진
피부조직활성
탄력유지
혈액순환 촉진
모세혈관 강화
피부호흡 촉진
신진대사 촉진
피부조직 재생화
비타민
A
E
F
B
C
호르몬
여성
부신피질
갑상선
식물성추출물
δ -orizanol
olive-oil
Yokuinin
Lime
동물성추출물
Hyaluronic
Collagen
Elastin
Milk-oil
생약
Aloe
영지
인삼
감초
송진
오이
살구씨
해조류
피부 기능 향상성
아름다운 피부
천연물

(2) 생활수칙으로 피부노화를 예방하기

- 규칙적인 식사
- 과식하면 인슐린이 많이 분비되므로 적량을 권장
- 과다한 음주는 피하고 가볍게 와인을 마심
- 커피와 흡연은 가능한 적게 할 것
- 충분한 수면으로 피부 스트레스를 해소
- 매일 보습제를 바르고 외출 시는 반드시 자외선 차단제를 사용
- 하루 20분 이상 걷는 등 충분한 운동
- 자신의 내면세계를 조용히 돌아보는 명상의 시간

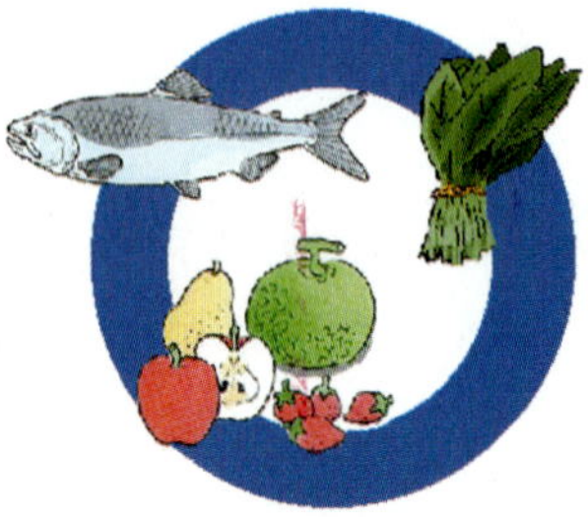

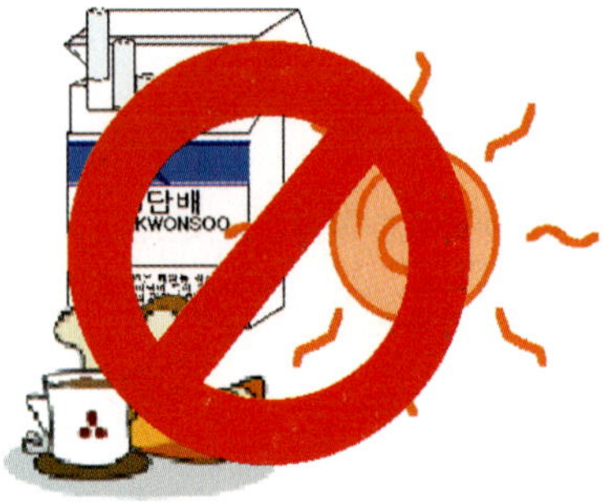

보너스

얼굴 홍조 예방 10계명

- 비타민 C가 풍부한 과일 먹기
- 햇볕에 탔을 때는 찬물 찜질을 하거나 찬 우유로 마사지하기
- 찬물과 더운물로 번갈아 세안하여 피부 저항력 높이기
- 외출 전 얼굴을 가볍게 두드려 주고 자외선 차단제 바르기
- 외출 후 자극 없는 클린저로 얼굴을 가볍게 씻고 스킨과 로션을 차갑게 하여 바르기
- 안면 홍조로 잠들기 어려울 땐 침실 등 주위 온도를 선선하게 조절하기
- 두꺼운 옷보다 얇은 옷을 여러 개 입어 체온 조절을 쉽게 하기
- 지나친 팩과 스크럽 제품을 피하고 고온 상태의 목욕이나 사우나 절제
- 짜고 매운 음식과 술, 담배 등 자극적인 것 피하기
- 스트레스 피하기

3. 피부 미인의 필수! 클렌징

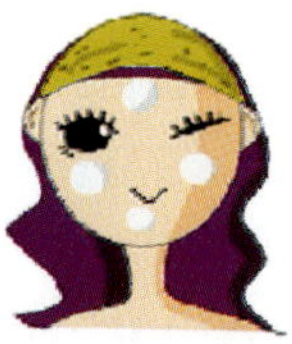

클렌징에 대한 중요성이 커지면서 화장을 한 이후에는 필수적으로 비누 대신 클렌징 오일이나 폼을 사용하고 있다. 클렌징은 얼굴 표면에 색조 화장을 지워내는 것뿐만 아니라 모공 속의 모든 오염 물질을 제거하는데 목적이 있다.

모공을 축소시키는 것만이 피부의 건강을 유지할 수 있다. 모공을 깨끗이 하지 않으면 피부노화의 예방이 어렵다. 때문에 피부 타입에 맞추어 알맞은 클렌징을 하여 아름다운 피부를 유지해야 하겠다.

1) 클렌징으로 피부를 깨끗이 하기
2) 내 피부에 맞는 클렌징하기
3) 하얀 피부 미인 만들기
4) 곡물로 세안하기
5) 나의 맞춤 천연비누 만들기

1) 클렌징으로 피부를 깨끗이 하기

화장을 하는 것보다 지우는 것이 더욱 중요하다. 화장을 지우는 것, 피부에 더러움을 없애는 것 모두가 클렌징 과정에 속한다. 하지만 무조건 많이 닦아내고 씻는 것이 좋은 방법은 아니다.

클렌징을 잘하기 위해선 먼저 자신의 피부타입을 정확하게 알고 지성 피부는 유분기가 적은 클렌저를, 건성 피부는 보습 효과가 있는 클렌저를 선택하여 피부에 자극을 주지 않도록 하는 것이 가장 기본이다.

2) 내 피부에 맞는 클렌징하기

(1) 피부 타입별로 클렌징하기

① 지성 피부

- 사용감이 가벼운 클렌징 젤이나 워터, 밀크 타입을 사용
- 클렌저로 꼼꼼히 씻고 유분기가 남지 않도록 여러 번 헹궈주는 것이 중요
- 피부 표면의 더러움은 반드시 씻어내야 하지만 피부에 꼭 필요한 수분은 없애지 않도록 하는 것이 중요
- 클렌저로 화장을 닦아낸 다음 클렌징 폼으로 하는 이중 세안이 필요

② 건성 피부

- 유분과 수분 함량이 많은 크림 타입의 클렌저를 사용
- 씻어낼 때는 미지근한 물을 사용하고 헹굼은 차가운 물을 사용
- 모공 속의 노폐물이나 메이크업의 잔여물을 없애기 위해서는 1달에 2번 정도의 세심한 클렌징이 필수
- 건성 전용 클렌저를 사용하거나 물로 씻어내는 팩 종류를 사용한 후에는 반드시 수분 크림이나 에센스로 수분 공급이 필수

③ 중성 피부

- 메이크업의 정도에 따라서 가벼울 땐 로션 타입, 진할 땐 크림 타입을 사용
- 화장을 진하게 하거나 자주하는 사람은 2주일에 한 번 정도의 딥 클렌징
- 이마와 코 선을 연결하는 T존 부위는 늘 관심을 갖고 특별히 관리

④ 복합성 피부

- 얼굴 전체는 유분기가 많은 크림 타입 클렌저를 이용해 닦고 번들거림이 있는 이마와 코는 클렌징 워터를 사용
- 볼의 건조가 심한 U존 부위는 수분이나 유분이 지나치게 제거되지 않도록 보습 효과가 뛰어난 클렌징 폼을 사용
- 이마와 코의 T존 부위에 뭉친 피지를 제거하려면 유분기가 적은 클렌저를
- 스크럽제는 일주일에 한 번 정도 사용

(2) 메이크업 정도에 따라 클렌징하기

① 진한 메이크업

- 크림 타입 클렌저로 마사지하듯 메이크업을 지움
- 클렌징 폼으로 이중세안
- 눈과 입술은 전용 리무버를 사용하여 눈과 입술의 메이크업을 지운 다음 얼굴 전체를 클렌징

② 가벼운 메이크업

- 사용감이 가벼운 클렌징크림(오일 프리)을 사용
- 양 볼부터 시작하여 입 주위, 코, 눈 주위, 이마의 순서로 나선을 그리면서 중심에서 바깥으로 세게, 돌아올 때는 약하게

③ 노 메이크업

- 클렌징 폼의 거품으로 피부 더러움을 부드럽게 제거
- 메이크업을 하지 않았더라도 자외선 차단 제품을 발랐다면 클렌징크림(오일 프리)으로 가벼운 클렌징을 할 것

④ 아침 클렌징

- 밤새 쌓인 피지와 먼지 등의 피부 노폐물과 불순물을 클렌징 폼으로 제거
- 미온수로 20번 이상 헹구고 찬물로 가볍게 마무리하여 피부에 긴장감 부여

(3) 클렌징 마무리

보통 클렌져나 비누로 닦아내는 것만이 클렌징의 모든 것이라고 생각하는 경우가 많다. 하지만 아무리 열심히 닦아내도 폼 클렌저의 거품을 이용하여 얼굴 구석구석을 세심하게 한 번 더 닦아 준 후 물로 깨끗이 헹궈내지 않으면 효과가 없다.

① 물의 온도

- 미지근한 정도가 적당하며 이는 피부건조를 막아주는 포인트
- 지성 피부일수록 온도를 약간 올리는 것이 효과적
- 건성 피부는 물이 너무 뜨거우면 수분과 유분이 모두 빠져나가 피부가 더욱 건조해지므로 주의
- 고여 있는 물보다는 흐르는 물로 씻는 것이 더 효과적

② 20회 이상 헹구기

- 헹구는 횟수는 20번 정도가 기본이나, 많이 헹굴수록 효과적
- 충분하다 싶은 후에 3~10회 정도 더 헹구는 게 효과적

③ 문지르지 말고 물로 튕기기

- 헹굴 때 손바닥으로 얼굴을 문지르면 피부 자극만 더 심해지므로 손바닥을 오므려 그 사이에 물을 받아 얼굴에 튕기듯 헹구는 것이 올바른 방법

④ 세안 후 마무리

- 깨끗한 헹굼 후에는 역시 보습을 충분하게 해줄 것
- 화장 솜에 스킨을 넉넉히 묻혀 얼굴을 꼼꼼히 눌러주어 수분을 공급
- 스킨 후 로션을 발라 피부를 보호
- 보습 전용 에센스와 크림으로 보습효과를 높임

보 너 스

면도 올바르고 즐겁게 하기!

- 미리 깨끗하게 세안하기 - 물에 불은 수염이 마른 상태보다 더 깎기 쉬움
- 세이빙 폼 바르기 - 수염 난 방향을 거슬러 바르면 수염이 일어나서 면도하기 쉬움
- 털이 부드러운 곳부터 시작하기 - 털에 수분이 흡수되는 시간을 줌
- 찬물로 마무리하기 - 모공을 수축하고 자극받은 피부를 진정시킴

3) 하얀 피부 미인 만들기

(1) 기초 화이트닝

하얀 피부를 방해하는 가장 큰 요인은 자외선이다. 강한 자외선은 멜라닌(melanin) 색소를 만들어 얼굴이 까맣게 될 뿐만 아니라 피부에서 수분을 빼앗아 피부 노화를 촉진시킨다.

- 아침에는 수분과 유분의 공급
- 세안 후 화이트닝 화장수를 퍼프에 듬뿍 적셔 얼굴 전체에 펴 바름
- 화이트닝 로션과 에센스로 피부 밸런스를 유지
- 자외선 차단 효과가 있는 메이크업 베이스나 콤팩트 활용

보너스

물의 온도와 클렌징의 효과

- 얼음
  혈관과 모공을 수축시키고 피부에 긴장감을 주며 염증을 치유
- 찬물(10~15℃)
  혈관을 수축시키고 피부에 신선감을 부여
- 미지근한 물(15~21℃)
  안정감을 주고 가벼운 클렌징과 각질제거의 효과
- 따뜻한 물 (21~35℃)
  가볍게 혈관을 넓히고 혈액 순환을 돕는다. 또 클렌징과 각질제거에 매우 효과적이며 안정감을 줌
- 뜨거운 물(35℃ 이상)
  혈관을 확장시키며 클렌징과 각질제거의 효과가 크다. 분비물의 분비를 촉진시키며 혈액 순환을 활발히 만들어 여러모로 도움이 되나 피부의 긴장감을 떨어뜨림
- 수증기
  피부 깊이 클렌징의 영향을 미치며 모공을 넓게 확장시킨다. 습기를 빨아들여 피부가 부풀고 피부의 긴장감이 떨어져 각질제거가 잘 이루어지며 혈관과 림프의 순환이 잘 되어 클렌징 효과가 좋음

(2) 단계별 화이트닝 프로그램

일상 관리(daily care)

외출 전

- 찬물로 세안하기
  세안 후 미지근한 물로 헹구고 마지막은 반드시 찬물로 헹굼
- 스킨으로 패팅하기
  냉장고에 넣어둔 스킨을 화장솜에 듬뿍 묻혀 골고루 바른 후 피부에 잘 들도록 손바닥으로 가볍게 패팅
- 로션과 에센스로 영양과 보습을 보충하기
  피부가 건조하면 쉽게 타므로 로션, 에센스로 영양과 보습을 충분히 주기
- 자외선 차단제 바르기
  간단한 메이크업을 원하면 메이크업 베이스 대용으로 자외선 차단제 사용

외출 중

- 가볍게 닦아내기
- 자외선 차단제 덧바르기
  티슈로 한 번 닦아내고, 자외선 차단제로 이마와 턱, 코 등을 덧바르기
- 트윈케익 덧바르기
  자외선 차단제를 바른 후 트윈케익으로 문지르지 말고 톡톡 두드려 마무리

외출 후

- 반드시 이중세안하기
  딥 클렌저로 깨끗하게 한 후 비누세안을 꼼꼼히
- 얼음찜질로 피부 진정하기
  낮 동안의 뜨거운 햇빛으로부터 피부를 진정시키려면 차가운 얼음 수건을 양 볼에 대고 가볍게 마사지
- 스킨으로 수분 공급하기
  땀과 햇빛으로 인해 수분이 많이 빠져버린 상태라면 스킨으로 수분을 공급
- 에센스와 영양크림 마사지
  영양크림에 에센스를 섞어 얼굴에 바르고 마사지

4) 곡물로 세안하기

(1) 곡물 클렌징 사용 시 유의하기

- 무공해 국산 곡물 가루 사용하기
  방부제나 화학약품 처리제는 피부에 치명적
- 고운 가루 만들기
  입자가 고울수록 피부에 자극이 적음
- 건조하게 보관하기
  생 곡물가루는 플라스틱 용기나 마른 병에 넣어 냉동실에서 보관하여 변질되는 것을 방지하여야 함
- 곡물 가루 섞을 때 무즙 사용하기
  무즙을 거품 내어 매운 맛을 제거한 후 곡물가루를 섞으면 효과가 크며, 오이 즙이나 으깬 통 도라지, 수삼, 계란 등을 활용해도 효과적

(2) 곡물로 깨끗한 피부 가꾸기

곡물은 식생활에서 뿐만 아니라 피부에도 좋은 영향을 준다. 그러므로 주위에서 쉽게 구할 수 있으면서 피부를 깨끗하게 해주는 곡물을 이용하는 것이 좋다. 이들 곡물은 (표 2-3)에 나타내었다.

보너스

남자들이여! 피부를 가꾸자

- **건성피부**
  클렌징 폼으로 부드럽고 촉촉하게 세안한다. 충분한 수분과 적절한 유분을 공급하는 에센스를 발라 피부를 외부 환경으로부터 보호해준다. 면도할 때도 셰이빙폼을 사용해서 피부를 보호해준다.
- **중성피부**
  깔끔한 세면으로 건강한 피부를 유지한다. 스킨과 에센스를 적정량 사용하고 충분한 수면과 영양을 공급한다.
- **지성피부**
  클렌징 폼으로 피부 노폐물과 피지를 깨끗하게 씻어낸다. 피지는 줄이고 수분은 공급하여 건강하고 촉촉한 피부로 만들어준다. 하루 중 과다하게 분비되는 피지는 피비 흡착 필름 등을 활용해서 제거한다.
- **복합성피부**
  세면할 때는 번들거리는 부분에 좀 더 중점을 둔다. T존에는 에센스를 U존에는 로션을 사용하여 피부 유 · 수분 밸런스를 맞춰준다. 규칙적인 생활을 한다.

〈표 2-3〉 피부를 깨끗하게 하는 곡물

곡 물		특 징
오트밀	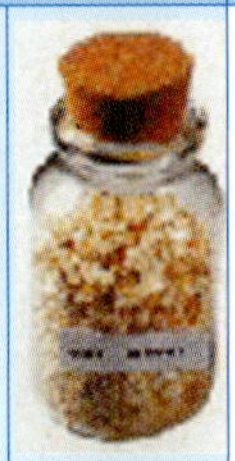	• 각종 미네랄과 비타민이 풍부 • 생기가 없고 지친 피부, 색이 칙칙하고 거친 피부에 좋음 • 재료 자체가 부드럽고 안전하기 때문에 민감성 피부나 알레르기성 피부에도 마음 놓고 사용
들깨	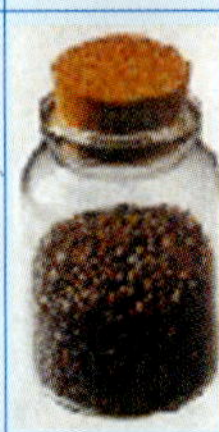	• 피부가 유난히 거칠 때, 주근깨와 기미가 갑자기 생기기 시작할 때 이용하면 효과적 • 여드름을 짠 자국이 잡티로 변했을 때, 햇볕에 그을린 피부가 제자리로 돌아오지 않을 때 사용 • 머리카락에 윤기가 없을 때, 임신 후 유난히 피부가 거칠 때 효과
콩가루	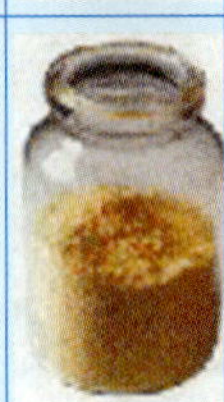	• 사포닌과 레시틴 성분이 다량 함유 • 사포닌은 피부를 맑고 깨끗하게 만듦 • 레시틴은 피부를 윤기 나게 함 • 콩가루는 햇볕에 그을린 피부나 거칠어진 피부에 효과 • 세안제나 팩으로 만들어 사용
보리	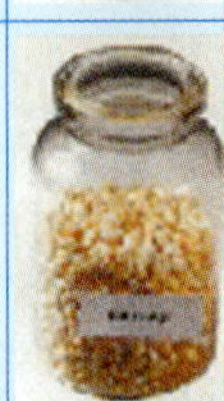	• 화장독으로 피부가 발갛게 되었을 때 사용 • 모세혈관의 팽창으로 양 볼에 붉은 기운이 돌때 효과 • 혈액순환을 좋게 하여 붉은 기를 가라앉히고 피지 생성도 억제
검은깨	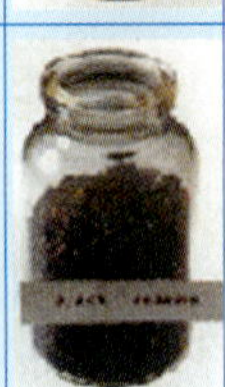	• 섬유질과 칼슘 성분이 풍부해 피부 영양제로 탁월한 천연 미용재료 • 비타민 E가 많이 함유 되어 피부 노화 방지에 좋음 • 한방에서는 변비치료제와 영양 강장제로 이용
녹두	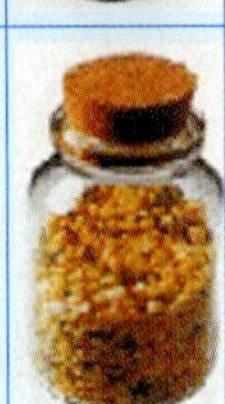	• 세안으로도 씻어내지 못한 메이크업 잔여물과 화장독을 제거 • 어떤 재료와도 잘 어울려 예민한 피부나 알레르기성 피부에도 부작용이 없음 • 기미, 여드름, 잡티 등이 많은 문제성 피부에 효과
팥	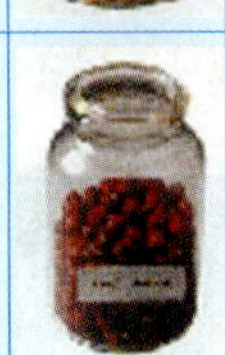	• 사포닌 성분과 고운 팥가루입자가 피부 표면과 모공 속의 먼지와 노폐물을 벗겨냄 • 피부에 적당한 자극을 주어 탱탱한 긴장감 부여

곡물		특징
현미	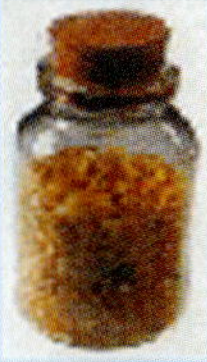	• 모든 피부에 적합한 천연 미용 재료 • 피부 표면에 적당한 자극을 주어 각질과 묵은 때를 벗겨 피부를 매끄럽게 함 • 화장독으로 상처 입은 피부를 달래주고 여드름으로 붉어진 피부의 염증에 진정효과
메밀	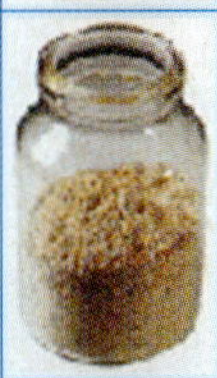	• 과잉의 피지를 제거하고 딱딱한 각질 제거에도 효과 • 무기질이 많으므로 단독으로 사용하는 것보다는 무즙이나 과일즙에 섞어 사용해야 피부에 필요한 영양분을 충분히 얻을 수 있음
은행	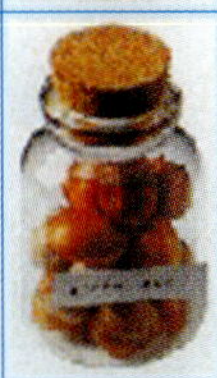	• 레시틴과 비타민 D의 모체가 되는 에르고스테린이 다량 함유되어 혈액 순환을 활발하게 하고 피부 속 노폐물을 제거 • 은행은 효능이 강하므로 다량 사용할 경우 오히려 피부 트러블을 일으킬 수 있음
밀	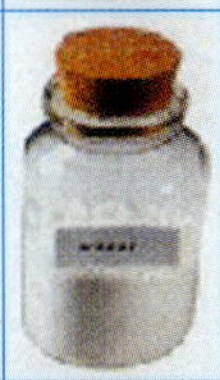	• 칼슘, 인, 철분, 비타민 등이 골고루 함유되어 피부노화방지 및 미백작용에 효과 • 밀 눈에는 토코페롤이 많아 잔주름의 방지에 좋음
메주콩	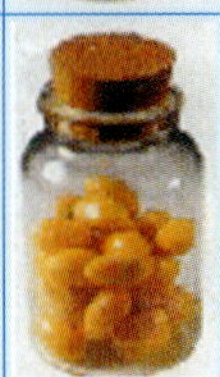	• 자외선으로 인한 기미와 나이 들면서 생기는 기미에 효과 • 리놀산과 사포닌 성분은 흐트러졌던 피부 밸런스를 유지 • 기미 발생을 예방하고 이미 생긴 기미도 엷게 만들어 줌
율무	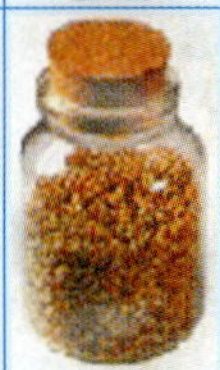	• 멜라닌 색소가 피부에 침착하는 것을 막아주며 수분이 피부에 고르게 퍼지도록 함 • 율무로 만든 화장수나 팩을 이용하면 피부가 하얗고 투명하게 됨 • 어떤 타입의 피부트러블에도 효과 만점
누런콩	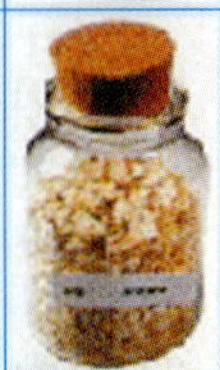	• 다른 곡물과 혼합해 사용하면 여드름, 기미, 잔주름, 넓은 모공을 개선하는 효과 • 피부노화를 방지하는 비타민 E와 피부 재생을 위한 단백질이 풍부해 피부를 젊고 탄력 있게 유지
참깨	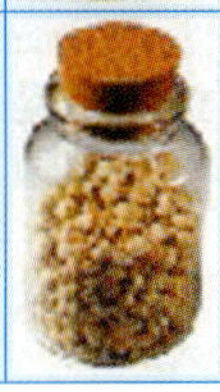	• 감마토코페롤은 항산화 작용을 높여주며 피부노화를 방지 • 피부 신진대사를 활발하게 하여 부분적으로 검게 변한 색소 침착 현상에 효과

5) 나의 맞춤 천연 비누 만들기

(1) 내 피부 타입에 맞는 천연 비누 알기

내 피부 타입에 맞는 비누를 만들어 보자(표 2-4).

〈표 2-4〉 피부 타입별 천연 비누

종류	피부 타입
어성초 비누	**지성 피부** 어성초는 먹어도 좋고 발라도 좋으며 피부에 부작용도 없어 피부 거칠음을 방지하고 살결을 가다듬어 줌
감초 비누	**민감성 피부** 감초는 모든 한방재료의 중화용으로 피부에 자극이 없어 민감한 피부에 좋음
곡물 비누	**각질, 트러블** 세안하기 힘든 아침세안에 사용하여 피부 트러블을 예방
황토 비누	**거친 피부** 화장을 지우거나 노폐물을 깨끗하게 제거해주어 피부에 좋음
녹차 비누	**건성 피부** 건성, 칙칙한 피부에 좋은 녹차로 만든 비누로 피부를 가꿔줌
율피 비누	**모공이 넓은 피부, 탄력이 없는 피부** 율피에 함유된 탄닌 성분이 넓어진 모공에 좋으며 탄력을 줌

(2) 천연 비누 만들 때 주의하기

① 습기에 약해요

- 천연 비누는 일반 비누보다 습기에 약해 잘 물러짐
- 물이 잘 빠지는 비누 받침을 사용하여
- 건조하게 보관하면 사용기간 연장 가능

② 1~2년 사용 가능

- 천연 비누는 무방부제로 실온에서 제조일로부터 1~2년 보관 가능
- 햇빛과 습기에 노출되지 않도록 잘 싸서 서늘한 곳에서 보관

③ 더 부드러운 천연 비누를 원한다면

- 숙성시킬수록 사용감이 부드러워짐
- 집에서 숙성 시 포장을 벗기고 서늘하고 햇빛이 비치지 않는 곳에서 보관

(3) 천연 비누 만들어 볼까?

① 비누 처방 준비하기

- 비누 사이즈와 틀을 결정
- 베이스 오일의 종류와 양을 결정

② 도구 준비하기

- 스테인레스 용기, 내열성 용기, 온도계, 보안경, 고무장갑, 앞치마
- 비누 형틀, 디지털 저울, 실리콘 주걱, 티스푼

③ 비누 만들기

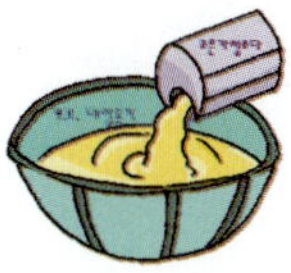

① 증류수에 가성소다를 부어 넣고, 가성소다가 완전히 용해될 때까지 주걱으로 용해

→

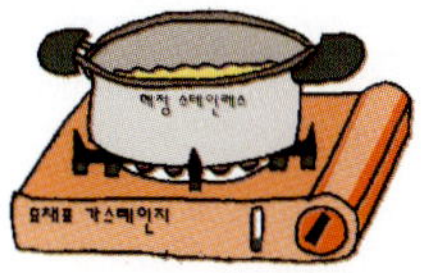

② 오일을 스테인레스 용기에 넣어 섞은 후 60℃ 이하로 가열하면서 용해

→

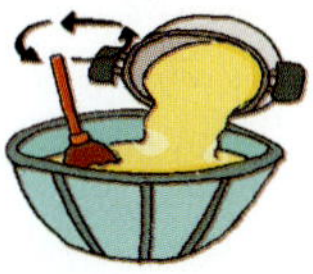

③ 40~50℃ 사이의 가성소다를 오일이 녹아있는 용기에 부어 고무 주걱으로 천천히 교반(이 때 튀지 않도록 주의)

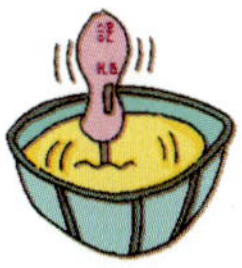

④ 트레이스 상태까지 거품이 나지 않도록 주의하며 핸드브랜더를 사용하여 비누액을 골고루 교반

→

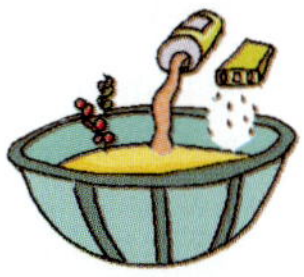

⑤ 트레이스 상태의 비누액을 틀에 붓기 전에 향료, 색소, 허브 등을 첨가

→

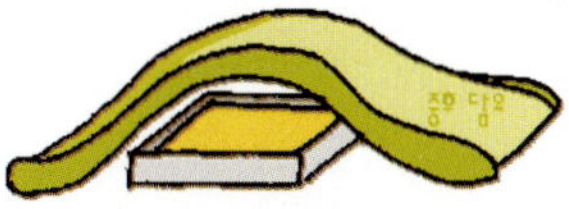

⑥ 혼합된 비누액을 틀에 부어 온도를 유지하고, 분리를 막기 위해 두꺼운 천이나 담요로 덮어서 24시간 보온

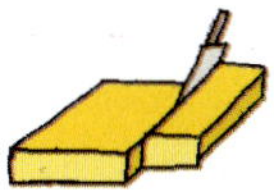

⑦ 이틀 후 비누를 틀에서 꺼내 적당한 크기로 자른 후 4주간 실내에서 숙성

→

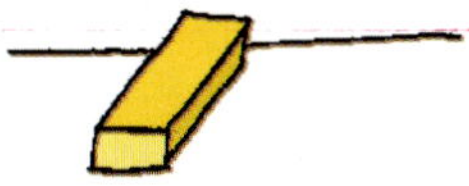

⑧ 4주 후 숙성이 완료된 비누는 용기에 넣어 저온 보관하여 사용

4. 팩(pack) - 바르는 보약

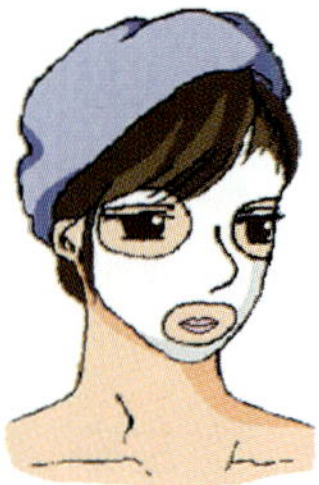

팩이란 얼굴을 감싼다는 의미로 증발하는 수분을 피막과 표피 사이에 체류시켜 피부를 유연하게 하여 모공을 넓게 수분이나 유분, 기타 유효성분들을 침투하기 용이하게 하는 것이다.

이러한 팩을 얼굴에 바르고 있는 동안 피부 표면을 유연하게 하며, 촉촉하고 매끄럽게 해준다. 또한 팩제가 마르면서 피부를 촉촉하게 해주며, 모공 속의 오염물질이나 낡은 각질을 제거해 주기도 한다. 거친 피부를 가진 사람뿐만 아니라 얼굴에 지방분이 많은 사람 누구나 좋은 효과를 볼 수 있다.

1) 팩으로 피부 영양주기
2) 팩의 종류 알아보기
3) 팩! 제대로 알고 쓰기
4) 나의 맞춤 천연 팩 만들기

1) 팩으로 피부 영양주기

(1) 팩의 효과 알고 시작하기

피지의 분비, 대기오염, 화장품의 사용 등 여러 가지 이유로 피부가 더러워지고 거칠어지기 때문에 피부에 노폐물을 제거하고 영양을 공급해 주는 팩의 중요성이 강조되고 있다. 그러나 팩을 한 후 색조화장은 피부가 충분히 호흡할 수 있는 시간을 가진 후에 하는 것이 좋다. 팩의 효과는 (그림 2-9)에 나타내었다.

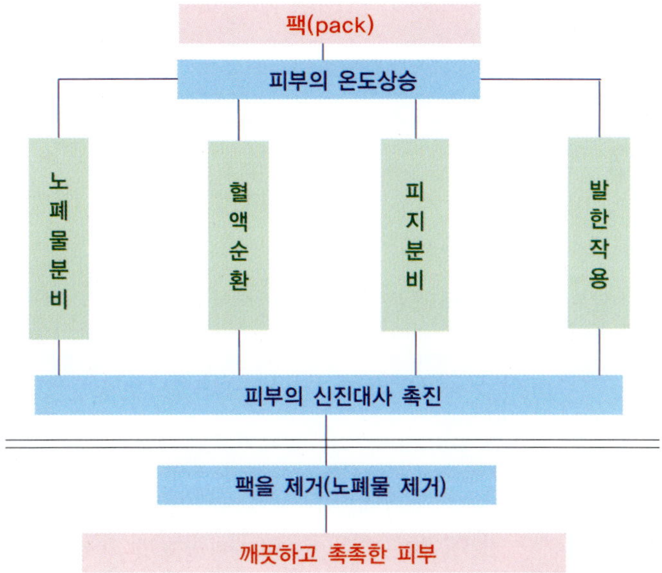

〈그림 2-9〉 팩의 효과

2) 팩의 종류 알아보기

- 필 오프(peel off) 팩
- 워시 오프(wash off) 팩
- 티슈 오프(tissue off) 팩
- 시트 (sheet) 팩
- 겔(gel)과 크림(cream) 팩

(1) 기미, 주근깨에 효과가 있는 팩

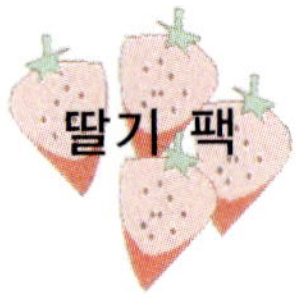

딸기 팩

- 딸기에는 비타민 C가 풍부하여 특히 기미에 효과적
- 딸기 으깬 것 + 분유, 밀가루, 흑설탕
- 딸기를 얇게 썰어서 얼굴에 빈틈없이 붙여도 효과

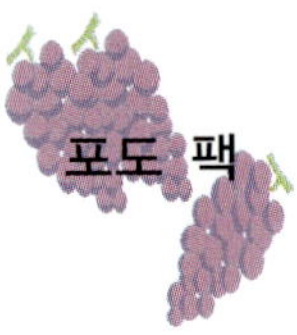

포도 팩

- 유기산과 비타민 등이 풍부하여 피부의 피로 회복에 효과적
- 포도는 노폐물의 배설을 촉진
- 껍질과 씨를 뺀 포도를 으깬 즙 + 올리브유 + 레몬즙

(2) 치료의 역할을 하는 팩

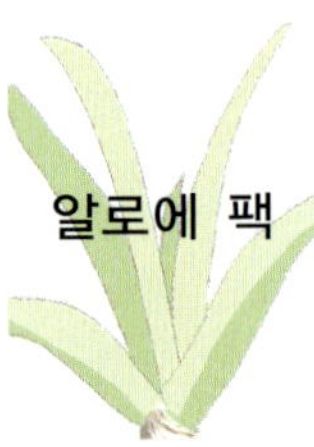

알로에 팩

- 알로에는 유상 호르몬과 알로인이 함유되어 있어 군살 제거와 세포조직의 부활 작용을 가짐
- 줄기 속 젤리 상태의 것을 여드름이나 궤양부위에 직접 바름
- 이는 가벼운 화상이나 피부의 상처에도 효과적

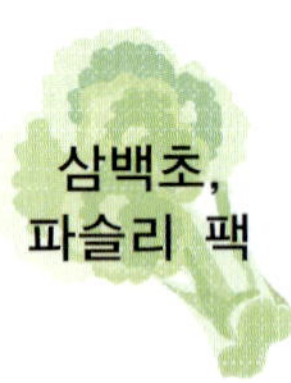

삼백초, 파슬리 팩

- 삼백초에는 카프린 알데하이드(carprin aldehyde)가 함유되어 있어 화농성 피부염에 효과적
- 즙을 만들어 그대로 환부에 붙여서 사용

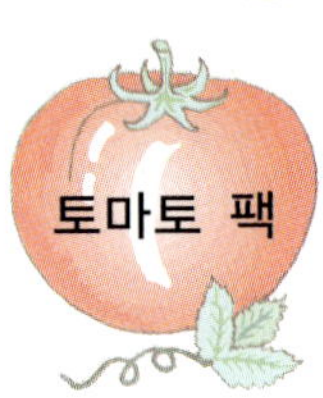

토마토 팩

- 토마토에는 펙틴, 단백질, 비타민 A와 C가 풍부하여 피지의 과잉 분비를 막고 분비된 피지를 제거하여 지성 피부에 효과
- 얇게 썰거나 즙을 내어 밀가루와 섞어 사용

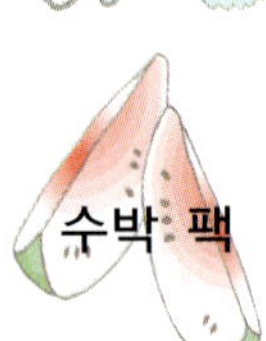

수박 팩

- 수박에는 수분과 과당이 풍부하여 보습효과와 미백효과
- 즙을 내어 밀가루와 섞거나 얇게 썰어서 사용
- 얼굴의 안쪽에서 바깥쪽을 향해 두들기듯 문질러도 효과적

3) 팩! 제대로 알고 쓰기

(1) 내 피부가 요구하는 팩 알아볼까?

기초화장이나 색조 화장이 피부의 상태나 타입에 맞는 화장품을 골라 쓰듯이 팩 또한 피부의 상태에 따라 잘 선택해서 사용해야 피부트러블을 일으키지 않고 팩의 효과를 크게 얻을 수 있다.

우선 피부 트러블에 따라 사용해야 하는 팩을 아래 (표 2-5)에 나타내었다.

피부 상태	정상	여드름	넓은 모공	기미
팩의 종류	담쟁이덩굴 팩 딸기 곡물 팩 마 팩 통도라지 스킨 팩 다시마 냉팩 천연 코팩	생밤 팩 현미 녹두 팩	질경이 팩 생쑥 곡물 팩 천연 코팩 밤팩	통도라지 생쑥 팩 돌김 팩 진주가루 팩 생밤 팩 마 살구씨 팩
피부 상태	**잔주름**	**잡티**	**각질**	**알레르기**
팩의 종류	밤 마늘 팩 딸기 곡물 팩 마 더덕 팩 참깨기름 마사지 팩 목화씨 기름 마사지 팩	꽃씨 팩 감잎 마 팩 들깨 기름 생선 팩	9가지 곡물 팩 현미 녹두 팩 밤 도라지 팩 담쟁이덩굴 마 팩 소금 영양 크림 팩 포도와 곡물 팩	현미 대추 감초 물 팩 뽕나무 즙 팩

〈표 2-5〉 피부트러블에 따른 팩의 종류

(2) 팩은 오래 할수록 좋을까?

- 천연팩을 이용하는 경우 약 40분 정도
- 천연 재료의 성분을 피부에 전달하려면 15분 이상 하는 것이 효과적
- 인공팩의 경우 15분을 넘지 않도록 주의

4) 나의 맞춤 천연 팩 만들기

(1) 천연 팩! 알고 만들기

요리를 할 때도 식품 재료를 넣는 순서가 있는 것처럼, 질 좋은 화장수나 팩을 만들려면 무엇보다 혼합하고자 하는 식품의 순서가 맞아야 한다. 이는 식품마다 고유의 약리 작용이 있기 때문이다.

한천은 미리 불려 놓았다가 사용해야 하고, 마와 같은 콜라겐류 식품은 약리작용이 강한 만큼 독성도 있어 거품이 나도록 충분히 갈아야 독성을 없애고 원하는 영양소만을 얻을 수 있다.

그런 다음에 질경이나 셀러리, 수세미, 아기다래(목화가 되기 전의 열매)등의 섬유질 식품을 혼합하고, 사포닌 식품으로 꼽히는 통도라지, 더덕, 인삼 등의 청상 배당체류, 오이, 상추, 감잎 등의 비타민류, 레몬, 귤 등으로 섭취되는 구연산류의 순서로 식물즙을 첨가하면 이상적인 미용식이 된다.

일반적으로 식물즙은 이내 상하기 쉬우므로 천연의 방부제 역할을 하는 살구씨즙 또는 삶은 마늘, 고삼뿌리, 물푸레나무 잎새 등의 식물즙을 소량 첨가하면 보존 기간을 연장할 수 있다.

(2) 천연 재료 잘게 부수기

도라지, 마, 더덕은 오래 갈아야 많은 무독성 영양분을 얻을 수 있고, 셀러리, 미나리 등의 잎 야채는 오래 갈지 않아야 비타민 C가 보존된다. 따라서 이들을 함께 써야 할 경우에는 따로 갈아 혼합하는 것이 좋다.

(3) 팩에 적합하지 않은 재료

- 먹을 수 있는 식품은 모두 팩의 재료로 사용할 수 있으나 팩보다 먹어서 효과가 더 있는 야채 즉, 무(디아스타제가 함유되어 있어 소화, 흡수 작용을 돕는다.), 당근, 호박(캐로틴 함유)등은 음식물로 섭취하는 것이 효과적
- 뒷처리를 깨끗이 하지 않으면 도리어 역효과를 주는 당분이 많은 과일
- 빛과 반응하여 기미를 만드는 엽록소(chlorophyll)가 많이 함유된 쑥갓, 시금치, 상치

(4) 피부 상태에 따른 천연 팩 만들기

① 붉고 그을린 피부를 재생 - 담쟁이덩굴 팩

어떤 효과가 있을까? 비타민 C가 다량 함유되어 있는 담쟁이덩굴은 붉고 그을린 피부를 회복시키는데 효과가 있으며 혈액 순환을 촉진시킴으로써 피부 재생의 효과가 탁월함

어떤 재료가 있을까? 담쟁이 잎이 붙은 줄기 30㎝, 밤 1톨, 통도라지 반 뿌리, 9가지 곡물가루 1큰 술

어떻게 만들까? 담쟁이덩굴은 따서 깨끗이 씻어 물기를 거두어 잘게 썰어 놓고, 밤은 속껍질까지 벗기고, 도라지는 껍질을 벗긴 후 이 모든 재료를 절구에 곱게 빻아 둠

어떻게 사용할까? 곡물가루를 넣고 바르기 좋을 정도로 반죽해 얼굴에 고루 펴 바르는데, 만약 반죽 정도가 빽빽하면 계란 노른자를 혼합해 유화
40분이 경과하면 온•냉 타월 순으로 말끔히 닦아냄

② 피지 분비를 억제하는 여드름 치료제 - 다시마 냉 팩

어떤 효과가 있을까? 여름에 그을린 피부, 가을에 거칠어지기 쉬운 피부에 효과적

어떤 재료가 있을까? 깨끗이 손질하여 미지근한 물에 우려 소금기를 거둔 다시마, 믹서에 넣고 생수를 부은 후 곱게 갈아 준비, 곡물가루 1큰술, 계란 노른자

어떻게 만들까? 곡물가루 1큰술, 다시마 냉팩 1큰술, 달걀노른자를 혼합하여 팩을 만들어 사용

어떻게 사용할까? 세안한 얼굴에 고루 펴바른 후 가제를 덮고 다시 덧발라 40분 정도 지나 꾸덕꾸덕 마르면 가제를 이용해 걷어내고 온타월 - 냉타월 순으로 닦아냄

③ 잔주름을 펴주는 효능 - 목화씨 기름 마사지 팩

어떤 효과가 있을까? 목화씨 기름으로 마사지하여 잔주름을 펴주는 효능

어떤 재료가 있을까? 목화씨 기름, 계란 노른자

어떻게 만들까? 목화씨 기름에 계란 노른자를 섞어 고루 혼합하여 얼굴에 바르기 좋게 걸죽한 상태로 만들어 사용

어떻게 사용할까? 깨끗이 세안한 얼굴에 팩 재료를 골고루 문질러가며 펴 바름
20분가량 경과 후 온 타월-냉 타월 순으로 깨끗이 닦아내고 미나리 스킨으로 피부를 진정 시킴

5. 피부 트러블! 버리고 가자

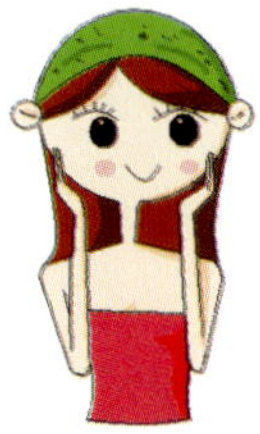

모든 생명체는 자신을 방어, 치유, 복원하는 능력을 갖고 있다. 그 중 자연의 일부인 우리 피부도 스스로 조절하고 재생하는 자연의 생명체이다. 피부는 자연적인 상태에서 성장하거나 노화가 될 뿐 결코 닳아 없어지지 않는다. 또한 피부 스스로 재생능력을 갖고 문제가 있는 곳을 치유하는 능력이 있다.

하지만 피부는 변한다. 자외선에 지나치게 노출 되었거나 공기나 환경이 좋지 않은 지역에서 생활하면 피부 트러블이 생긴다. 이렇게 발생한 피부 트러블을 건드리고 짜면 감염으로 인해 더욱 악화된다. 피부 트러블을 제대로 치료하려면 피부를 자세히 알고 관리하여야 하며, 이러한 관리를 주었을 때 비로소 건강하고 아름다운 피부를 유지할 수 있다.

1) 모공에 관한 고민 덜어내기
2) 피부 건조에 관한 고민 덜어내기
3) 잔주름에 관한 고민 덜어내기
4) 기미·주근깨에 관한 고민 덜어내기
5) 여드름에 관한 고민 덜어내기

피부는 인체의 일부분으로 호흡을 하기 때문에 인체의 건강과 외부의 환경에 의해 많은 영향을 받아 여드름, 기미, 피부의 건성화 및 주름 등과 같은 문제가 나타난다. 여성들의 피부 고민에 대한 조사는 (그림 2-10)에 나타내었다.

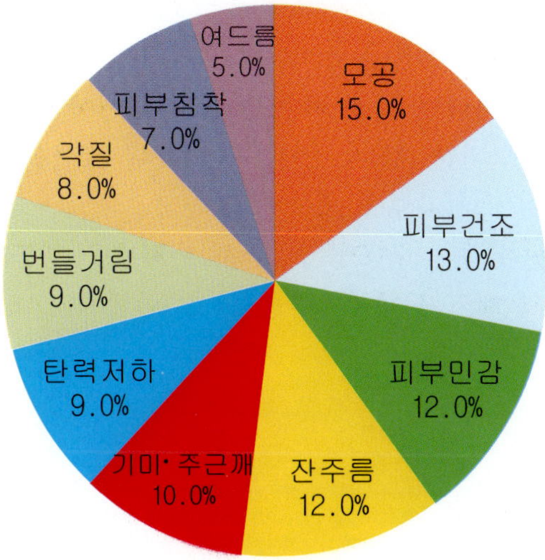

〈그림 2-10〉 여성들의 피부에 관한 고민

1) 모공에 관한 고민 덜어내기

(1) 모공은 왜 넓어질까?

- 모공의 관리를 소홀히 하였을 때
- 여드름, 기미 등의 관리를 잘못 하였을 때
- 특히 피부를 청결하게 유지하지 못하였을 때
- 선천적으로 과다한 피지 분비

(2) 넓은 모공 피부의 문제점

- 피부가 거칠어 보임
- 거무칙칙하고 탁하게 느껴짐
- 피지 분비가 많아 심하게 번들거림
- 블랙헤드가 많아짐
- 화장을 해도 곱지 않고 금세 들뜸

(3) 넓은 모공 예방을 위한 피부관리

- 피지를 효과적으로 제거해주는 세안제를 선택
- 뜨거운 물은 모공을 넓히기 때문에 미지근한 물로 세수하며, 마지막은 반드시 찬물로 헹굼
- 화장품은 순한 오일프리 제품을 선택
- 피지 분비를 원활히 하려면 각질 제거를 잘 해주어야 함
- 스크럽 제품을 이용하거나 AHA, BHA가 함유된 로션을 이용
- 각질 제거와 더불어 스팀타월을 해주면 효과적
- 스팀타월의 뜨거운 열기는 모공을 열게 하고 각질을 부풀게 함
- 이 상태에서의 각질 제거는 피부자극을 덜고, 쉽게 각질과 노폐물이 제거

(4) 넓은 모공 관리하기

- 이중세안 철저히 하기
- 화장품을 차갑게 쓰기
- 피지 제거팩 또는 모공 전용팩 사용
- 헹군 후에는 수건으로 살짝 누르듯 닦을 것

(5) 피지 제거에 좋은 민간요법은?

- 흑설탕 - 흑설탕을 물에 묻혀 약간 녹인 후 얼굴에 살살 문지름
- 죽염 - 살균작용과 피부진정 효과가 있는 죽염은 피부를 조여 주고 각질까지 제거해주는 일석사조의 효과가 있음
  물이나 우유에 섞어서 피지 분비가 많은 부위에 바르고, 10~20분 놓아둔 후 씻어냄
- 우유 - 산성으로 노폐물과 각질 제거, 특히 블랙헤드를 없애는 데 효과적. 끓는 물에 김을 쐬거나 스팀타월로 얼굴 모공을 열어준 후 우유로 얼굴을 씻어주며 마무리는 찬물로 함
- 녹차 티백 - 물에 적신 녹차 티백을 이마와 양 볼에 올려놓고 충분한 시간을 보낸 후 떼어 냄
- 계란 흰자 - 계란 흰자만 따로 거품을 낸 후 밀가루를 약간 섞어 얼굴에 발랐다가 굳어지면 떼어냄

2) 피부 건조에 관한 고민 덜어내기

(1) 피부는 왜 건조해질까?

- 체내의 수분이 감소되기 때문
- 피부의 신진대사 둔화 및 잦은 목욕
- 환절기의 급격한 기온 변화
- 아토피 피부염, 만성 피부 습진

(2) 건조한 피부 어떻게 관리할까?

- 실내 습도 50% 유지 및 충분한 수분 공급
- 철저한 기초 손질
- 눈가, 입가에 에센스 바르기
- 보습 크림 바르기
- 일주일에 한 번 수분 팩하기

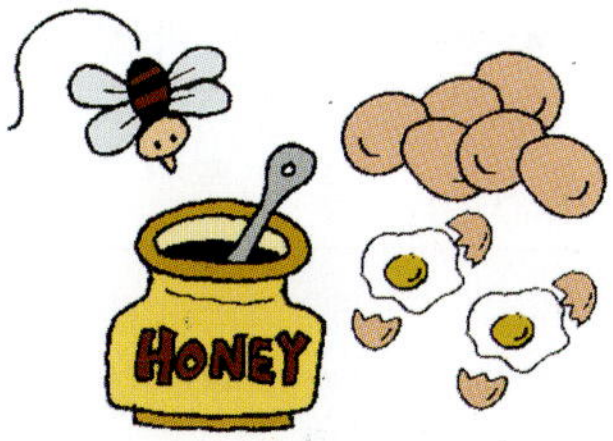

보너스

피지 컨트롤로 모공을 깨끗하게!

기온이 높아지면 피지 분비가 왕성해진다. 화장을 하고 지내는 하루 종일, 계속 나오는 피지는 파운데이션과 섞여 반나절 만에 모공이 더러워져 버린다. 모공을 깨끗하게 관리하려면 아침 화장 전의 원스텝, 오일 컨트롤 효과가 있는 로션이나 젤을 사용하는 것. 피지 분비를 억누르고 모공을 조여 주어 분비량을 적게 하거나 이미 나온 피지를 스펀지처럼 흡수하는 등의 관리를 하면 모공은 깨끗해진다.

3) 잔주름에 관한 고민 덜어내기

(1) 잔주름은 왜 생겼을까?

- 내인성 주름 - 자연적 노화로 생기는 주름
- 외인성 주름 - 흡연(니코틴), 햇빛, 음주(알코올), 산소의 결핍, 수면부족, 운동 부족으로 생기는 주름

주름의 특징은 (표 2-6)에 나타내었으며, 이 중 80%는 햇빛에 의한 외인성 주름이다. 자외선에 오랜 시간 노출되면 피부 내에서 유해 산소가 발생하고 세포 안에서는 산화 현상이 일어나 피부 노화가 촉진된다. 주름의 부위와 주름이 생기는 요인은 (그림 2-11)에 나타내었다.

(2) 잔주름 탱탱하게 관리하기

- 필링제로 세안하기
- 보습전용 크림이나 에센스 바르기
- 아이케어(eye care) 반드시 챙기기
- 마사지하여 피부 혈액과 림프액의 순환을 촉진

〈표 2-6〉 주름의 특징

	내인성 주름 (자연노화에 의한 것)	외인성 주름 (햇빛, 담배연기 등)
피부(표피)	20% 정도 늘어남	50% 정도 늘어남
색소(흑갈색)	균일하게 퍼짐	여기저기 불규칙하게 축적
아미노산	감소	증가
미세혈관	정상	확장, 구불구불

보 너 스

잔주름 방지는 아몬드로!

- 아몬드 가루에 비타민 C가 풍부한 오렌지, 키위즙을 섞으면 아몬드의 불포화 지방산과 비타민 E가 파괴되는 것을 막아 세포의 손상을 예방하여 잔주름을 예방하는 것은 물론이고 몸에 활력도 주며 성인병과 노화 방지에 도움이 된다.
- 키위는 껍질을 벗겨 반으로 자르고, 오렌지도 반으로 잘라 즙을 낸다. 준비한 과일즙에 아몬드 가루를 섞어 믹서에 갈아서 잘 혼합하여 사용한다.

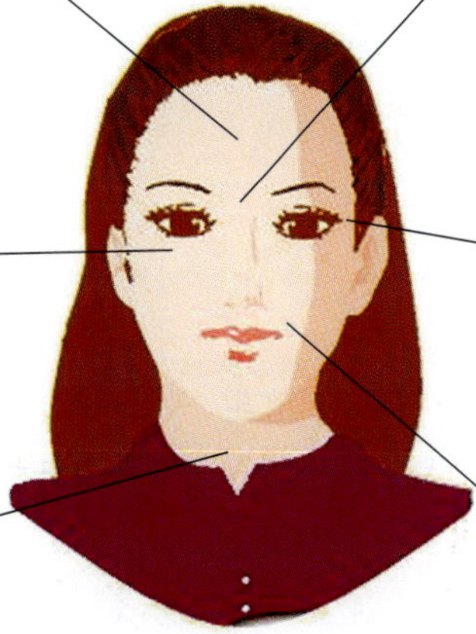

〈그림 2-11〉 주름의 부위와 생기는 요인

(3) 주름을 방지하는 영양

변질된 콜라겐을 분해 시켜서 없애 주고 새로운 콜라겐을 빨리 생겨나게 함으로써 주름이 생기는 것을 방지할 수 있다.

주름을 방지하기 위하여 필요한 영양성분으로는

- 비타민 A, E와 같은 지용성 비타민
- 비타민 B_1, B_2, B_6, 비타민 C와 같은 수용성 비타민
- 아연(Zn), 셀레니움(Se)과 같은 미네랄
- 유황을 함유한 아미노산이 필요

보너스

계란의 잘못된 상식

계란 노른자에는 콜레스테롤 수치가 높아 성인병을 유발한다고 알려져 있다.
그러나 사실은 노른자에 함유된 레시틴(lecithin)은 혈관은 깨끗하게 해 주므로 고혈압이나 동맥경화와 같은 성인병을 예방할 뿐만 아니라 뇌의 혈관장애를 방지하여 치매 환자에게 특히 좋다.
또한 젊어지게 하는 비타민 E도 함유되어 있어 노화와 당뇨를 예방해 주므로 하루 한 개는 필수 권장량이다.

4) 기미·주근깨에 관한 고민 덜어내기

기미란 의학적으로 이마, 양쪽 뺨, 눈 주위 등과 같이 햇빛에 노출되는 부위에 연한 갈색이나 암갈색 반점이 생기는 것을 말한다.

(1) 기미 • 주근깨는 왜 생길까?

- 임신이나 여성호르몬, 경구피임약 등의 복용에 의한 발생 및 이미 발생된 증상을 더욱 악화시키는 난소 호르몬의 멜라닌 세포에 대한 기능항진 작용
- 멜라닌 색소세포 자극 호르몬(melanin stimulating hormone, MSH)의 분비는 스트레스를 받았을 때 또는 임신 시에 증가
- 부신피질의 기능 저하
- 화장품에 의한 접촉성 색소 침착과 피부염, 햇빛 등
- 지방의 과잉섭취, 변비, 간질환, 수면과 운동부족 등

(2) 기미 • 주근깨 관리하기

- 유 · 수분 조절이 원할 하도록 해줌
- 녹즙을 자주 섭취하며, 비타민이 풍부한 식품을 많이 섭취
- 자연 식품을 선택하는 것이 좋음
- 자외선으로 인해 더욱 검어지지 않도록 예방
- 멜라닌 색소의 생성을 방해하는 화장품
- 미백 효과가 우수한 진주추출물, 산호추출물, 밀가루 팩, 오이 팩, 레몬 팩
- 멜라닌 색소의 색상을 엷게 환원시키는 효과가 있는 비타민 C가 많이 함유된 딸기, 귤, 감, 밤 등의 과일류를 충분하게 섭취
- 혈액 순환을 돕는 비타민 E가 많이 함유된 참깨, 호박 씨앗, 해바라기 씨앗, 두류를 충분하게 섭취
- 비타민 E함량이 많은 참깨, 시금치, 배아, 채소를 충분히 섭취
- 임신, 출산 시에 단백질과 칼슘 등을 평상시 보다 50% 정도 증량하여 섭취
- 유분이 많은 화장품, 지방의 과잉섭취, 변비, 간질환, 수면과 운동부족으로 인한 지방의 발산장애가 생기지 않도록 관리

(3) 기미 • 주근깨에 좋은 천연 팩 만들기

기미 • 주근깨에 좋은 – 통 도라지 팩	
어떤 효과가 있을까?	도라지에는 사포닌 성분이 다량 함유되어 있어 멜라닌 색소 생성을 억제하는 미백 효과가 뛰어나 피부를 희고 매끄럽게 해줌
어떤 재료가 필요할까?	통 도라지 1뿌리, 곡물가루 1큰 술, 포도알 10개, 돌미나리 20줄기(돌미나리 대신에 상추라든가 당근, 시금치 등 주변에서 구하기 쉬운 채소를 사용하여 팩을 해도 효과적)
어떻게 만들까?	통 도라지와 미나리는 깨끗이 씻고, 포도는 씨를 빼고 준비 위의 재료를 분쇄기에 곱게 갈고, 미나리는 마지막에 간 것에 9가지 곡물가루를 섞어 바르기 좋게 준비
어떻게 사용할까?	깨끗이 세안 한 얼굴에 골고루 펴바름 40분~1시간이 경과하면 온 타월–냉 타월 순으로 깨끗이 닦아내고, 미나리 스킨을 발라 마무리

(4) 기미 • 주근깨에 관한 진실 혹은 거짓

- 비타민 C를 먹으면 기미가 사라진다. - 비타민 C는 피부의 탄력을 유지시키고, 노화를 방지하며, 신진대사를 원활하게 하는 영양성분이나, 피부에 직접 바르는 것으로 실질적인 피부 개선효과를 기대하기 곤란
- 레몬즙을 바르면 얼굴이 하얗게 된다. - 레몬은 강한 산성으로 탈색력을 가지기는 하나, 자극이 심해 피부 트러블을 일으킬 수 있으므로 다른 재료와 섞어 팩을 하는 것이 바람직
- 오이 팩을 하면 얼굴이 하얗게 된다. - 오이만으로 기미 피부를 하얗게 되돌릴 수는 없으나 보조적인 효능을 가짐
- 비누로 기미를 없앨 수 있다. - 미백효과를 내는 비누가 있으나, 짧은 세안 시간으로 성분이 피부에 침투하여 효능을 나타내는 데에는 무리가 있음 그러나 기미를 제거하기 위해서는 여러 가지 복합적인 노력이 필요하므로 비누를 사용하는 것도 무방
- 간이 나쁘면 기미가 생긴다. - 기미는 남성보다는 여성에게서 더 잦게 나타나기 때문에 간뿐만 아니라 여성의 자궁 이상, 에스트로겐 호르몬의 분비 이상에서 원인을 찾는 것이 훨씬 합리적

5) 여드름에 관한 고민 덜어내기

여드름은 피지선의 만성적인 감염성 질병으로 거의 모든 청소년 시기에 영향을 미치며, 가장 많은 발생시기는 여자는 14~16세, 남자는 16~19세이다.

스트레스를 받게 되면 내분비계의 변화가 일어나 피지의 분비량이 더욱 증가한다. 이때 여드름이 생기거나 이미 발생된 여드름을 더욱 악화시킨다.

(1) 여드름은 왜 생길까?

• 호르몬(hormone)의 작용

사춘기를 맞이하게 되면 서서히 남성 호르몬(androgen)의 분비가 시작된다. 이로 인하여 피지선이 비대해져 피지 분비가 왕성해지고 동시에 모낭벽 세포가 두터워져 털구멍 입구가 막히므로 피지가 모낭 내에 쌓이게 된다.

여드름에 남자의 피부가 더 민감한 이유는 피부 표면 10㎠당 여자는 1.5mg의 피지가 분비되는 반면, 남자는 2.0~3.0mg이 분비될 정도로 피지분비가 활발하기 때문이다.

• 세균의 영향

피부의 피지선과 털구멍에 상주하는 세균이 피지를 먹고 만들어 낸다. 이 유리지방산은 모낭벽을 자극하여 진피에 염증을 일으킨다.

• 정서적인 요인

수면부족이 계속될 때, 또는 스트레스(stress)를 많이 받을 때 피부가 거칠어지고 여드름이 심해진다.

• 음식물의 영향

당분이 많은 식품이나 초콜릿, 코코아, 아이스크림, 튀김 과자, 베이컨과 같은 동물성 지질이 많은 식품을 과다하게 섭취하면 여드름이 생긴다.

• 화장품의 영향

모공을 심하게 막는 파운데이션이나 트윈케익, 영양크림, 콜드크림의 사용이 원인이 될 수 있으며 또한 팩이나 마사지도 때로는 좋지 못한 영향을 준다.

(2) 여드름 피부 이렇게 관리하자

- 반드시 여드름용 비누를 사용하되, 지나친 세안은 오히려 피부에 자극
- 손으로 만지거나 억지로 짜지 않도록 주의
- 살균 효과와 소독 효과가 있는 여드름 피부 전용 스킨을 사용하여 모공을 수축시키고 피부를 청결하게 유지
- 피지선을 진정시키고 피지를 녹여 배출시키기 위해서 살균, 소독, 소염 효과가 있는 여드름 전용 팩이나 점토 팩을 사용
- 각질제거 성분이 있는 화장수와 수분 보급 화장수나 에센스를 병행해서 사용할 것을 권장
- 피지분비를 억제하기 위해서 비타민 B군이 배합된 화장품을 사용하거나 감자, 쑥, 마늘, 건포도 등은 좋은 급원식품
- 아연(Zn)과 철분(Fe)이 많이 함유된 굴이나 쭈꾸미 또는 비타민 A가 많이 함유된 당근이나 토마토, 호박 등을 충분히 섭취하면 치료효과가 우수
- 피로, 스트레스 등은 그때그때 해소할 것을 권장

(4) 여드름을 방지하는 식품

- 이소플라보노이드가 많이 함유된 녹차, 콩류 식품
- 비타민 B군이 많은 감자, 쑥, 마늘, 건포도 항균성분이 함유된 버섯 등
- 아연(Zn)과 철분(Fe)이 많이 함유된 굴이나 주꾸미 등
- 비타민 A가 많이 함유된 당근이나 토마토 등은 여드름을 방지하는 식품
- 커피, 초콜릿, 당분, 지방질류의 음식은 여드름을 악화시킴(그림 2-12).

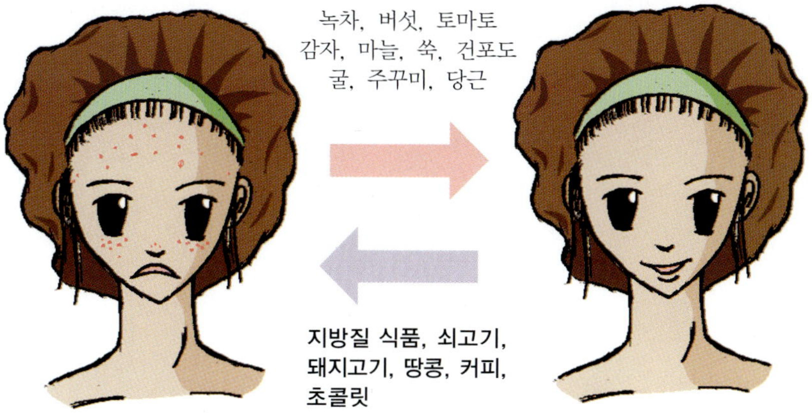

〈그림 2-12〉 여드름과 관련 있는 식품

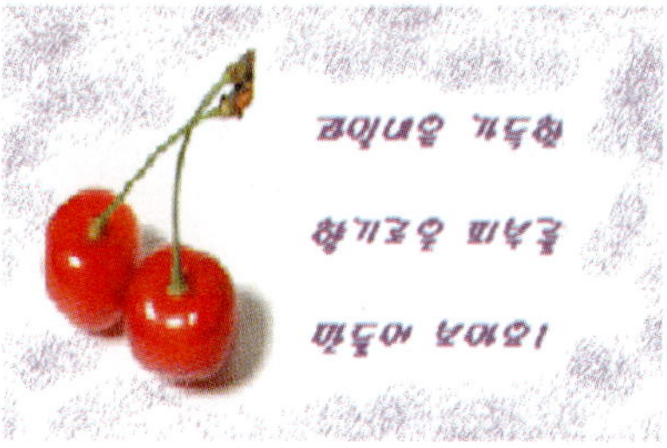

BEAUTIFUL SKIN

제3장 향기 나는 피부 내가 만든다!!

1. 목욕! 제대로 알고 하자
2. 약초목욕 즐기자
3. 나만의 향기
4. 향으로 다시 태어나는 피부

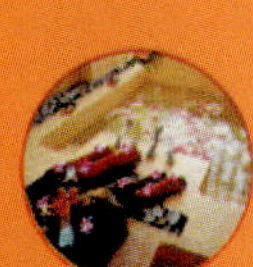

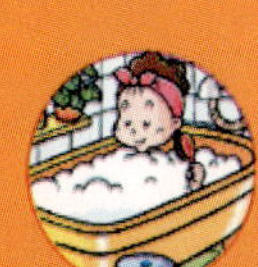

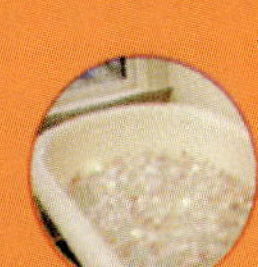

1. 목욕! 제대로 알고 하자

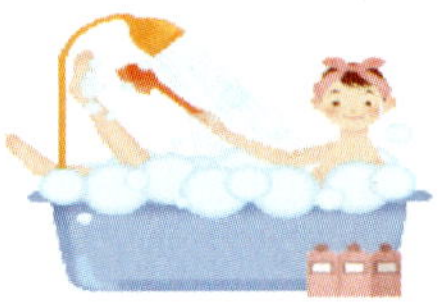

목욕은 세정효과 이외에도 혈액순환과 피로회복에 좋은 건강증진법 중 하나이다. 한국인들의 목욕 문화는 세계 어디를 가도 찾아 볼 수 없을 만큼 독특하다. 비누칠을 하고 뜨거운 탕에 몸을 담근 후 수건으로 남아있는 각질을 밀어낸다. 또한, 매일 목욕하는 서양 문화와 바디 스크럽으로 몸의 각질을 제거하는 일본 문화를 받아 들였다.

1) 생수 마시기
2) 목욕상식 제대로 알기
3) 체질에 맞는 목욕방법 알기
4) 피부 타입별 올바른 목욕하기

1) 생수 마시기

물은 마신지 10~30분 지나면 체액의 상태로 바뀐다. 체내에 수분이 충분하면 노폐물이 땀과 함께 배출되기 쉬운 상태로 바뀌므로 목욕하기 10~30분 쯤 전에 생수 두 컵 정도(약 500㎖)를 마시는 것이 좋다. 소변으로 잘 배설되지 않는 중금속도 피부를 통하여 소량 배출되므로 건강에 좋고 기분도 한결 상쾌해져 일석이조의 효과를 볼 수 있다.

(1) 물의 작용

- 소화흡수 및 체온조절에 관여
- 영양소를 운반하고 노폐물을 배설
- 체조직과 체액을 구성
- 관절의 윤활제 역할

(2) 섭취 부족 시

① 부족한 수분의 함량에 따라 나타나는 증상

- 2~5% 부족 - 갈증, 체온상승, 피로, 빈맥
- 6~12% 부족 - 두통, 호흡곤란, 식욕상실
- 12~14% 부족 - 현기증, 혼수상태
- 20% 이상 부족 - 사망

② 물의 균형유지

인체는 체내에 항상 일정량의 수분을 보유해야 하므로 배설량에 따라 충분한 량의 수분을 섭취하여 균형을 이루도록 해 주어야 한다(그림 3-1).

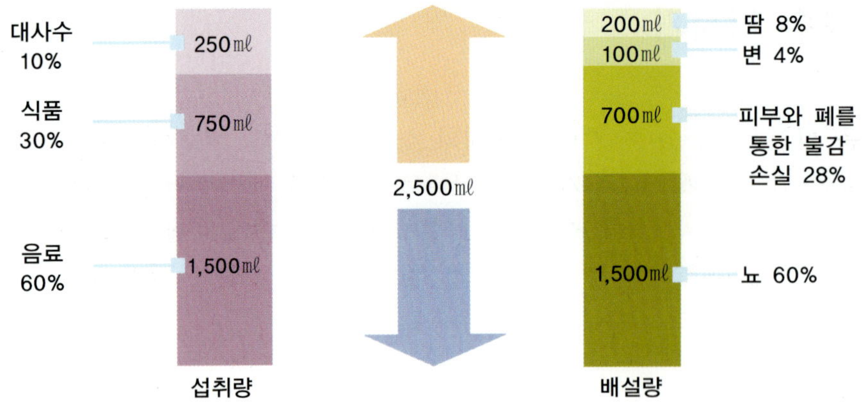

〈그림 3-1〉 물의 섭취와 배설

사람은 체내의 지방과 단백질의 절반을 잃고도 생명을 유지할 수 있지만 체내의 수분은 10%만 잃어도 건강을 유지할 수가 없다. 그래서 항상 일정량의 수분을 유지해야 한다. 수분 배설량과 섭취량은 뇌의 시상하부에서 조절한다(그림 3-2).

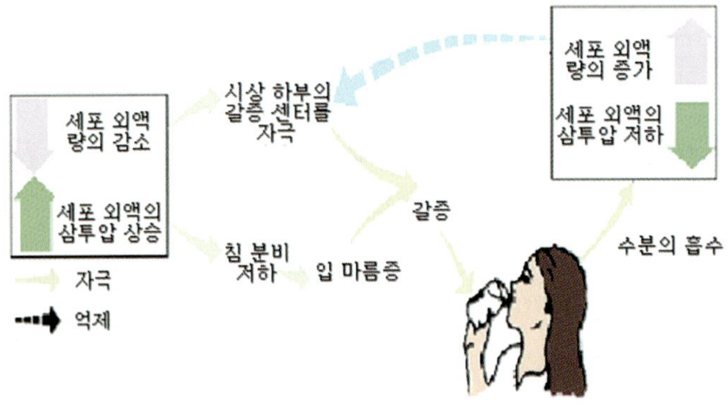

〈그림 3-2〉 수분의 섭취를 조절하는 시상하부

③ 수분 부족의 원인

- **수분이 많은 식품을 기피**

수분함량이 많은 과일이나 채소를 섭취하면 수분 보충은 물론 알카리성 체질로 변하여 피부를 부드럽고 탄력있게 해주는 상승효과

- **염분을 많이 섭취**

염분은 수분의 소비를 증가시켜 수분부족현상을 유발하는 동시에 다른 무기질과 비타민의 소비를 증가

수분공급에 좋은 과일도 종류 나름

- 수분공급에 도움이 되는 과일 : 수박, 밀감, 키위, 파인애플, 배
- 수분공급에 도움이 되지 못하는 과일 : 바나나, 감

④ 하루에 물을 얼마나 마셔야 하나?

사람은 성장과정을 거치는 동안 인체의 구성성분이 변하게 된다(그림 3-3). 때문에 수분량도 신생아의 경우 76%이던 함량이 성인이 되면 59%로 변하게 되고, 노년기에 이르면 더욱 감소된다. 70kg의 체중을 가진 성인의 경우 약 40ℓ의 수분이 존재하며, 체액은 ±10% 이내로 거의 변동이 없다.

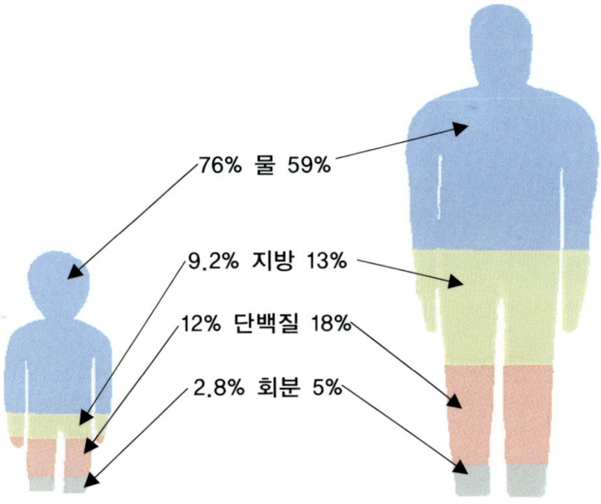

〈그림 3-3〉 체 성분의 변화

보 너 스

물을 얼마나 마셔야 건강에 좋은지 알고 싶습니다.

물은 많이 마실수록 건강과 피부미용에 좋습니다.
보통 성장기의 아이들이 물을 많이 마시고, 노인들은 물을 적게 마시는 것을 보면 알 수 있습니다.
물은 식사 전, 후와 취침 전을 제외한 하루 중 어느 때나 자주 마시는 것이 좋습니다. 물을 자주 마시면 노폐물 배설이 빨라지고, 혈액순환이 잘 되어 보다 젊고 건강해집니다.

(3) 물이 약이 되는 경우

- 기침이 나거나 열이 많이 나는 감기의 치료
- 위, 십이지장 궤양이 있어 공복 시 오는 고통을 감소
- 알레르기의 원인 물질을 배출시켜 증상을 완화
- 차가운 물은 장운동을 활발하게 하여 변비를 예방
- 술을 마실 때 물을 많이 마시면 알코올이 쉽게 분해되어 숙취를 예방
- 냉장고에서 바로 꺼낸 물을 컵에 따라서 유리컵 주변에 물방울이 생긴 후 13℃일 때 마시는 것이 가장 좋음

(4) 피부 미인은 물을 좋아한다

① 피부가 물을 원하는 이유

건강한 피부를 유지하기 위해서는 물의 역할이 필수이다. 20대가 지나면 피부의 땀샘과 기름샘의 기능이 저하되고 피부의 표피층도 얇아져서 피부가 습기를 유지하는 기능이 약해진다. 그러므로 매일 충분한 물을 마셔 소모된 수분을 보충해 주지 않으면 인체는 필요한 수분을 피부 세포를 비롯한 체내의 세포들로부터 빼앗아가기 때문에 피부는 건조해지고 노화가 촉진된다.

② 세안 시 좋은 물의 온도

만졌을 때 온도가 느껴지지 않는 미지근한 물이 피지와 더러움을 과도하게 제거하지 않는 적당한 온도이다. 특히 건성 피부는 뜨거운 물로 세안하면 건조함이 더해질 수 있으므로 미지근한 물로 완벽하게 씻어낸 다음 찬물로 마무리 하면 좋다. 또한 녹차나 레몬을 섞으면 더 효과적이다.

③ 피부에 수분을 공급하기 위한 방법

- 직접 공급하는 방법 - 수분이 피부에 직접 작용하도록 하여 수분 보유량을 강화시키는 방법
- 간접 공급하는 방법 - 물을 음용하는 방법. 10~15℃의 물을 하루에 약 2ℓ (8~10잔 정도에 해당)섭취, 2시간에 1컵 정도가 좋음

(5) 물에 대한 Q & A

인체에 분포되어 있는 양은 아래 그림에 나타내었다.

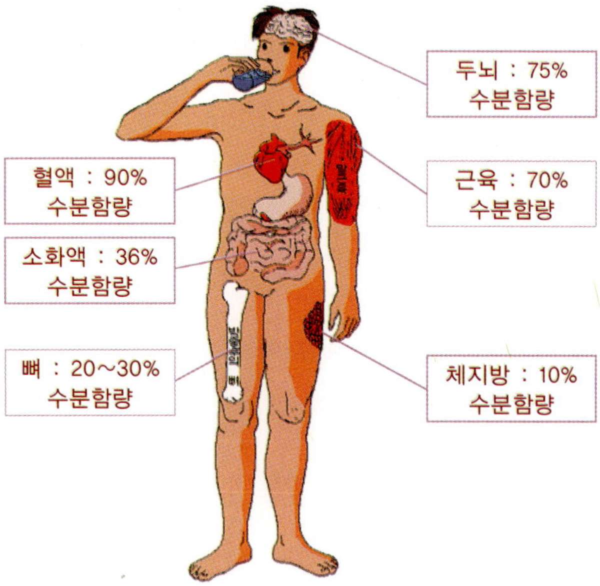

보너스

아침에 마시는 찬물이 좋다?

찬물은 변비 환자나 음주 후, 소화기능이 좋은 사람에게는 좋다. 그러나 늦게 일어나거나 평소 몸이 차고 소화 기능이 떨어지는 사람은 따뜻한 물이 좋다.

운동 중엔 물 먹지 마라?

운동 중보다는 운동 전에 물을 마시는 게 좋다. 땀을 지나치게 많이 흘리면 수분과 염분이 부족하여 배탈, 설사는 물론 저혈당의 우려도 있으며, 탈수가 심해지면 뇌기능에 장애가 생길 수 있다.

물을 마시면 예뻐진다?

하루 8~10잔의 물을 마시면 피부를 촉촉하게 해준다. 이때, 피부 표면의 수분증발을 막기 위해 보습력이 좋은 화장품을 함께 쓰면 더욱 좋다.

수분은 물로만 섭취해야 한다?

수분은 채소나 과일에서 얻는 것이 좋으며 저지방 우유나 희석한 과일주스도 좋지만 진한 과일 주스는 오히려 수분흡수를 막는다.

2) 목욕상식 제대로 알기

(1) 전신목욕 제대로 하기

① 전신목욕이란?

전신목욕은 몸과 마음의 때를 말끔히 씻어내 긴장된 근육과 신경을 진정시켜 건강에 도움이 되는 방법이다. 그러나 잘못된 목욕은 오히려 피로가 쌓이고 숙면을 방해하여 건강에 장애가 되기도 한다.

② 바른 전신목욕 방법

- 욕조에 자신이 원하는 온도의 물을 채움
- 먼저 몸을 간단하게 샤워
- 욕조에 몸을 담금
- 물의 온도에 적응이 되면 2~3℃ 정도 높인 후 휴식
- 물의 온도에 따라 효과가 달라짐

③ 온도에 따른 효과

- 18~21℃ (차가운 느낌) - 몸이 나른하고 둔해질 때
- 25~35℃ (시원한 느낌) - 상쾌한 느낌과 원기회복을 원할 때
- 38~40℃ (따뜻한 느낌) - 피로회복을 원할 때
- 40~42℃ (뜨거운 느낌) - 스트레스 해소를 원할 때

보 너 스

목욕과 혈압의 관계

온도가 오르면 화학반응이 빨라지기 때문에 신진대사가 활발해진다.
그러므로 욕탕에 들어간 직후부터 맥박수가 늘어나 목욕 전의 두 배 정도까지 이르게 되어, 심장에서 송출되는 혈액량도 증가한다. 그와 동시에 혈압이 상승하기는 하지만 시간이 흐름에 따라 몸 표면의 모세혈관이 확장되어 혈류가 순조로워지기 때문에 혈압은 다시 내려간다.

(2) 샤워 제대로 하기

① 샤워란?

샤워는 집에서 아침, 저녁으로 간단하게 5~10분 정도 몸을 씻어내는 목욕법으로 욕조에 들어가지 않고 간단하게 즐길 수 있는 방법이다. 피부에 쌓여있는 더러움과 노폐물을 깨끗이 제거해주므로 샤워는 간단하면서도 잘만 이용하면 훌륭한 효과를 볼 수 있다.

② 바른 샤워 방법

- 발부터 시작해 심장을 향해 올라가며 미지근한 물로 몸을 적심
- 머리를 먼저 감고 바디클렌저를 이용해 일차적으로 더러움을 제거
- 물의 온도를 높이고 샤워기에 나오는 물의 압력을 이용해 전신을 마사지
- 마사지로 노폐물이 빠져나오면 바디 스크럽으로 피부 각질을 제거
- 마지막으로 40℃의 물로 헹군 뒤, 20℃의 물로 마무리

보 너 스

식사 직후에 목욕은 피하자!

식후에 바로 목욕을 하는 것은 좋지 않다. 왜냐하면 식후 위장에 혈액이 몰린 상태에서 따뜻한 물로 목욕하면 인체 내 혈액을 강제적으로 순환시켜 소화와 혈액순환에 부담이 되기 때문이다. 위에 음식이 있는 상태에서 목욕을 하면 갈증을 더 느끼게 된다. 이때 물을 마시면 소화액을 희석시켜 소화가 잘 되지 않고 물도 잘 흡수되지 않아 피부로부터 노폐물이 빠져나가지 않는다.

(3) 사우나 제대로 하기

① 사우나란?

사우나는 더운 공기와 찬물을 번갈아 사용함으로써 신체가 쾌적한 상태에서 건강하게 제 기능을 발휘하도록 하는 방법이다. 또한 심장의 박동수나 혈액의 방출량이 늘어나 혈액순환이 좋아지고, 피부와 근육의 혈관이 확장되어 영양 공급을 좋게 한다. 그러므로 신경이나 근육의 피로가 풀리고 땀과 함께 노폐물이 배출되어 신체의 전반적인 컨디션을 좋게 한다.

② 바른 사우나 방법

- 가볍게 샤워
- 관절염이나 근육통이 있는 노인은 건식 사우나를 권장

- 피부에 보습작용을 원하는 경우에는 습식 사우나를 권장
- 사우나에서 나온 후에는 약간 차가운 물로 마무리
- 사우나 직후 밖으로 나가지 말고 누워서 15분 정도 휴식
- 모발이 젖은 채로 사우나를 하면 모발이 급속히 건조되므로 주의

(4) 냉온욕 제대로 하기

① 냉온욕이란?

냉온욕은 피부기능을 강화하고 혈액순환을 촉진하므로 아토피성 피부염 환자에게 도움이 된다. 또한 지속적으로 피부를 자극하여 심장과 폐의 기능을 도우며 취침 전에 냉온욕을 하면 숙면과 가려움을 방지하는데 효과가 있다.

② 바른 냉온욕 방법

- 목욕을 할 때 냉탕과 온탕을 1분씩 교대
- 냉탕과 온탕의 차이가 섭씨 30℃에 가까울수록 효과
- 온탕의 온도는 41~43℃, 냉탕의 온도는 14~15℃가 이상적
- 냉온욕의 마지막은 반드시 냉탕으로 마무리
- 냉온욕 후에는 반드시 보습제로 피부를 보호
- 38℃ 이상의 열이 있을 때는 피할 것

(5) 반신욕 제대로 하기

① 반신욕이란?

반신욕은 몸에 무리를 주지 않으면서 하반신의 따뜻한 혈액과 상체의 차가운 혈액 사이에 체온이 균형을 이루게 한다. 이로 인하여 근육이 뻣뻣한 사람, 어깨가 결리는 사람, 관절염, 비만증, 요통, 월경통, 감기, 당뇨, 스트레스 등의 증세가 있는 사람에게 좋으며 피로회복에도 효과가 있다.

② 바른 반신욕 방법

- 체온과 비슷하거나 조금 높은 37~39℃ 정도의 미지근한 물을 준비
- 욕조에 들어가기 전에 발과 다리에 따뜻한 물을 묻히기
- 욕조에 앉아 가슴 아래까지만 물에 담그고 10~30분 동안 있기
- 마지막에는 뜨거운 물을 넣고 7~8분 정도 있기
- 선천적으로 몸에 열이 있는 사람은 주의

(6) 족욕 제대로 하기

① 족욕이란?

족욕은 좁아졌던 혈관을 다시 넓혀 발의 끝 부분에 정체되어 있던 혈액의 순환이 좋아진다. 이로 인하여 신진대사가 활발해져 체내에 쌓인 노폐물이 땀과 함께 배출된다. 또한 뇌의 긴장감을 없애고 온몸을 이완시킬 수 있어 숙면을 취하는데도 효과가 있다.

② 바른 족욕 방법

- 40~43℃ 정도의 약간 뜨거운 물을 준비
- 눕거나 앉아서 무릎 아래까지 물속에 담그기
- 족욕을 하는 동안, 물의 온도를 조금씩 높여 40℃에서 5분, 41℃에서 5분, 42℃에서 5분, 43℃에서 5분 총 20분 동안 담그기
- 2~3분 정도 18~21℃의 물에 발을 담그는 것으로 마무리

3) 체질에 맞는 목욕방법 알기

체질에 따라 신체적 특징이 다르므로 외부의 자극에 대한 몸의 반응 역시 달라진다. 체질에 맞는 목욕방법을 (표 3-1)에 나타내었다.

〈표 3-1〉 체질에 따른 목욕방법

체 질	신 체 적 특 징	목 욕 방 법
태양인	• 폐가 크고 간이 작음 • 상체에 비해 하체가 약하고 가슴 윗부분이 발달 • 목덜미가 굵고, 머리가 크며, 엉덩이가 작음	• 고온욕보다는 미온욕(34~37℃)이 효과 • 물속에서 걸어 다니는 운동을 통해 상대적으로 약한 하반신을 단련
소양인	• 비장이 크고 신장이 작음 • 가슴 부위가 발달하고 엉덩이가 빈약한 체형 • 열이 많아 가슴에 답답함을 느끼기도 함	• 열이 많은 체질이므로 고온욕보다는 반신욕이 효과 • 신장의 기능이 약해 요통, 관절통이 오기 쉬우므로 물맞이욕이 효과
태음인	• 간이 크고 폐가 작음 • 체격이 좋으며 허리 부위가 발달 • 수분정체와 지방축적, 순환장애가 생기기 쉬움	• 수분대사의 활성을 위해 땀을 많이 흘릴 수 있는 온천욕이 효과 • 목욕 시 복식호흡을 통해 땀의 배출을 늘리면 더욱 효과
소음인	• 신장이 크고 비장이 작음 • 체질 중 가장 약한 체질 • 몸이 차고 위장의 기능이 약한 편	• 땀을 흘리면 금방 피곤하므로 저온탕(36~39℃)이 효과 • 몸이 차기 때문에 목욕의 마무리는 찬물이 아닌 미지근한 물로 샤워

보 너 스

체질별 맞춤 목욕

태양인 – 모과목욕. 몸의 피로를 풀고 신진대사를 원활히 한다. 모과를 잘게 썰어 목욕물에 우려낸 뒤에 목욕을 한다.

소양인 – 구기자, 산수유 목욕. 요통이나 관절통에 도움을 준다. 구기자나 산수유 한줌을 넣고 끓인 물로 목욕을 한다.

태음인 – 박하목욕. 멘톨 성분이 피부 가려움증과 염증에 효과가 있고, 몸에 활력을 준다. 잘게 썰어 거즈에 넣고 목욕물에 우려낸 뒤에 목욕을 한다.

소음인 – 약쑥목욕. 위장의 기운을 북돋고 항균 소염, 진정작용이 있다. 적당량을 베수건에 담고 목욕물에 우려낸 뒤에 목욕을 한다.

4) 피부 타입별 올바른 목욕하기

아주 이상적인 중성 피부

- 바디클렌저로 거품을 내어 5~10분간 심장에서 먼 곳부터 온 몸을 마사지
- 목욕은 2~3일에 한 번 정도가 적당
- 목욕 후에는 바디로션을 발라주어 피부에 촉촉함을 유지

땀과 피지로 번들거리는 지성 피부

- 산뜻한 사용감의 바디클렌저를 사용하여 부드러운 스펀지로 철저히 세정
- 목욕 후에는 크림 대신 가벼운 바디로션, 바디파우더 등으로 마무리

늘 푸석푸석한 건성 피부

- 목욕은 4~5일에 한 번 정도가 적당
- 늘 피부가 푸석푸석한 느낌을 받기 때문에 확실한 보습 대책이 필수
- 목욕 후에는 바디로션이나 바디크림을 발라 피부에 수분과 영양을 공급

자극에 약한 민감성 피부

- 바디클렌저를 브러시나 부드러운 스펀지로 충분히 거품을 내어 사용
- 바디로션 사용 전에 냉 타월 등으로 피부를 진정
- 물기가 완전히 마르기 전에 로션을 발라 피부를 보호

청춘의 고민 여드름성 피부

- 미지근한 물로 샤워하면서 스펀지로 살살 문질러 각질이나 모공 속의 더러움을 깔끔히 씻어냄
- 샤워 후에는 여드름 부위를 남성용 스킨으로 톡톡 두드리듯 발라줌

2. 약초목욕 즐기자

약초목욕은 욕탕에 약효가 있는 식품이나 약초를 넣고 우려낸 다음 목욕하는 방법으로는 약재를 우려낸 물에 목욕을 하면 약재를 직접 먹는 것과 비슷한 효과를 얻을 수 있다는데서 착안하였다.

1) 약초목욕의 효능 알아보기
2) 약초목욕 제대로 하기
3) 약초목욕으로 치료하기
4) 온천욕으로 피부미인 만들기
5) 피부미인이여! 온천으로 가자

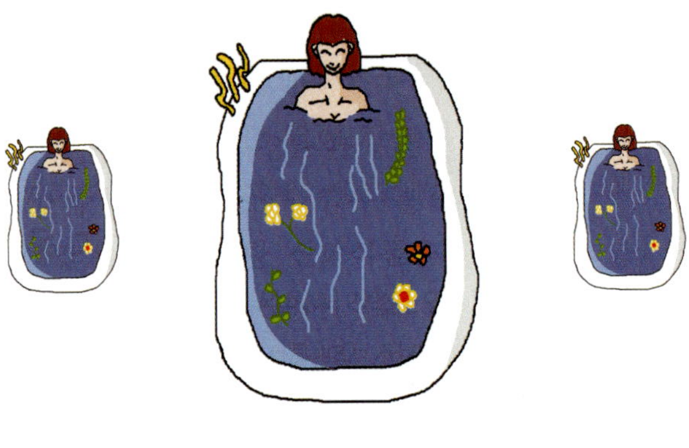

1) 약초목욕의 효능 알아보기

욕탕에 몸을 담그는 목욕은 샤워보다 피부미용에 효과가 훨씬 크다. 이때 욕탕 안에 약재를 넣으면 피로회복을 배로 증가시킬 수 있고 만성질환의 보완치료에도 큰 도움이 된다. 약초목욕은 습진이나 아토피성 피부염 같은 피부질환과 근육통, 관절통, 호흡기질병 등의 통증을 해소하는데 도움이 되나, 직접적인 치료가 될 수는 없으며, 치료의 효과를 높여주는 정도로 이해하여야겠다.

이 때 이용되는 재료에는 피부를 자극해서 혈액순환을 촉진시키는 역할을 하고, 발한작용이나 해열작용이 있는 정유(oil) 성분, 소염작용이 있는 탄닌(tannin), 세정작용이 있는 사포닌(saponin), 피부 표면을 보호하는 작용이 있는 점액질(mucous)이나 유지 성분(lipid)등이 함유되어 있어야 한다.

약초목욕을 하기 위해 손쉽게 구할 수 있는 재료로는 야채나 소금, 우유, 미역, 술, 녹차, 율무, 창포, 쑥, 인삼 등이 있다.

2) 약초목욕 제대로 하기

(1) 약초목욕의 순서는 이렇게

- 욕조에 체온보다 약간 높은 온도의 물을 채움
- 손질한 약재를 베 수건에 싸서 묶은 다음 목욕물에 담그기
- 약재가 우러나는 동안 가볍게 샤워
- 욕조물이 36~38℃ 정도가 되고 약재가 우러나면 15~20분 정도 몸을 담금
- 욕조에 잠겨서 손발을 구부렸다 폈다 하는 정도의 가벼운 운동을 하면 부력작용에 의한 효과를 얻음
- 욕조에 있는 동안 수압을 이용한 수중마사지로 근육을 이완
- 샤워의 수압으로 피부를 자극하여 피부에 탄력을 주어 미용의 효과를 배로 함

(2) 이럴 때는 약초목욕을 피하자

- 열이 나거나 부기가 있을 때
- 편도선염 증세가 있거나, 눈병을 앓을 때
- 종기가 나거나 다른 화농증세가 있을 때
- 식사하기 바로 전이나 후

3) 약초목욕으로 치료하기

(1) 어깨 결림을 풀어주는 해조류 목욕 (미역, 다시마)

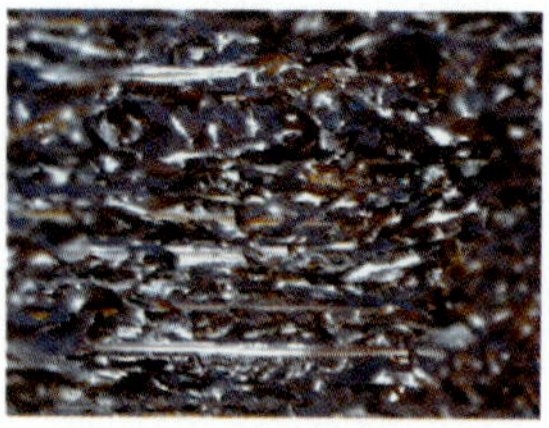

- 효과 - 해조류에는 요오드, 칼륨, 칼슘, 마그네슘, 인, 불소 등 각종 미네랄과 비타민이 풍부해 전신건강에 좋으며 뭉친 근육이나 담을 풀어준다.
- 방법 - 말린 미역이나 다시마 80~100g을 적당한 크기로 잘게 자른 후 2.5~3.0ℓ의 물에 잘 달여서 만든 즙과 미역이나 다시마를 건져 자루에 넣은 후 뜨거운 욕조물에 담근다.

(2) 기분을 전환시키는 레몬, 밀감, 유자 목욕

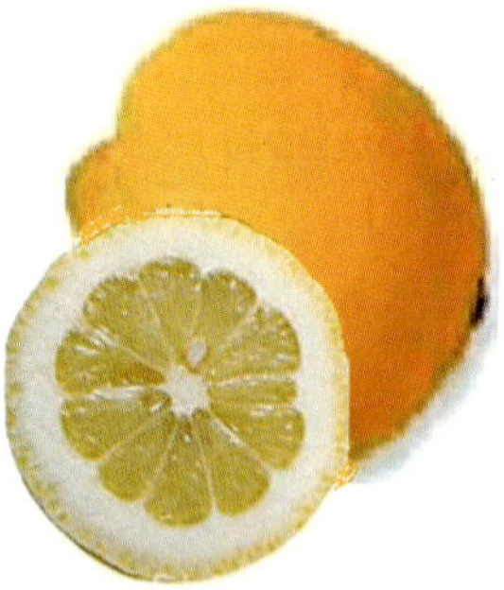

- 효과 - 이들 과실류는 신체를 따뜻하게 하여 혈액 순환을 촉진시키므로 감기, 신경통, 피부 미용에 탁월한 효과가 있으며, 향기로 인해 기분까지 상쾌하게 전환된다. 밀감, 레몬, 유자 껍질에는 대부분 농약이나 왁스가 남아 있어 세제로 깨끗이 씻어내고 사용한다.
- 방법 - 귤은 10개, 레몬은 3~4개, 유자는 5~6개의 껍질을 자루에 넣은 후 뜨거운 욕조물에 담근다.

(3) 여성 질환을 치료하는 약쑥, 익모초 목욕

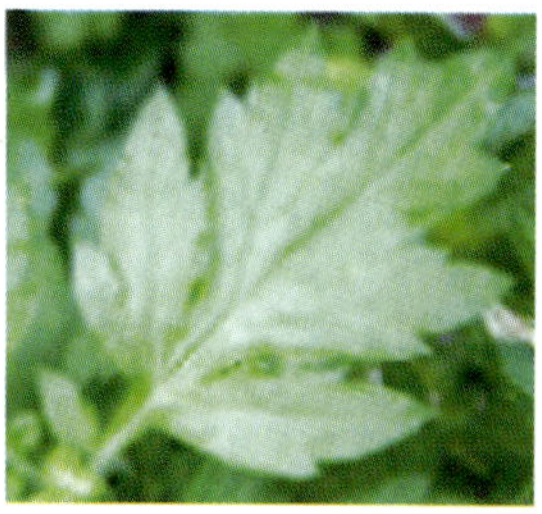

- 효과 - 이들 약초는 성질이 매우 따뜻하여 혈액 순환을 촉진시켜 근육통에 효과가 있다. 자궁출혈, 생리통, 대하 등 여성 질환에 많이 이용되고 있으며, 좌욕에도 이용된다.
- 방법 - 말린 쑥이나 익모초는 80g, 쑥의 생잎은 500~600g 정도를 잘게 썰어 자루에 넣은 후 뜨거운 욕조물에 담근다.

(4) 기침감기, 탈모 예방에 좋은 생강, 마늘 목욕

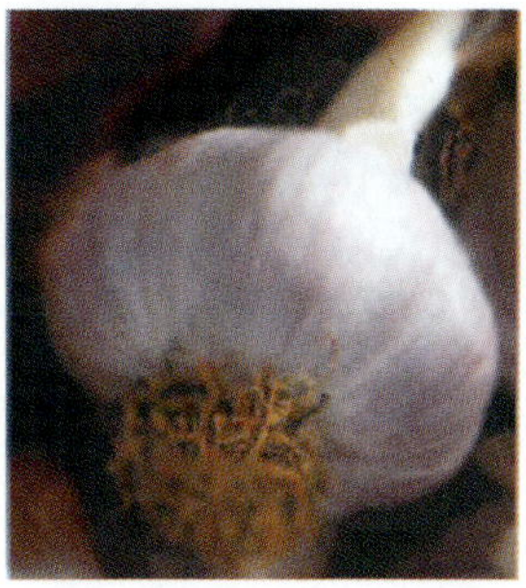

- 효과 - 생강과 마늘은 신체를 따뜻하여 감기증상 전반에 효과가 있다. 특히 소화작용을 돕고, 기침을 멎게 한다. 또한 출산 후 이들 약초 물로 머리를 헹구면 머리카락이 빠지는 것을 예방하므로 탈모방지에도 효능이 있다.
- 방법 - 생강을 40g정도 강판에 갈거나 얇게 썰어 자루에 넣은 후 뜨거운 욕조물에 담근다.

(5) 불면증에 효과적인 우유 목욕

- 효과 - 우유는 수분과 영양이 풍부하여 건조한 피부, 민감한 피부, 주부 습진으로 피부가 갈라지고 부었을 때, 이를 진정시키고 부드럽게 해주는 작용이 있다. 체온을 높이는 효과도 있어 불면증이 있을 때 숙면을 취할 수 있어 좋다.
- 방법 - 우유 1ℓ를 욕조에 풀어 사용한다.

(6) 관절통을 덜어주는 소금 목욕

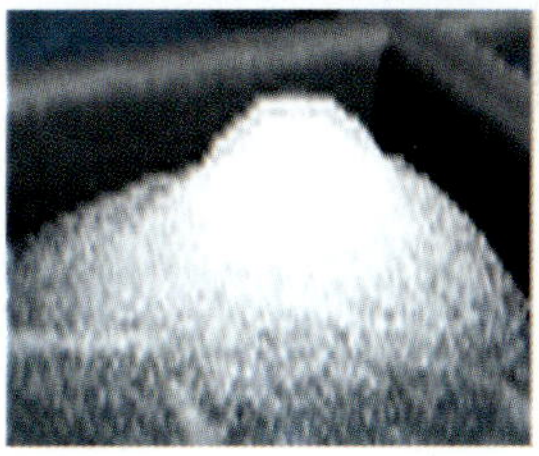

- 효과 - 해수에는 염분과 여러 종류의 미네랄이 함유되어 있어 신체를 따뜻하게 하고, 냉증을 없애준다. 미지근한 소금물은 자극이 적은 목욕이므로 노인이나 질병이 있는 사람에게 좋으며, 만성부인병, 어깨, 허리, 관절 등의 신경통이나 근육통증, 아토피성 피부염에도 효과가 있다.
- 방법 - 반드시 미네랄이 풍부한 천일염이어야 하고 무릎이나 팔꿈치, 어깨 등 특정부위에 통증을 느끼는 사람은 천일염으로 통증부위를 가볍게 문질러 준 뒤 목욕을 하면 효과가 증진된다.

4) 온천욕으로 피부미인 만들기

(1) 온천욕으로 피부를 즐겁게

- 온천은 추운 겨울 움츠려든 인체를 활성화시키는 자연이 준 천혜의 보배
- 온천수에 포함된 광물질이 피부에 흡수되어 전신 효과
- 신체의 면역기능을 정상적으로 활성화
- 아토피성 피부염, 천식, 류머티즘 등 알레르기성 피부염에 효과

(2) 온천욕을 언제하면 좋을까?

- 식사 후 최소 1시간 후 입욕
- 10~15분 정도 몸을 담갔다가 나와 30분에서 1시간 동안 휴식
- 식사 직후, 또는 아침식사 전에 온천욕을 하는 것은 주의

(3) 온천욕의 효과를 두 배로

- 최소 2~3일 이상 온천욕을 해야 효과
- 입욕 횟수는 하루 2~3회가 적당하며 2주 정도의 꾸준한 온천욕
- 온천수에는 미네랄 성분이 들어있어 자연 상태로 말리는 것이 좋음

(4) 온천욕에 부작용이 생기면?

- 피부가 가렵거나 머리가 무거워지는 증상
- 잠이 잘 오지 않는 증상
- 몸이 화끈거리고 식욕부진, 설사, 변비, 구토 등의 증상
- 이런 증상은 비타민 C가 포함된 녹황색 채소나 과일로 치료

보 너 스

온천욕! 이것만은 알고 하자

광물질의 흡수를 막는 비누, 샴푸, 린스 등의 세제는 가능한 적게 사용한다.
혈압의 급격한 상승을 막기 위해 입욕 시에는 바로 탕으로 들어가지 말고 온천물로 아랫배부터 가슴 머리까지 물을 뿌린 후 들어간다. 또한 허약자, 고령자, 고혈압환자 등은 가슴 이하 부위만을 물에 담그는 침욕으로 심장 부담을 줄인다.

5) 피부미인이여! 온천으로 가자

전국에 산재해 있는 온천이 여러 곳 있으나 널리 알려져 이용되고 있는 대표적인 온천 15곳을 선정하여 온천의 성분에 따른 효과를 (표 3-2)에 나타내었다.

〈표 3-2〉 우리나라 대표적인 온천의 성분과 효과

피부유형	위 치	종 류	주요 성분	효 과
오색온천	강원 양양군 오색	중조천, 약 알칼리성	염소, 유황, 망간, 철분	신경통, 근육통, 관절염, 피부질환
포천온천	경기 포천	유황천	유황	피부병, 신경통, 관절염
이천온천	경기 이천	단순천	나트륨	노화방지, 피부병, 각종 부인병
척산온천	강원 속초 노학동	약 알칼리성 단순천	유황, 나트륨, 라듐	소화기 질환, 신경통, 피부질환
유성온천	대전 유성	방사능천	라듐, 칼륨, 칼슘	피부미용, 신경통, 류머티즘, 당뇨병, 위장병
수안보온천	충북 충주시 상모면	유황 라듐성 단순천	염소, 불소, 황산, 라듐	신경통, 피부병, 위장병
아산온천	충남 아산, 온양	탄산천	라듐	신경통, 위장병, 피부미용
도고온천	충남 아산군 도고면	유황천	유황, 규산, 나트륨	신경통, 위장병, 당뇨, 기관지염
덕산온천	충남 아산군 덕산면	약 알칼리성 방사능천	염소, 유황, 망간, 철분	신경통, 류머티즘, 피부미용
백암온천	경북 울진	유황 방사능천	나트륨, 불소, 라듐	위장병, 피부병, 당뇨, 관절염
덕구온천	경북 울진	약 알칼리성 단순천	중탄산나트륨	피부병, 당뇨, 신경통
마금산온천	경남 창원	식염천	라듐, 아연, 나트륨	신경통, 관절염, 습진, 변비
해운대온천	부산 해운대구	단순 식염천	나트륨, 염소, 라듐	류머티즘, 피부병, 고혈압, 요통
동래온천	부산 동래구	식염천	나트륨, 염소	신경통, 피부병, 고혈압, 요통
부곡온천	경남 창녕군 부곡면	라듐 유황천	라듐, 유황, 칼륨	호흡기 질환, 피부 질환

3. 나만의 향기

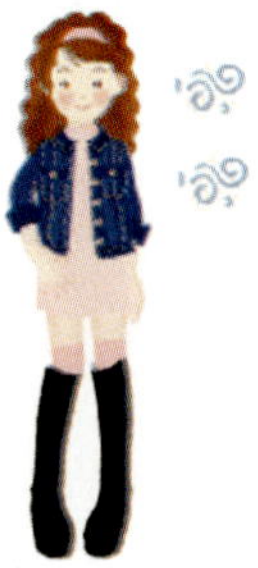

세상의 모든 생물과 사물들은 그 나름대로의 향을 품고 있으며, 생물에게는 이 향을 느낄 수 있는 후각신경이 있다. 이 후각신경의 자극을 통해 향을 느끼고 판단하게 된다. 일반적으로 인간에게 유익하고 기분을 좋게 하며, 쾌감을 주는 냄새를 넓은 의미의 '향기' 또는 '냄새(臭, smell)'라고 한다. 이번 장에서는 향에 대해 알아보고 나만의 독특한 향을 찾아보도록 하자.

1) 향의 종류 알아보기
2) 향의 사용법 알아보기
3) 나에게 어울리는 향 고르기
4) 나만의 향 내 손으로 만들기

1) 향의 종류 알아보기

(1) 느낌에 따라

- 후로랄(floral) 계열 - 우아한 느낌, 장미, 쟈스민, 아카시아, 라일락 등 복합적인 꽃향과 우아한 느낌
- 그　린(green) 계열 - 싱그러운 풀잎 향취로 젊고 발랄하고 신선한 느낌
- 후르츠(fruit) 계열 - 달콤하고 감미로운 느낌
- 에니멀(animal) 계열 - 사향과 같은 향료로 무게와 깊이가 있는 느낌
- 후제아(fougere) 계열 - 싱싱하고 촉촉한 느낌
- 시트러스(citrus) 계열 - 레몬, 라임, 오렌지 등의 감귤계의 향료를 원료로 유니섹스한 이미지와 상쾌한 느낌
- 오리엔탈(oriental) 계열 - 무겁고 어두우며 여성의 신비하고 우아한 느낌

보너스

향수에 끼니를 찾아주자

아침에는 신선한 느낌이 강조된 그린계열의 향을, 점심에는 감미로움이 강조된 후로랄이나 후르츠 계열의 향을, 저녁에는 무게와 깊이가 강조된 에니멀 계열의 향을 선택하여 사용하는 것이 향수에 끼니를 찾아주는 에티켓이다.

(2) 휘발성에 따라

향의 지속시간은 6~9시간 정도이며 휘발하는 단계에 따라

- top note(sophistication note) - 쉽게 사라지는 향
- middle note - 중간 정도에서 나타나는 향
- lasting note - 끝까지 남는 기초(base note) 향

이 3가지 향 사이에서 향성을 구별 할 수 없는 게 좋은 향

(3) 배합률에 따라

- 향수(perfume) - 향을 15~25% 함유
- 오데퍼퓸(eau de perfume, E.D.P) - 향을 10~15% 함유
- 오데트와렛(eau de toilette, E.D.T) - 향을 5~10% 함유
- 오데콜롱(eau de cologne) - 향을 3~5% 함유

2) 향의 사용법 알아보기

향의 종류가 많은 만큼 그에 따른 사용법 역시 다양하다. 같은 향이라 할지라도 사용법에 따라 느낌이 달라지므로 향의 다양한 사용법은 (표 3-3)에 나타내었다.

〈표 3-3〉 향, 다양한 방법으로 이용하기

종 류	사 용 법
흡 입 법	티슈에 2~3방울 떨어뜨려 흡입하는 방법
스 팀 법	증발접시나 확산기에 떨어뜨려 오랜 시간 향을 느끼는 방법
전 신 법	40℃의 욕조물에 향을 넣어 15~20분 정도 입욕하는 방법
반신욕법	40℃의 물에 받고 향을 넣어 15~30분간 반신욕하는 방법
족 탕 법	40℃의 물에 받고 향을 넣어 15~20분간 족욕하는 방법
좌 욕 법	40℃의 물에 받고 향을 넣어 15~30분간 좌욕하는 방법
포 뜸 법	온수포를 이용하여 국부적으로 찜질하는 방법
음 용 법	녹차나 설탕에 떨어뜨려 마시는 방법
마사지법	식물성 오일에 향을 섞어서 마사지하는 방법

보 너 스

향의 올바른 사용법을 알고 싶습니다.

향을 스커트 단에 뿌리거나 귓불에 바르는 것은 옛말입니다.
내의에 향을 뿌린 후 손수건을 덧대고 따뜻한 온도로 다림질을 한 다음 내의를 입으면 강하게 느껴지는 top note가 휘발하여 은은한 향을 느낄 수 있어 좋고, 피부도 향을 마시게 되어 피부건강에도 좋으므로 일석삼조의 효과입니다. 처음보다는 시간이 지날수록 은은하게 풍기는 좋은 향기는 분명 당신의 이미지 상승에 큰 도움을 주게 될 것입니다.

3) 나에게 어울리는 향 고르기

나에게 어울리는 향을 고르기 위해서는 (그림 3-5)에서와 같은 설문을 참조하면 좋을 듯하다.

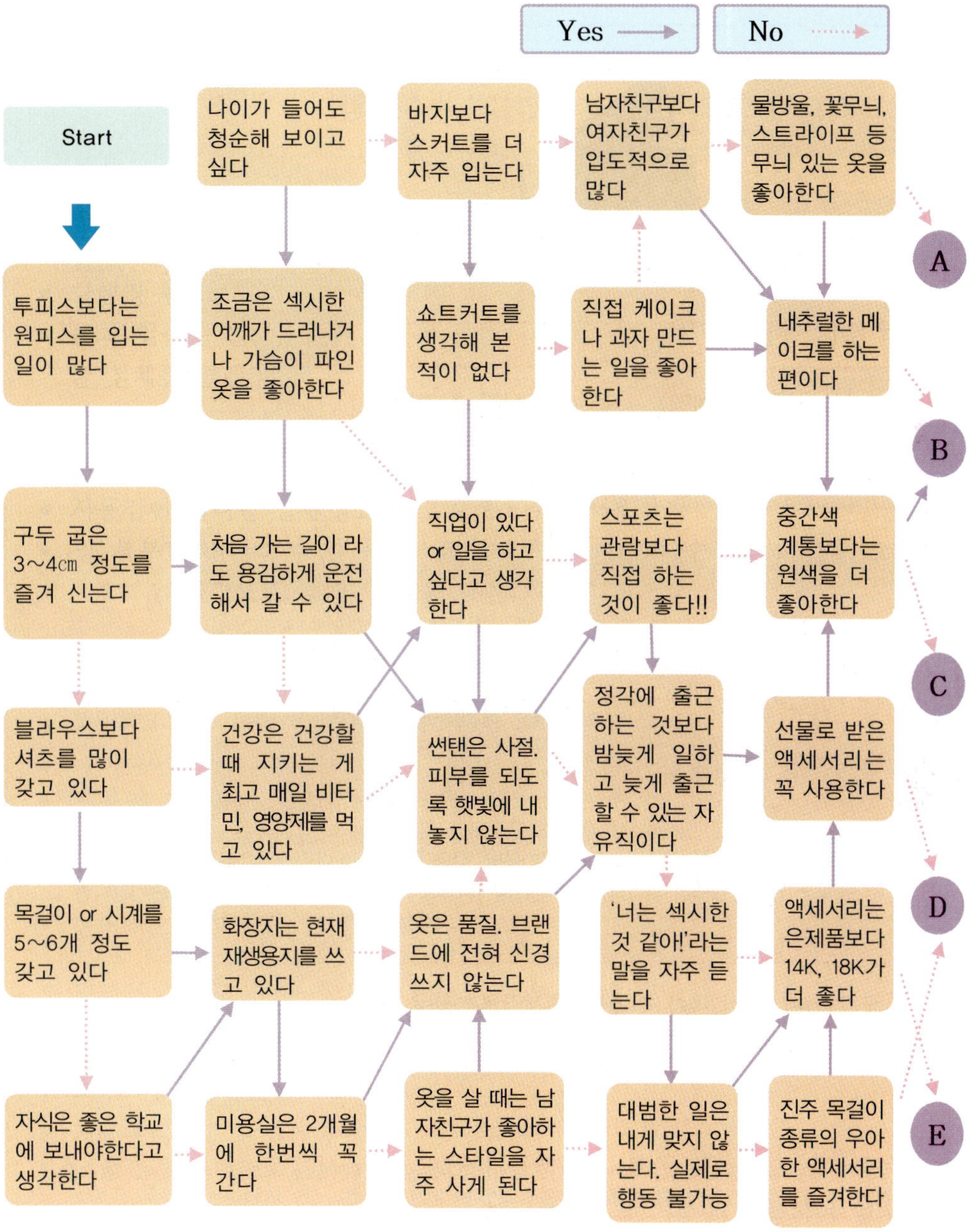

〈그림 3-5〉 내 타입의 향 고르기

① A Type(후로랄 계열) – 부드럽고 달콤한 향

- 나이가 들어도 순수함을 간직할 수 있는 타입
- 싸움을 싫어하고 상식에서 벗어난 행동은 하지 않으려고 노력함
- 결혼하면 무엇보다 가족의 건강에 많은 관심을 기울임
- 이런 사람은 후로랄 계열 향이 어울림

② B Type(쉬프레 계열) – 나무껍질의 수수한 향

- 독특한 분위기를 즐기는 타입
- 자신의 활동 영역이 있는 직업을 가지고 싶어함
- 패션 소품을 잘 활용할 줄 아는 패션 감각을 지녔음
- 지적인 느낌을 주는 쉬프레 계열 향이 어울림

③ C Type(그린 계열) – 풀의 신선한 자연향기

- 자연스러움을 가장 아름답게 생각하는 타입
- 사회활동에 적극적이며 밝고 활동적임
- 자기 주장이 강하며 모든 일에 적극적이고 다각적으로 사물을 보는 감각을 지녔음
- 이런 사람은 그린 계열 향이 어울림

④ D Type(알데히드 계열) – 꽃향기 같은 인공향

- 낭만적이고 로맨틱한 타입
- 동정심이 많고 마음이 따뜻한 편이나 보수적이고 융통성이 부족
- 성숙한 분위기를 잘 연출하는 감각을 지녔음
- 깊이가 있고 화려한 알데히드 계열향이 어울림

⑤ E Type(오리엔탈) – 진하고 신비스러운 향

- 캐주얼한 스타일을 좋아하지만 여성스러운 정장이 보다 잘 어울리는 타입
- 본능적인 욕구가 강하고 자신의 능력과 개성을 잘 알고 있음
- 한 번 친해진 사람으로부터 강한 신뢰를 받음
- 오리엔탈 향이 어울림

4) 나만의 향 내 손으로 만들기

향 재료를 주머니에 넣은 후 재료의 특성에 따라 다음과 같이 향을 만든다(그림 3-6).

- 우려내기(infusion) - 부드러운 꽃잎이나 풀잎 등의 향을 얻을 때는 허브를 넣은 주머니를 용기에 넣고 끓는 물을 부어 우려냄
- 달이기(decoction) - 단단한 조직을 갖는 종자, 뿌리, 열매, 나무껍질 등의 향을 얻을 때는 허브를 넣은 주머니를 용기에 넣고 물을 부어서 끓이고 다시 약한 불로 침출

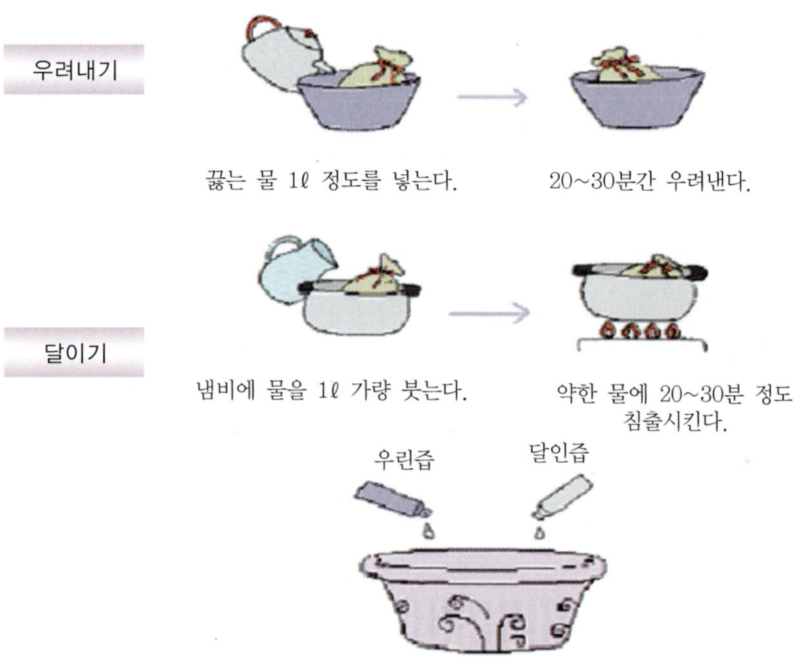

〈그림 3-6〉 향 만들기

4. 향으로 다시 태어나는 피부

아로마테라피(aromatherapy)는 신체의 질병과 정신적인 긴장을 풀어주는 동시에 인체의 면역기능을 강화시켜 주고, 일상생활에서 일어나는 피부 트러블을 진정시키는 효과가 탁월하다. 이번 장에는 향이 우리 신체에 어떠한 영향을 미치는지를 알아보고 향을 이용하여 피부를 가꾸어 보자.

1) 향이 피부에서 하는 일
2) 향 마사지로 고운 피부 만들기
3) 피부 맞춤형 아로마테라피

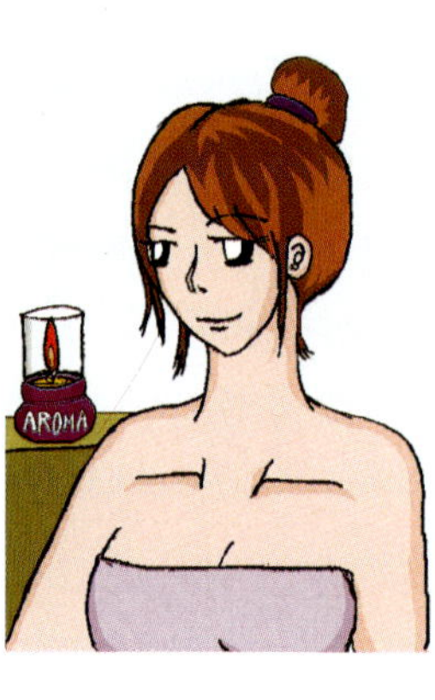

1) 향이 피부에서 하는 일

(1) 향의 역할 알아보기

허브(herb)는 향기 나는 풀 또는 약초를 뜻한다. 향기가 있고 몸의 컨디션을 조절해 주는 작용을 가진 식물이라면 허브의 범주에 들어간다.

고대에는 허브를 치료의 목적으로 사용했으나, 현대에는 허브를 스트레스의 해소, 방부, 항균작용, 산화방지, 노화방지의 효과뿐만이 아니라 요리나 미용, 아트 등 다양한 방법으로 활용하고 있다.

인체에 대한 허브의 효능은 (그림 3-7)에 나타내었다.

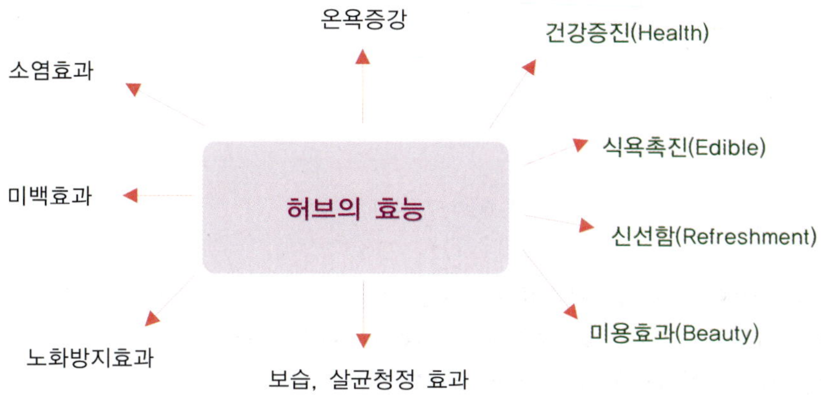

〈그림 3-7〉 허브의 효능

아로마테라피는 그리스어로 '기쁨의 향기'란 뜻인 아로마(aroma)와 '치료법'을 의미하는 테라피(therapy)의 합성어로 천연식물의 꽃이나 뿌리, 잎, 줄기로부터 추출한 향이 있는 오일(에센셜 오일)을 정신적인 안정과 각종 질병의 치료에 이용하는 것이다.

라벤더나 로즈마리와 같이 부활작용이 있는 향은 우울할 때 사용하면 스트레스로 인한 두통에 효과가 있으며, 카모마일은 생리기능이 떨어졌을 때 그리고 피로하여 불면증이 생길 때 효과가 있으며, 자스민은 건조성, 민감성 피부, 스트레스성 생리통에 효과를 나타낸다(표 3-4).

〈표 3-4〉 허브가 인체에 미치는 효능

허 브	효 능
로즈마리	• 기억력, 집중력 향상 • 두통, 감기에 탁월하고 폐를 건강하게 해줌
페퍼민트	• 호흡기에 좋고 심신에 활력을 줌 • 신경통, 감기, 두통 등에 효과
로 즈	• 여성의 성기능 개선 및 강화 • 남성의 정자 수 증가
진 저	• 감기와 편도선에 효과 • 위액을 분비시켜 소화기계에 좋음
베르가못	• 소화불량, 산통, 위통, 식욕부진 등에 탁월 • 습진, 마른버짐, 여드름 등에 좋음
라 벤 더	• 신경안정, 진정작용, 소화촉진에 좋음 • 불면증 및 스트레스 해소에 탁월
레몬 버베나	• 장에 좋고 기관지염, 비염에 효과 • 위에 좋아 소화작용에 효과
카모마일	• 진정작용, 불면증 치료에 좋음 • 두통, 신경통, 치통, 생리장애에 효과
제 라 늄	• 이뇨작용이 뛰어남 • 신장, 결석, 요도염 등에 효과
히 솝	• 위와 장을 튼튼하게 함 • 피부의 세정, 냉증에 효과
세 이 지	• 항산화제 성분이 우수 • 근육통에 효과
레몬그라스	• 복통, 설사에 효과 • 두통, 발열의 완화에 효과
펜 넬	• 갱년기의 각종 증상을 완화 • 숙취해소에 탁월

2) 향 마사지로 고운 피부 만들기

(1) 향 마사지의 효능

- 피부를 아름답게 유지
- 마음과 몸의 안정을 도모
- 혈액의 생성을 촉진 및 혈액순환을 원활하게 도움
- 생활에 활기를 부여(표 3-5).

〈표 3-5〉 향 마사지의 효능

	Rosemary	Chamomile	Lavender	Naholi	Ylang ylang	Jasmine
향기	후레쉬와 우디, 허브의 강한 향기	사과와 같은 후르츠 향기	상쾌하고 시원한 가벼운 후로랄계 향기	우아하고 달콤한 인상적인 후로랄계 향기	이국적이고 관능적인 향기	달콤하고 이국적인 향기
피부의 효과	클린징 효과, 살균 효과 모발에 사용하면 윤기를 부여	이줄렌의 성분은 항염작용이 있어, 화상, 아토피, 민감 피부, 건조 피부에 효과	피부세포의 재생력이 있어 선탠 후의 염증이나 화상, 여드름 피부에 효과	피부세포의 재생을 돕고, 탄력을 개선, 여드름과 습진, 붉은 얼굴에도 효과를 발휘	살균 효과가 있어 지성 피부에 더욱 효과	모든 피부에 사용할 수 있는데, 민감 피부의 진정효과와 탄력증진 효과
주의	자극성이 강하므로 고혈압이나 임신 중에는 사용 금지	임신 초기의 몇 개월은 사용금지	임신 초기의 6개월은 사용금지	심장질환이 있는 사람은 사용금지	고농도로 사용하면 나른하거나 졸리는 경우가 있음	임신 중 사용중지

(2) 색깔로 보는 허브의 기능

- 화이트(white) - 폐, 대장의 기능을 촉진하여 호흡기순환을 도움
- 옐로우(yellow) - 비장, 위장의 기능을 촉진하여 소화작용을 도움
- 블루(blue) - 간, 담낭의 기능을 촉진하여 조혈, 해독작용을 도움
- 레드(red) - 심장, 소장의 기능을 촉진하여 혈액 순환을 도움
- 블랙(black) - 신장, 방광의 기능을 촉진하여 노폐물 배설과 이뇨작용을 도움

3) 피부 맞춤형 아로마테라피

피부의 상태에 따라 좋아하는 향이 다르므로 피부의 문제점을 확인한 후 향을 선택하여 사용하면 아름다운 피부로 개선하는데 도움이 될 수 있다(표 3-6).

〈표 3-6〉 피부 타입별 아로마테라피

피부 상태	허 브
중성 피부	Bergamot, Cedarwood, Geramium, Lavender, Neholi, Chamomile Roman, Rose, Rosewood
지성 피부	Bergamot, Camphor, Cedarwood, Cypress, Framkincens, Geramium, Jumiper, Lavender, Lemon, Rose
건성 피부	Cedarwood, Geramium, Jasmine, Lavendar, Orange, Rose, Rosewood, Ylangylang
민감성 피부	Jasmine, Orange, Chamomile Roman, Rose
자극성 피부	Chamomile blue, Rose
노화 피부	Cypress, Fennel Framkincens, Lavender, Myrrh, Neholi, Orange, Pachouei, Rose, Vetiver
염증성 피부	Chamomile blue, Carrot seed, Geramium, Hyssop, Immortelle, Myrrh, Peppermint, Rose, Cedarwood, Teatree
여드름	Bergamot, Camphor, Geramium, Immortelle, Juniper, Lavender, Chamomile Roman, Rose, Teatree
튼(거친) 피부	Benzoin, Chamomile, Carrot seed, Geramium, Lavender, Pachouei, Rose, Cedarwood
세포재생 및 활성	Framkincens, Lavender, Rose, Samdalwood, Teatree
땀 분비 조절	Bergamot
땀 분비 감소	Juniper, Lemon
기미, 주근깨	Lemon, Onion oil
피부 정화(클렌징)	Dasil, Juniper, Lemon, Peppermint
피부염증 및 피부병	Chamomile blue, Carrot seed, Cinnamon, Clove, Eucalyptus, immortelle, Juniper, Myrrh, Onion oil, Peppermint, Sage, Thyme, Sandalwood
봉와염	Cypress, Juniper, Lavender, Orange, Oregano, Rosemary
곰팡이 균 감염, 무좀	Eucalyptus, Garilic oil, Lavender, Teatree
피부 가려움증	Cedarwood, Jasmine, Peppermint, Chamomile Roman
손 피부 관리	Lemon, Myrrh, Onion oil, Rose, Sandalwood

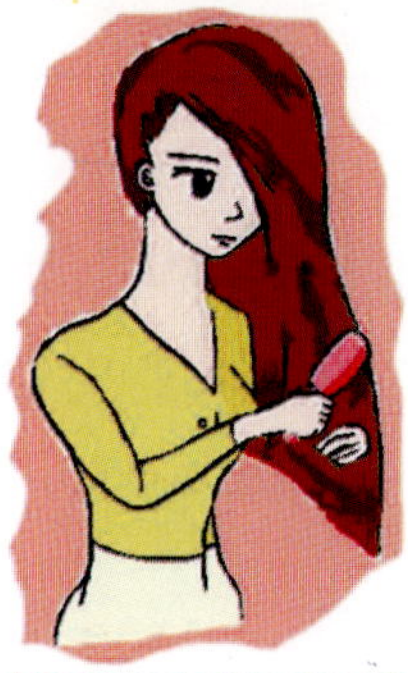

BEAUTIFUL SKIN

제4장 | 아름다운 모발 내가 만든다!!

1. 아름다운 모발은 가꾸기 나름
2. 모발에 영양을 주는 두피관리
3. 모발을 좋게 하는 식품
4. 모발, 이것이 문제

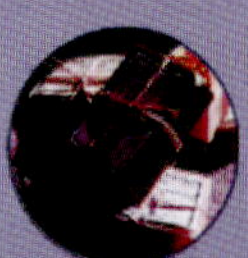
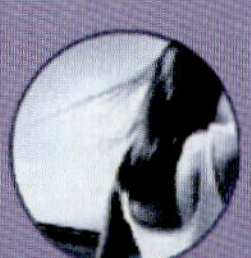
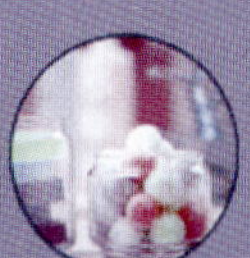

7. 아름다운 모발은 가꾸기 나름

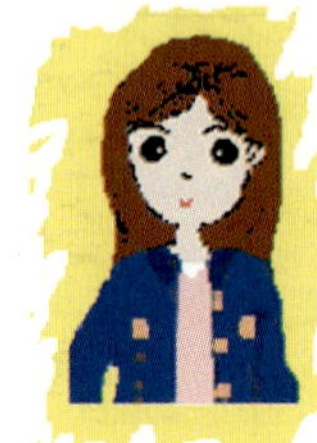

여성이라면 누구나 윤기 나고 찰랑거리는 모발을 소유하고 싶어 한다. 이제 생각에만 머무르지 말고 직접 행동으로 옮기는 것은 어떨까? 머리를 감는 이유부터 알아보자. 먼지나 피지, 땀 그리고 두피에 생기는 세균의 번식과 탈모 등을 예방하기 위하여 두피와 모발을 청결하게 해주어야 한다. 그러므로 모발의 청결상태나 모발의 타입에 따라 머리를 감아야 하기 때문에 일주일에 몇 번씩 감아야 한다는 원칙은 없다.

모발의 모세포는 두피가 오염되었거나 잦은 염색과 파마로 호흡이 방해를 받아 세포분할을 할 수 없으면 자칫 탈모의 위험으로까지 갈 수 있다. 그렇다면 어떻게 두피를 보호하며 찰랑거리고 윤기 나는 모발을 유지할 수 있을까?

1) 모발은 어떻게 생겼나?
2) 새로운 모발이 만들어지기 까지
3) 찰랑거리는 모발 가꾸기 순서
4) 내 모발 타입 찾아 관리하기
5) 염색 모발 아름답게 가꾸기

1) 모발은 어떻게 생겼나?

모발은 모낭(hair follicle)이라는 기관에서 나오며 모소피, 모피질 및 모수질의 3부분으로 구성되어 있다(그림 4-1).

① 모소피

- 수분의 증발을 방지
- 모발에 일정한 수분을 유지

② 모피질

- 수분의 양을 조절하여 모발을 부드럽게 유지
- 멜라닌(melanin) 색소가 있어 모발의 색을 결정

③ 모수질

- 가장 안쪽에 있고 인체로부터 모발에 영양공급
- 모발의 건강을 유지

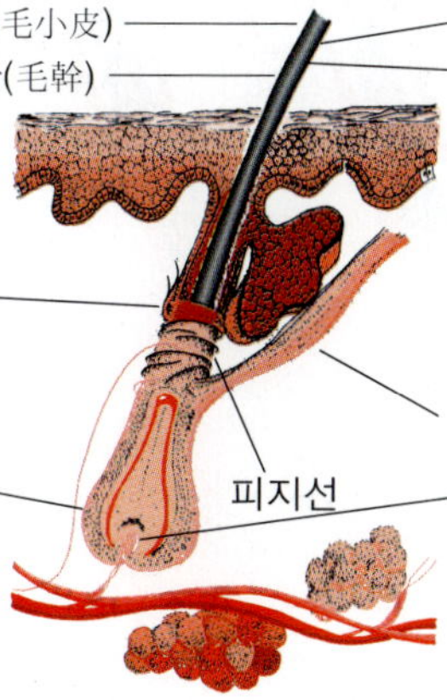

〈그림 4-1〉 모발의 구조

2) 새로운 모발이 만들어지기까지

(1) 모발은 무엇으로 만드나?

- 모발의 성분 중 대부분은 케라틴(keratin) 단백질이며, 그 중 유황(S)을 함유하는 아미노산인 시스틴(cystine)이 약 16%로 대부분을 차지
- 멜라닌 색소, 지질, 미량원소, 수분 등

(2) 모발의 일생기

- 성인의 모발은 하루에 0.2~0.3㎜씩 자라지만 일생동안 계속되는 것은 아니며 부위에 따라 성장 속도가 다름
- 탈모의 시작은 남성 3~5년, 여성 4~6년 정도, 퇴화기 30~45일 정도, 휴지기 2~3개월 정도
- 수명이 가장 짧은 것은 눈썹으로 3~4개월 정도이며, 수명이 가장 긴 것은 모발로 약 7년
- 모발의 성장에서 탈모까지의 과정은 (그림 4-2)에 나타냄

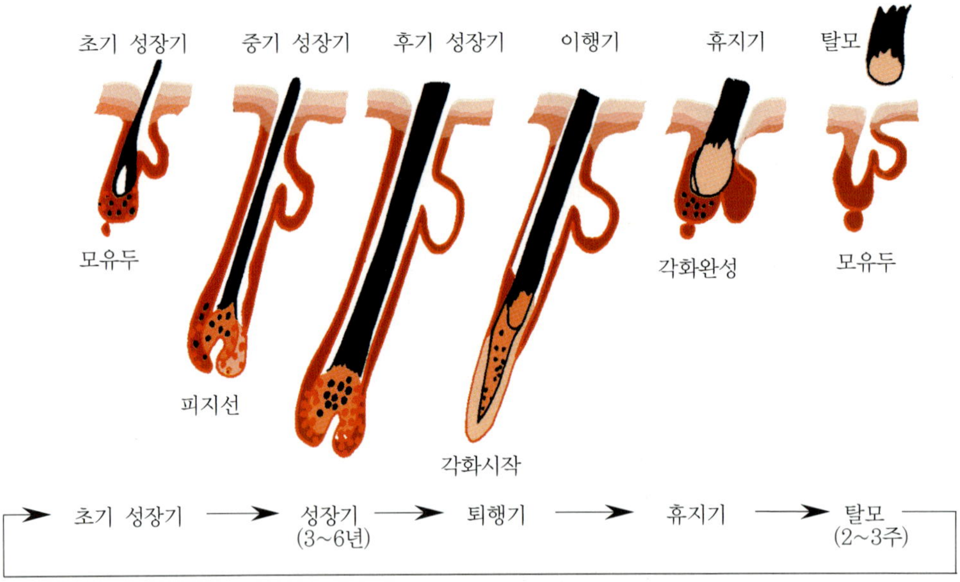

〈그림 4-2〉 모발은 어떻게 생명을 다할까?

보너스

모발의 색과 숫자

금발 머리 – 약 14만 개
검정 머리 – 약10만 개
빨간 머리 – 약 9만 개

- 정상인의 모발은 하루에 100개 정도 빠지고 새로 만들어짐

3) 찰랑거리는 모발 가꾸기 순서

(1) 빗질하기

- 빗질은 두피에 쌓인 먼지와 노폐물을 제거해 줄 뿐만 아니라 혈액순환 촉진
- 브러시는 빗살이 굵고 크기가 적당하며 빗살의 끝부분이 둥글고 정전기가 생기지 않는 것을 사용
- 정전기가 발생하면 모발이 꼬여 탈모의 원인이 되기도 함
- 빗질을 자주 하면 두피에 자극을 주므로 혈액순환에 도움이 됨

보너스

내 모발에 맞는 브러시가 따로 있는지 알고 싶습니다.

- 숱이 많고 굵은 모발의 경우는 빗살의 길이가 길고 크기가 넉넉한 브러시를, 숱이 적고 가는 모발의 경우는 빗살의 길이가 짧고 촘촘한 브러시가 좋습니다.
- 좋은 브러시를 사용하여 아침에 5분 정도 꾸준하게 브러싱하면 놀라운 효과를 보게 됩니다.

매일 아침에 일어난 후 또는 머리 감기 전 마른 상태에서 다음과 같은 방법으로 약 5분 정도 브러싱을 하면 눈에 띄는 효과를 볼 수 있다.

1. 브러시를 사용하기 전, 두피 마사지를 간단히 하고 손가락으로 대충 빗는다.
2. 브러시를 모발 전체에 갑자기 대지 말고 모발 끝의 엉킨 부분부터 시작한다.
3. 브러시로 이마 쪽에서 시작해 모발의 끝 쪽을 향해 부드럽게 빗는다.
4. 브러싱의 횟수는 건강한 모발을 기준으로 20~50회 정도가 적당하다.
5. 다시 이마에서 뒤쪽으로 모발 전체를 골고루 빗는다.
6. 머리를 숙인 후 목 뒤에서 시작해 모발의 끝 쪽을 향해 빗는다.

(2) 모발을 위한 가장 좋은 샴푸하기

- 샴푸 전에 모발 끝의 엉킨 부분부터 차례로 브러싱
- 미지근한 물(38~40℃)로 모발을 적신 다음, 샴푸를 충분히 거품을 내어 사용
- 두피나 모발에 샴푸제가 남지 않도록 미지근한 물로 충분히 헹굼
- 샴푸 횟수는 이틀에 한 번 정도가 적당
- 모발이 가라앉는 사람은 하루는 샴푸, 다음날에는 트리트먼트를 권장

(3) 린스하기

- 모발의 물기를 털어내고 촉촉한 상태에서 린스로 마사지
- 두피에 린스가 남지 않게 깨끗이 헹굼
- 따뜻한 물로 헹구면 볼륨 있는 헤어스타일이 됨
- 찬물로 헹구면 곱슬머리나 파마머리에 좋으며 모공이 수축되어 탈모방지

(4) 트리트먼트하기

- 샴푸와 린스 후 모발을 가볍게 말린 다음 적당량의 트리트먼트를 모발에 바르고 2~3분 후 따뜻한 물로 헹구어 냄
- 한 번에 많은 양보다 적당량을 자주, 지속적으로 사용하도록 권장

(5) 모발 말리는 방법

- 수건으로 톡톡 두드림
- 자연바람에 마르도록 비벼서 말리면 모발의 비늘이 들떠서 윤기가 없어짐

(6) 두피 마사지하기

- 두피를 마사지하여 모공까지 깨끗하게
- 두피의 혈액순환을 촉진시키고 찰랑거리는 모발유지

(7) 헤어 팩하기

- 헤어 팩은 모발과 두피부분에도 충분히 묻혀 사용
- 헤어 팩은 정상모발은 2주일에 1회, 건성 모발은 1주일에 2회, 손상, 모발은 1주일에 3회 권유

보너스

모발! 운동시키는 방법을 알고 싶습니다.

엄지와 검지로 모발을 잡고 두피로부터 천천히 부드럽게 잡아 당겨 그 긴장감으로 모근 주변의 세포를 자극합니다.

4) 내 모발 타입 찾아 관리하기

(1) 나의 모발 타입 찾아라

건강한 모발을 관리 하려면 내 모발의 타입부터 찾아야한다(그림 4-3).

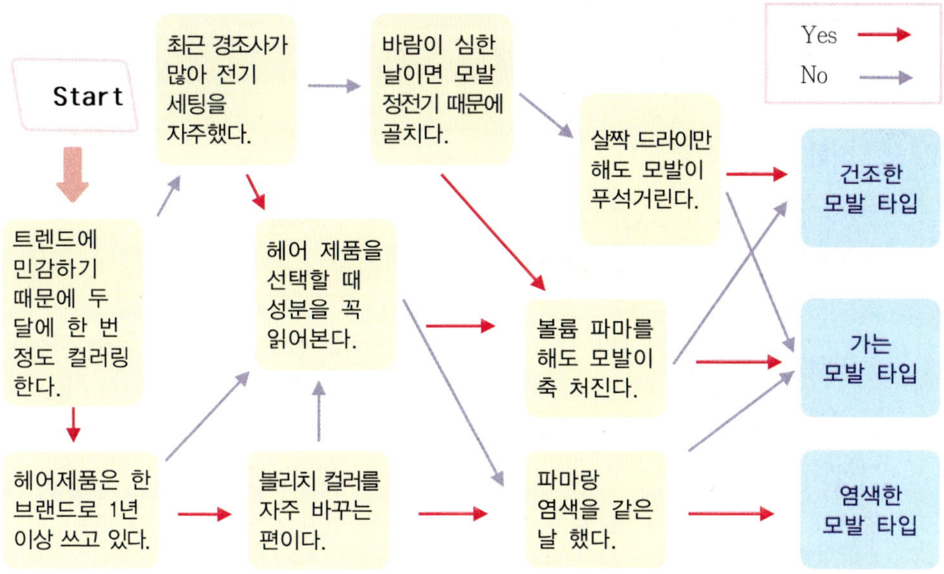

〈그림 4-3〉 내 헤어 타입에 맞는 시스템 케어라인 찾기

(2) 내 모발 관리하기

① 건조한 모발 타입

- 마무리 손질 역시 중요하며 드라이할 때는 모발을 완전히 말린 후 수분을 보호하기 위한 에센스 워터와 로션 등을 가볍게 바를 것
- 푸석거리고 건조한 모발에는 꾸준한 보습과 영양 공급으로 세심하게 관리

② 가는 모발 타입

- 탄력을 줄 수 있는 헤어케어제품을 사용해 모발이 풍성해 보이도록 함
- 모발 속에 영양을 공급하도록 함

③ 염색한 모발 타입

- 염색효과는 높여주고 손상된 단백질은 충분히 공급해 줄 수 있는 인텐시브 트리트먼트와 코팅 세럼을 사용
- 자극이 심한 파마약과 염색약이 두피와 모발의 단백질도 파괴하므로 영양 관리가 필요

④ 지성, 건성 타입

- 건성일 경우 건조한 겨울철에는 이틀에 한번 정도 머리를 감고 헤어컨디셔너나 트리트먼트로 영양을 주어 정전기를 예방
- 지성일 경우 세정력이 좋은 샴푸를 사용

⑤ 비듬이 많은 타입

- 지성 비듬은 영양오일이나 헤어오일로 두피 전체를 문지른 다음 샴푸
- 건성 비듬은 브러싱과 두피처리를 한 다음 샴푸

⑥ 가려움이 심한 타입

- 모발이 불결해서 가려운 경우는 샴푸를 자주 함
- 브러싱 후 머리 전체를 두들기거나 두피 마사지를 하여 두피의 신진대사를 촉진한 다음 샴푸
- 샴푸 직후부터 가려워지는 경우는 더러움의 제거가 불충분하거나 헹구는 것이 불충분할 때 또는 물이 너무 뜨거웠거나 모발을 말리는데 시간이 많이 걸렸을 때 등에 기인하므로 이러한 원인을 찾아 적절히 관리

5) 염색 모발 아름답게 가꾸기

(1) 염색(hair dyes)

- 서양 염색의 유래 : 검정색 모발이 동양적 매력이 있다 하여 검정색으로 염색
- 우리나라 염색의 유래 : 모발이 희어지면 늙어 보인다 하여 검정색으로 염색
- 현대염색의 유행 : 개인의 의복과 화장, 개성에 따라 여러 가지 색상으로 염색

염색을 유지시간에 따라 분류

① 일시적 염색(temporary dyes)

- 모발의 표면을 코팅(coating)하여 착색
- 색상이 자연스럽지 못함
- 염색은 샴푸를 사용하여 지워버릴 수 있는 특성
- 원하는 색상으로 쉽게 지울 수 있어 편리

② 영구적 염색(permanent dyes)

- 모발의 내부까지 침투하여 착색
- 모발의 수명이 다할 때까지 색상을 유지
- 특이체질의 경우 간혹 피부염을 일으키기도 하고 눈에 자극을 줌
- 당뇨 환자의 경우 체질에 맞는 제품과 사용법을 정확히 지켜 피부와 눈을 보호

보 너 스

팻치 테스트에 대해 알고 싶습니다!

자신에게 맞는 염색제품을 고르기 위한 시험방법으로 염색제를 팔 안쪽 1㎠ 바르고, 자연 건조시킨 후 24시간 방치했을 때 붉어지지 않으면 그 제품을 사용해도 좋다는 뜻입니다. 이렇게 시험해 보는 방법을 팻치 테스트(pacth test)라 합니다.

(2) 표백(hair bleaches)

- 모발에 함유된 멜라닌(melanin)색소를 산화시키면 가벼운 색깔(shade)이 남게 되나 모발을 해치므로 선택 시 주의
- 피부는 AHA(aloha-hydroxy-lactic acid)를 엷게 바른 필링(peeling)으로 피부의 미백효과가 크나 모발은 불가능

(3) 모발광택제(hair brightening rinse)

- 묽은 과산화수소에 모발을 담그면 광택 생성
- 몰포린(morpholine) 유도체 주석산염 등은 유기산 린스의 보조제로 쓰이며 표백제에 이 염료를 약간 섞으면 보다 효과적

(4) 탈모왁스(depilatory wax)

- 털이 나있는 피부에 탈모제품을 바른 후 마르면 이를 제거하면 털이 같이 제거

(5) 염색 후 모발손질법

- 피부가 자극을 받으면 마사지로 영양을 공급하듯이, 잦은 파마와 염색으로 자극을 받은 모발에 트리트먼트를 하여 영양을 공급해줌
- 모발은 손상도가 눈으로 보일 정도면 이미 손상이 많이 진행되었고 회복하기가 힘들기에 미리 손상되지 않도록 관리 요망
- 염색 직후에는 제품 안에 들어 있는 염색전용샴푸와 마무리제 사용 → 자극받은 모발을 진정시켜 손상되지 않도록 예방
- 염색 후, 샴푸는 반드시 염색모발전용샴푸(단백질이 많이 함유된 샴푸)를 사용 → 염색색상도 장기간 유지 및 모발보호
- 염색 후, 트리트먼트로 모발과 두피보호 → 트리트먼트는 모발의 수분이나 유분을 유지하며 광택, 매끄러움, 유연성을 부여하며, 두피가 건조해지는 것을 방지하여 두피를 정상적으로 건강하게 유지
- 타우린(Taurine), 유황(S)성분이 함유된 단백질식품과 수분을 충분히 섭취 → 모발의 구성성분을 식품으로 섭취함으로써 모발을 건강하게 유지할 수 있고 손상된 모발을 회복시키는데도 효과

보 너 스

모발을 위한 두피를 마사지하는 방법을 알고 싶습니다.

- 열 손가락으로 두개골을 감싸 쥐면서 손가락 전체로 두피를 가볍게 누릅니다.
- 손가락을 세워서 정수리(백회)부위와 머리 양옆을 지그시 누릅니다.
- 목, 어깨, 그리고 견갑골(어깨뼈) 부위를 마사지 합니다.
- 머리 두드리기, 천천히 두피 꼬집어 주기, 손가락으로 두피 문질러주기, 중요한 지압점을 눌러줍니다.

2. 모발에 영양을 주는 두피관리

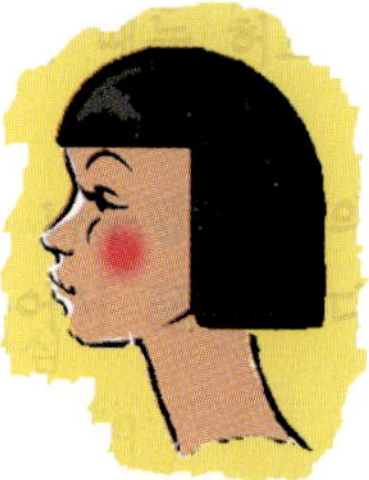

윤기 있고 탄력 있는 모발을 위한 관리법 중 하나로 두피손질을 빠뜨릴 수 없다. 두피 마사지는 두피에 가벼운 자극을 주어 혈액순환을 활발하게 하고 모발에 윤기를 줄뿐 아니라 비듬을 제거하고 모발의 발육을 촉진하여 탈모방지에도 효과적이다. 두피건강을 위해서는 기본적으로 영양적으로 균형 있는 식생활, 안정된 마음으로 스트레스를 받지 않도록 하는 것이 필요하다. 목욕할 때나 샴푸하기 전 등을 이용해 두피 마사지로 건강하고 아름다운 모발을 만들어보자.

1) 두피관리 기본부터 익히자
2) 두피 마사지하기
3) 내 두피타입 찾아 관리하기
4) 두피를 가꾸는 나만의 허브

1) 두피관리 기본부터 익히자

두피는 각질층의 보호작용, 흡수·배설작용, 호흡작용, 지각작용, 체온조절 작용 등의 기능이 있다. 올바른 두피관리는 (표 4-1)에 나타내었다.

〈표 4-1〉 두피의 기능과 영향을 주는 요인

두피의 기능	두피상태에 영향을 주는 요인
각질층 보호기능	• 환경적 자극(건조, 습도, 오염) • 물리적 자극(마찰, 열) • 화학적 자극(산, 알칼리)
표피의 수분 보습기능	• 화학적 작용(염색, 파마 제품) • 광자극(자외선, 적외선) • 피지분비 기능 자극
피지분비억제 기능	• 신체 장기의 기능, 스트레스, 성격
색소생성 기능	• 표피와 진피의 경계부에 존재하는 멜라닌 형성세포 이상
탄력보호 기능	• 올바르지 못한 식생활(탈모, 모발의 위축)

2) 두피 마사지하기

모발을 보다 건강하게 가꾸기 위해서는 샴푸 바로 전에 두피와 모발을 부드럽게 마사지를 해 주어야 한다. 특히 환절기에 두피 마사지가 더욱 필요하다.

1주일에 1~2회 정도 머리를 감기 전에 두피를 마사지 해주면 샴푸의 효과를 높여주고 이 때 아로마 오일을 사용하면 두피의 건강에 도움이 되며 상쾌해진다.

아름다운 모발을 가지려면 두피가 건강해야 하므로 집에서 쉽게 실천할 수 있는 두피 마사지법을 익혀두어 아름다운 모발을 갖도록 노력하자(그림 4-4).

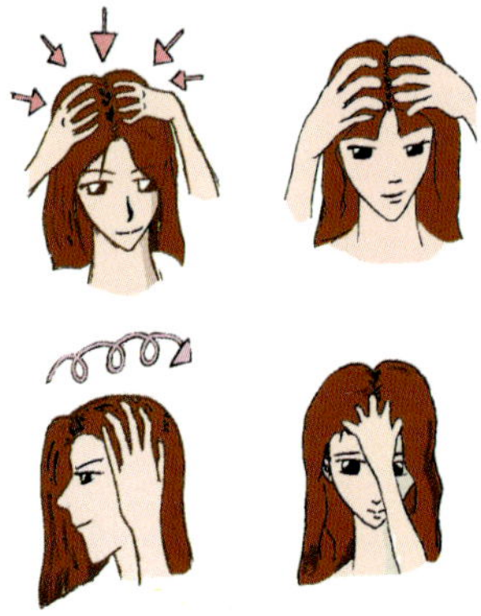

〈그림 4-4〉 두피 마사지하는 방법

일반관리

- 자신의 모발에 맞는 아로마 오일을 골라 두피, 모근 및 모발에 골고루 사용
- 밖에서 안쪽 정수리까지, 다시 정수리에서 바깥쪽으로 나선형을 그리며 주무르듯 손가락 끝의 지문부분으로 마사지하기
- 브러싱하는 방법에 따라 마사지하기
- 양손으로 두피 전체를 감싸듯 모근사이에 손가락을 넣어 누르고 문질러 주기
- 따뜻한 물에 적셔 꼭 짠 타월로 모발을 감싸고 15분쯤 지난 후 샴푸하기

전문관리

- 마사지를 하여 어깨와 목의 긴장을 풀어주기
- 마이크로 스코프(microscope)로 두피의 건강상태 진단하기
- 면봉에 필링제를 묻혀 두피의 노폐물을 닦아내는 스케일링하기
- 영양을 공급하기 위해 오일이나 팩하기
- 스팀타월로 영양을 모근까지 침투시키기
- 샴푸는 두피에 맞는 것을 선택하기
- 적외선을 쬐어 두피의 혈액순환 촉진시키기
- 두피 마사지하기

아침에 간단히 할 수 있는 두피 마사지

- 손가락 끝의 지문을 이용하여 엄지와 중지로 두피를 약간 가볍게 누르는 듯한 기분으로 먼저 눈썹라인을 따라 올라가서 헤어라인이 시작되는 부분을 양방향으로 돌려가며 마사지하기
- 목선 가운데 부분을 엄지손가락으로 누르듯이 돌려가며 마사지하기
- 목 근육을 이완시키기 위한 목운동하기

3) 내 두피타입 찾아 관리하기

(1) 나의 두피타입 찾아가기

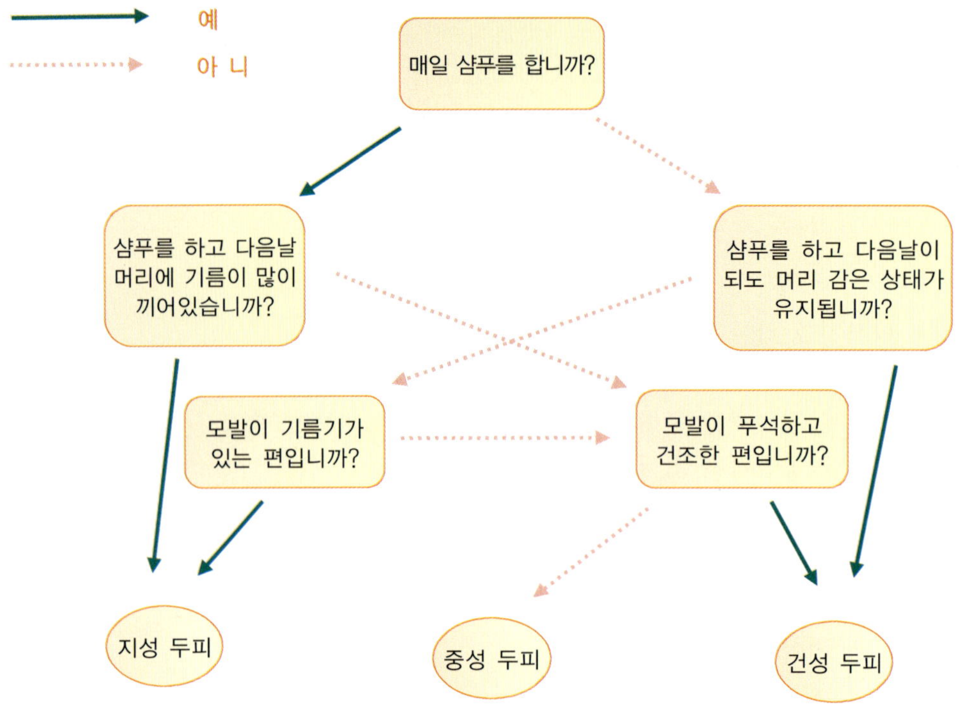

지성 두피

- 피지분비가 과도하고 모공주위에서의 피지분비가 원활하지 못하여 생기는 유형
- 각질과 비듬이 쌓인 상태로 영양공급이 제대로 이루어지지 않고 있어 각질이 심하게 발생

중성 두피

- 두피가 청백색의 우윳빛을 띄는 정상적인 상태로 두피표면에 각질이 없이 깨끗
- 모공이 열려있어 영양분공급이 원활하여 탄력 있는 머릿결을 유지

건성 두피

- 두피에 유·수분 분비가 원활하지 못해 건조하며 푸석푸석함
- 각질과 비듬이 쌓인 상태로 영양공급이 제대로 이루어지지 않고 있어 각질이 심하게 일어나 있는 것이 특징

(2) 내 두피 내가 관리하기

중성 두피

어떤 상태일까?

- 모공이 열려있고 각질과 불순물이 없이 깨끗한 상태
- 두피의 색상은 피부색(살색)으로 투명
- 한 개의 모공에 2~3개의 건강하고 윤기 나는 모발이 있는 상태

어떻게 관리할까?

- 현재의 건강한 상태를 유지하는 것에 중점을 두어 관리
- 깨끗한 상태를 유지하기 위해 각질이 쌓이지 않도록 청결에 신경
- 올바른 영양관리
- 매일 또는 격일로 샴푸하기
- 어깨 근육의 스트레스를 풀어 혈액순환을 원활하게 하기

지성 두피

어떤 상태일까?

- 두피표면에 과다한 피지가 보이며 비듬이 많이 보임
- 모발이 끈적거리고 두피의 투명감이 없는 상태
- 모공 주위가 피지와 그 응고물로 막힘
- 세정이 잘 이루어지지 않으면 각질층의 두께가 두껍고 모공이 막힘

어떻게 관리할까?

- 샴푸는 하루에 한번
- 트리트먼트, 린스, 컨디셔너 등의 유분을 다량 함유한 제품은 모발 끝에만 사용
- 뜨거운 물은 피지분비량을 촉진시키므로 샴푸 시 물의 온도는 미지근하게
- 과도한 두피 마사지는 피지분비량을 촉진시키므로 가볍게 마사지하기

건성 두피

어떤 상태일까?

- 피지분비가 원활하지 못해 두피가 건성화되어 각질이 생긴 상태
- 파마, 염색 등으로 자극을 심하게 받은 상태
- 잘못된 샴푸로 인해 건성 비듬 발생(특히 비누로 샴푸를 할 경우)

어떻게 관리할까?

- 모공과 두피에 생긴 각질을 제거
- 막힌 모공의 세척과 혈액순환의 촉진에 중점관리
- 깨끗해진 두피에 영양을 공급
- 건성 두피용 샴푸를 사용하고 드라이어로 말릴 경우 높은 열은 금물
- 하루 한 번 혈액순환을 위해 두피와 어깨를 마사지

민감성 두피

어떤 상태일까?

- 과도한 스트레스 및 과로로 인한 두피의 긴장과 혈액순환 장애로 홍반 및 충혈이 보이는 상태
- 곰팡이, 박테리아, 바이러스 등의 세균 감염으로 트러블이 나타난 상태
- 감염으로 인한 염증이 심할 경우 탈모로 진행

어떻게 관리할까?

- 두피의 청결과 세균번식의 억제 및 전이예방에 주력
- 탈모로 진행되지 않도록 빠른 관리가 필요
- 환경오염에 의한 스트레스 예방
- 두피 마사지 시 심한 자극차단
- 뜨거운 스팀이나 높은 열의 사우나 등을 피할 것을 권장

비듬성 두피

어떤 상태일까?

- 비듬균의 이상증식으로 비듬 증가와 함께 가려움증을 동반
- 지성 비듬은 두피에 땀, 먼지 등이 달라붙어 모근주위에 각질이 엉키게 됨
- 건성 비듬은 두피가 건조해져서 생기므로 각질이 적은 비늘의 형태를 띠며, 작고 하얀 가루가 떨어지게 됨

어떻게 관리할까?

- 균을 억제하는 특수 관리와 적절한 스케일링이 필요
- 건성 비듬은 피지가 부족하여 생기는 경우이므로 과도한 세정은 금지
- 수분과 유분의 적절한 공급이 필요하므로 두피에 영양제를 공급하고 혈액 순환을 촉진하기 위해 두피 마사지를 병행
- 알칼리성 제품은 피하고 비듬 샴푸는 주 1~2회만 사용
- 지성 비듬은 피지조절과 균에 감염되지 않도록 주의

보너스

아로마 오일을 선택할 때도 지혜가 필요한지 알고 싶습니다.

- 비듬이 심한 사람 – 티트리 오일을
- 중·건성 두피인 사람 – 샌달우드나 로즈 오일을
- 민감성 두피인 사람 – 라벤더 오일을

선택하면 도움이 됩니다.

4) 두피를 가꾸는 나만의 허브

(1) 모발에 좋은 허브

모발의 상태에 따라서 허브 오일을 선택하여 두피를 마사지하면 보다 효율적으로 모발을 건강하게 유지할 수 있다.

- 지성의 두피에 좋은 허브 - 기름기가 생겨서 모발이 들러붙은 느낌이 들 때 로즈마리, 마리골드, 호스테일, 레몬 밤, 라벤더, 민트, 서던우드, 워치 헤이즐, 셀러리, 레몬 그래스 등

- 건성의 두피에 좋은 허브 - 머리를 감고 나도 윤기가 나지 않고 모발 끝이 갈라지고 들떠있는 느낌이 들 때 컴푸리, 라벤더, 마시멜로, 파슬리, 세이지, 카모마일 등
- 비듬성 두피에 좋은 허브 - 두피가 건강하지 못하여 비듬이 생겼을 때는 카모마일, 어니언, 파슬리, 로즈마리, 서던우드, 스팅잉 네틀, 타임, 알로에, 치커리 등
- 혈액순환을 도와주는 허브 - 두피에 자극을 주어 두피의 혈액순환을 돕게 하는 캐트민트(꽃, 잎), 카모마일, 컴푸리, 자스민, 일랑일랑, 민트 등
- 강장작용을 도와주는 허브 - 두피의 신진대사를 촉진시켜 모발의 재생작용을 활발하게 돕는 마리골드, 호스테일, 라임플라워, 나스터튬, 파슬리, 로즈마리, 세이지 등

(2) 허브를 이용한 린스

린스는 모발에 윤기를 주고 생장을 촉진하여 탈모를 방지하고 두피 가려움, 비듬을 방지하는 역할을 한다. 특히 허브를 이용한 식초 린스는 모발을 부드럽게 하고 기분을 상쾌하게 만들어준다. 식초는 일반적으로 사과나 와인식초를 사용한다. 허브를 이용한 나만의 린스를 만들어 보자.

① 로즈마리 린스

어떤 효과가 있을까?

- 피부를 재생시켜 늘어진 조직에 활력을 줌
- 비듬의 발생 억제 및 모발성장 촉진

어떻게 만들까?

- 물 500㎖에 드라이 로즈마리 1.5 큰 술을 넣음 → 물을 우려내 식힌 다음 허브액을 걸러내고 사용(그림 4-5).

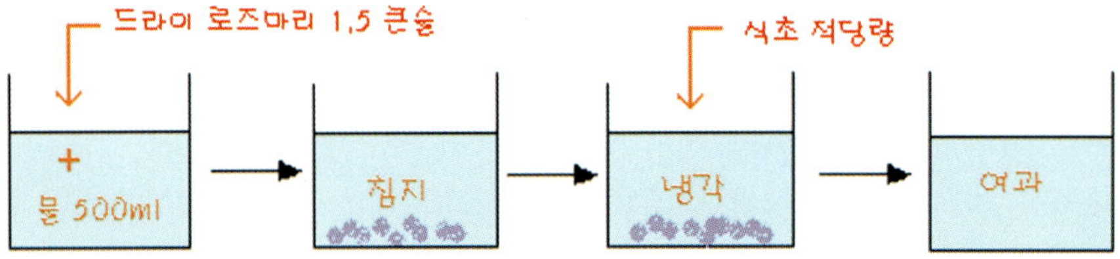

〈그림 4-5〉 로즈마리 린스 만들기

② 파슬리식초 린스

어떤 효과가 있을까?

- 파슬리는 모발의 성장촉진
- 티트리의 항균 성분으로 비듬억제

어떻게 만들까?

- 물 1ℓ, 식초 50㎖, 파슬리 1컵, 티트리 에센셜 오일 2방울 준비 → 냄비에 물을 넣고 끓으면 불을 끄고 파슬리를 담아 뚜껑을 덮고 15분 정도 침지 → 물이 식으면 식초와 오일을 혼합(그림 4-6).

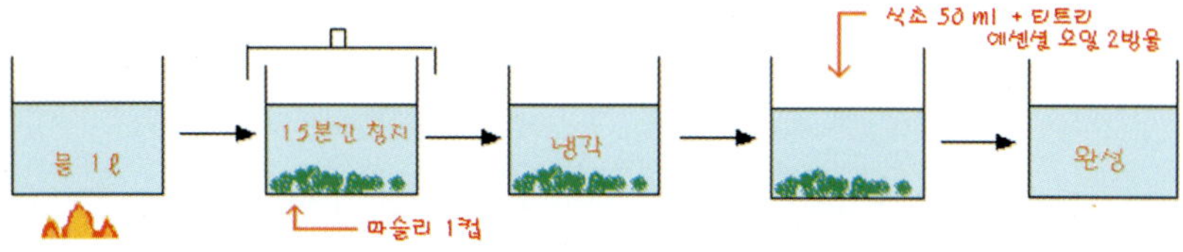

〈그림 4-6〉 파슬리 식초 린스 만들기

③ 카모마일식초 린스

어떤 효과가 있을까?

- 카모마일
  모발을 부드럽게 정화시키고 보호
  모발의 풍성함과 윤기제공
  효과적인 컨디셔닝 작용으로 두피와 모발을 강화
- 제라늄
  피지생성을 돕고 머리카락을 윤기 있게 가꿔줌

어떻게 만들까?

- 빈병에 카모마일을 반 정도 담고 식초를 병 가득 부어 뚜껑을 덮음 → 어두운 곳에 두고 하루에 1~2회 흔들어줌 → 10~15일 정도 방치한 다음 체에 걸러 카모마일식초 완성 → 물 1ℓ에 카모마일식초를 섞어 다른 용기에 담은 다음 글리세린 1/2 작은술과 제라늄 정유 1방울을 혼합(그림 4-7).

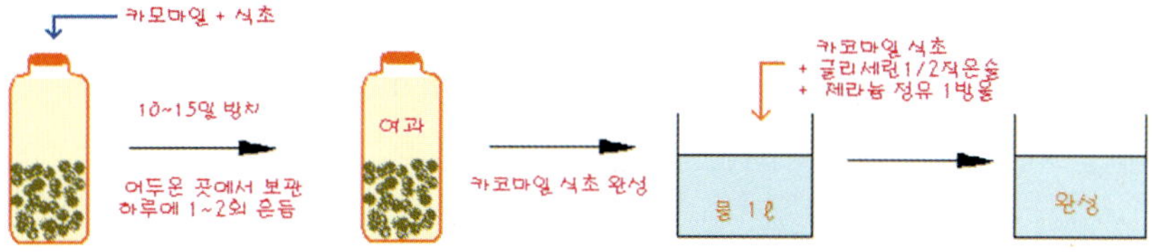

〈그림 4-7〉 카모마일 식초 린스 만들기

3. 모발을 좋게 하는 식품

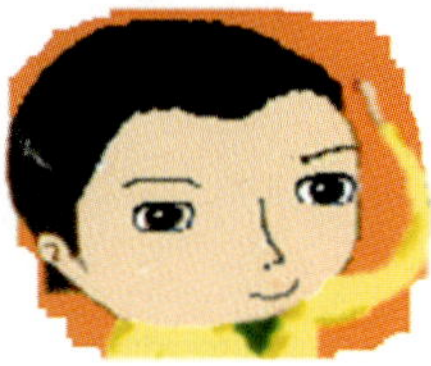

풍성하고 찰랑찰랑한 머릿결은 부러움과 시샘의 대상이다. 어떤 음식을 먹느냐에 따라 얼마나 부드러운 머릿결을 유지하느냐, 탈모를 예방하느냐가 좌우된다. 이것은 음식이 머릿결과 탈모에 밀접한 관계를 지닌 호르몬분비에 영향을 끼치기 때문이다. 탈모환자라면 가장 먼저 남성호르몬분비를 촉진하는 음식을 자제해야 하고 모발을 건강하게 해주는 음식을 많이 먹어야 한다.

식이요법으로 아름다운 머릿결을 유지하고 탈모를 예방할 수도 있으므로 식물성 식품과 모발의 주성분인 케라틴을 형성시킬 수 있는 단백질을 보충하는 것이 좋다. 또한 비타민 A는 케라틴형성에 도움을 주고, 비타민 D는 모발 재생효과가 있고, 비타민 E는 말초혈관을 넓혀 혈액순환을 돕는 등 모발을 건강하게 가꿔주는 역할을 한다. 음식을 잘만 알고 먹으면 풍성하고 찰랑찰랑한 머릿결을 만드는 것은 시간문제이다.

1) 모발이 좋아지는 식품
2) 탈모를 부르는 식품
3) 향기로 가득한 모발
4) 내 모발이 원하는 샴푸 찾기
5) 내 모발이 원하는 린스 찾기

1) 모발이 좋아지는 식품

모발의 성장에 필요한 영양을 풍부하게 가지고 있는 식품

다시마	**요오드(I)** • 모발의 발모를 촉진 • 해조류 특히 다시마 등
검은콩	**비타민 F(필수지방산)** • 모발을 윤기 나게 하는 역할 • 검은깨, 검은콩, 땅콩, 호도 등
호 박	**비타민 A** • 모발이 건조해지고 부스러지는 것을 방지하는 역할 • 부추, 호박, 당근, 간 유구, 쇠간, 우유 등
표고버섯	**비타민 B1** • 두피에 열이 생겨 각질층이 헐어 생긴 비듬예방 • 밀의 배아, 효모, 돼지고기, 마른 새우, 콩, 셀러리, 표고버섯, 현미 등
과 일	**비타민 C** • 정신적인 쇼크와 스트레스로부터 흰 모발을 예방 • 신선한 채소나 과일 등
녹황색 채소	**비타민 E** • 세포막의 산화작용을 예방 • 녹황색 채소, 당근 등
조 개	**아 연(Zn)** • 모발을 튼튼하고 윤기 있게, 특히 흰 모발 예방 • 조개, 시금치, 해바라기씨 등
계 란	**유 황(S)** • 모발의 노화예방 • 콩, 닭고기, 쇠고기, 생선, 계란, 우유 등
감	**탄닌산(tannic acid)** • 피부 모공의 수렴작용과 항균작용 • 녹차, 감 등
가루 녹차	**카테킨(catechins)** • 항 안드로겐 특성으로 탈모 방지 • 가루 녹차 등
호 도	• 철분, 칼슘, 구리, 엽산 등이 많은 해조류, 녹황색 채소, 잣, 호도 등

2) 탈모를 부르는 식품

일상에서 섭취하는 식품에서 다음의 사항을 유의하면 탈모를 예방할 뿐만 아니라 모근의 건강을 도와 모발이 희어지는 것도 예방할 수 있다.

- 쓴맛, 단맛, 신맛, 짠맛, 매운맛의 자극성이 강한 식품은 탈모를 촉진
- 커피에 설탕을 듬뿍 넣어 마시게 되면, 커피의 쓴맛과 설탕의 단맛이 상승 작용을 하여 탈모가 촉진
- 해초류, 과일류, 야채류의 섭취가 부족했을 때
- 매일 섭취하는 식사의 영양소의 균형이 잘못되었을 때
- 산성 식품과 알칼리성 식품이 조화를 이루지 못했을 때

사과 단호박 겨자무침

• 준비할 재료

사과 1개, 단호박 1/2개, 셀러리 1대, 레몬즙 1/4개 분량, 소스(마요네즈 3큰 술, 연겨자 1/2큰 술, 꿀 1큰 술반, 레몬즙 1~6개 분량)

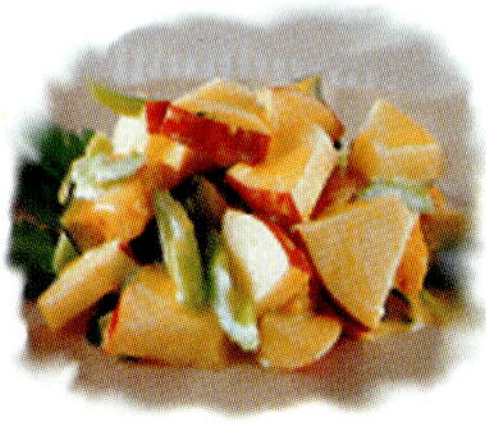

• 만드는 법

① 사과는 깨끗이 씻어 8등분 한 후 1cm 두께로 잘라 레몬즙을 뿌려 둔다.
② 단호박은 속씨를 긁어내고 김이 오른 찜통에서 15분 정도 쪄낸 다음 식으면 1cm 폭으로 자른다.
③ 사과와 단호박, 셀러리를 볼에 담고 분량의 재료를 섞어 만든 소스로 고루 무쳐낸다.

토마토 청포묵무침

• 준비할 재료

토마토 2개, 청포묵 1모, 부추 50g, 양념장(간장 2큰 술, 식초 2큰 술, 설탕 1큰 술, 참기름 1/2작은 술, 통깨 1작은 술, 다진 마늘 1작은 술, 물엿 1큰 술)

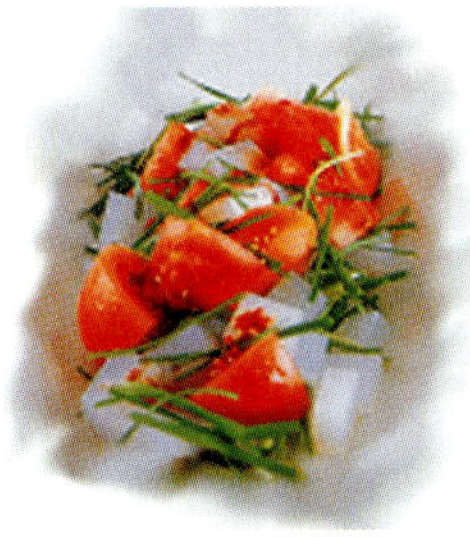

• 만드는 법

① 토마토는 꼭지를 떼고 한 입 크기로 자르고 부추는 다듬어 1cm 길이로 자른다. 청포묵은 사방 1.5cm로 깍둑 썬 다음 끓는 물에 데쳐 찬물에 헹군다.
② 분량의 재료를 섞어 양념장을 만든다.
③ 토마토, 청포묵, 부추에 양념장을 넣어 무쳐낸다.

검은깨 두부찜

• 준비할 재료

두부 1/2모, 닭 가슴살 1쪽, 검은깨 2큰 술, 소금 1작은 술, 다진 마늘 2작은 술, 생강즙 1큰 술, 참기름 · 깨소금 1작은 술씩, 달걀 푼 물 1/2개 분량, 양념장(간장 1큰 술, 청주 1큰 술, 다진 실파 · 붉은 고추 약간씩)

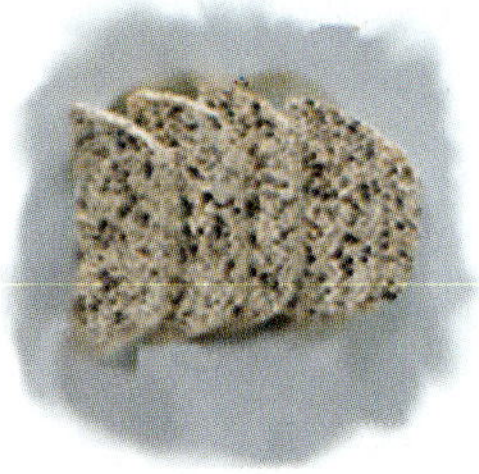

• 만드는 법

① 두부는 으깨어 면보에 싸서 물기를 짠다. 닭 가슴살은 다지고 검정깨는 곱게 간다.
② 소금, 다진 마늘, 생강즙, 참기름, 깨소금을 넣고 달걀 푼 물을 넣은 다음 잘 섞어준다.
③ 오목한 그릇에 참기름을 바르고 위의 재료를 넣고 찜통에 20분간 찐다.

유자 드레싱 샐러드

• 준비할 재료

유자청 2큰 술, 양상추잎 2장, 셀러리 1/4대, 양파 1/4개, 토마토 1/4개, 당근 1/4개, 오이 1/4개, 피망 1/4개, 소금 적당량, 드레싱(다진 피클 1큰 술, 으깬 삶은 달걀 1큰 술, 마요네즈 3큰 술, 다진 양파 1큰 술, 소금 · 후추 약간씩)

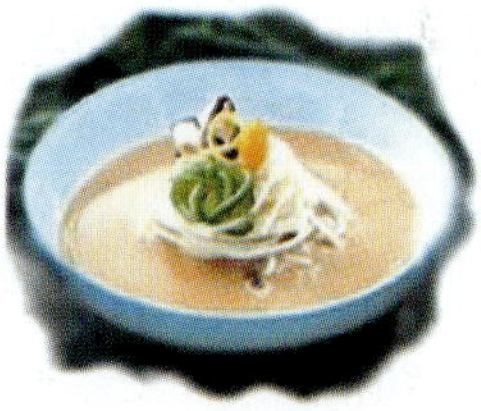

• 만드는 법

① 유자청은 찬물에 씻은 후 물기를 제거하고, 양상추는 먹기 좋은 크기로 자른다. 당근과 토마토는 얇게 썰고, 셀러리는 결의 반대방향으로 썬다.
② 오이는 소금으로 비벼 씻어 어슷 썰고, 양파와 피망은 링으로 얇게 썬다.
③ 야채를 얼음물에 담가 두었다가 체에 밭쳐 물기를 뺀다.
④ 재료를 섞어 드레싱을 만든 후 샐러드 위에 끼얹는다.

복분자 소스를 곁들인 수삼 농어 말이

• 준비할 재료

수삼 70g, 농어 1마리, 소금 · 후춧가루 · 레몬즙 약간씩, 복분자 소스(복분자 원액 1/2컵, 청주 약간, 레몬 1/2개)

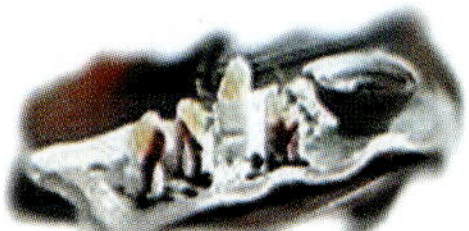

• 만드는 법

① 수삼은 깨끗하게 손질한 후 곱게 채 썬다.
② 농어는 3장 포를 떠서 얇게 저민 다음 소금, 후춧가루, 레몬즙 등을 넣어 잠시 재워둔다.
③ ②의 농어포에 수삼을 적당량 넣고 알맞은 크기로 말아 프라이팬에서 지져낸다.
④ 복분자차에 끓여서 알코올을 제거한 후 청주와 레몬을 넣고 졸여 복분자 소스를 만들어 곁들인다.

고등어 오렌지 꿀 소스 구이

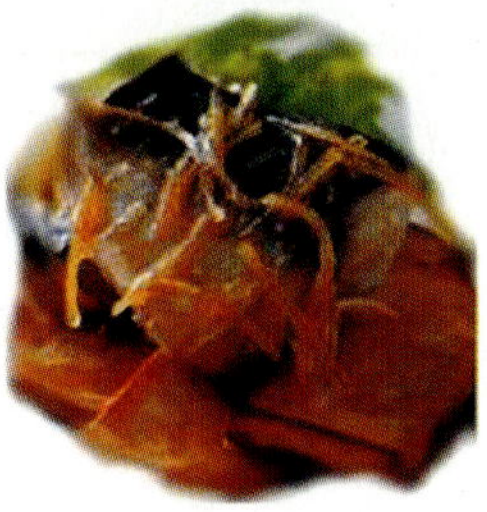

• 준비할 재료

고등어 1마리, 고구마 300g, 소금 1큰 술, 후추 · 올리브오일 1/2큰 술씩, 꿀 소스(꿀 4큰 술, 물 · 오렌지 과즙 · 맛술 1/2컵씩, 오렌지 껍질 · 소금 약간씩)

• 만드는 법

① 고등어는 포를 떠서 토막을 내고, 소금과 후추로 밑간해서 재워둔다.
② 달군 팬에 올리브오일을 두르고 재워둔 고등어를 넣어 고루 익힌다.
③ 고구마는 4×2cm 크기로 잘라 모서리를 정리한 다음 물에 담가 전분기를 뺀 뒤, 기름에 노릇하게 튀겨낸다.
④ 오렌지로 과즙을 만들고, 껍질은 얄팍하게 저며 채를 썬다.
⑤ 냄비에 분량의 물, 맛술, 꿀을 넣어 끓인 뒤 오렌지과즙과 껍질을 넣고 더 끓여 소스를 만든다.
⑥ 접시에 튀긴 고구마를 깔고 구운 고등어를 얹은 뒤 소스를 고루 뿌려낸다.

3) 향기로 가득한 모발

모발은 두피에서 영양을 공급받는 상황에 따라 모발의 상태가 결정된다. 모발의 상태에 따라서 허브 오일을 선택하여 두피를 마사지하면 보다 건강하게 유지할 수 있다.

- **모발이 건성일 때**
  컴푸리, 라벤더, 마시멜로, 파슬리, 세이지, 카모마일 등을 이용
- **모발이 지성일 때**
  로즈마리, 마리골드, 호스테일, 레몬 밤, 라벤더, 민트, 서던우드, 워치 헤이즐, 셀러리, 레몬 그래스 등을 이용
- **비듬제거용 허브**
  카모마일, 어니언, 파슬리, 로즈마리, 서던우드, 스팅잉, 네틀, 타임, 알로에, 치커리 등을 이용
- **두피에 자극을 주는 허브**
  캐트민트(꽃, 잎), 카모마일, 컴푸리, 자스민, 일랑일랑, 민트 등을 이용
- **두피에 대한 강장작용**
  마리골드, 호스테일, 라임플라워, 나스터튬, 파슬리, 로즈마리 등을 이용

4) 내 모발이 원하는 샴푸 찾기

모발이 원하는 샴푸의 종류를 알아보자!

① 지성 모발용 샴푸(Oily hair shampoo)

- 과도한 피지의 분비를 조절하고 지성 두피를 완화시키는 샴푸
- 레몬이나 라임 샴푸 등을 많이 사용

보너스

지성 모발을 위한 샴푸와 린스, 어떻게 만들까?

- **알로에 샴푸**
  - 비듬이 있거나 기름때가 잘 끼는 지성 모발에 효과
  - 알로에 분말을 물에 잘 풀어 20분 정도 끓인 다음 차가워지면 병에 담고 소금을 넣어 녹인다. 올리브유와 옥수수기름을 첨가한다.
- **양배추, 양파린스**
  - 머릿결을 부드럽고 윤기 있게 가꾸어 주고 빗질을 쉽게 해 주는 헹굼액
  - 양배추, 양파, 깻잎을 손질 후 자르고 큰 병에 야채를 넣고 식초를 부어 밀봉 후 일주일이 지나면 체에 걸러 이에 오일을 섞어 사용.

② 건성 모발용 샴푸(Dry hair shampoo)

- 모발이 건조하여 푸석거리는 모발에 수분과 영양공급을 해주는 샴푸
- 보습효과를 위해 식물성 오일, 실리콘 오일이 들어있어 모발 표피층에 막을 형성하여 수분을 유지

③ 손상 모발용 샴푸(Damage-hair shampoo)]

- 화학적 처리나 과도한 드라이어 사용 등으로 손상된 모발을 위한 샴푸
- 영양성분을 첨가(실리콘 오일, 유황 기름첨가)하여 탄력성을 증진

④ 가는 모발용 샴푸

- 끈적임이 없고 모발강화 효과로 볼륨감을 지속해주는 샴푸
- 볼륨감을 주기 위해 콜라겐과 같은 단백질성분이 강화되어야 함

⑤ 탈모 방지용 샴푸(Anti-hair loss shampoo)

- 혈액순환장애로 인한 탈모와 피지의 과다분비, 영양부족으로 인한 탈모를 해결해주는 샴푸

⑥ 비듬 방지용 샴푸(Anti-dandruff shampoo)

- 각질과 비듬제거, 세균의 증식억제 및 피부질환의 치료효과가 있는 샴푸

⑦ 민감성용 샴푸

- 부드럽게 세정되며, 특히 피부에 순하게 작용하며, 민감한 두피를 진정시키고 이완해주는 샴푸
- 피부의 방어막을 강화시켜 자기 방어를 할 수 있도록 두피와 모발을 보호

⑧ 염색 모발용 샴푸(Colored hair shampoo)

- 염색 모발 산화방지, 모발의 색상 유지 및 모발 보호 샴푸
- 염색 후 부풀어 오른 표피를 수렴시킴
- pH는 4.5~5.5의 약산성

⑨ 파마전용 샴푸(Permanent hair shampoo)

- 파마 후 컬(curl)의 탄력을 유지시켜 주며 파마시 화학처리로 손상된 모발에 영양을 보충해주기 위한 샴푸

⑩ 베이비용 샴푸(Babe shampoo)

- 어린이의 약한 피부와 눈에 자극이 낮은 어린이전용 샴푸
- 탈지력이 약하고 저자극성의 샴푸

⑪ 산성 밸런스용 샴푸(Acid-balanced shampoo)

- 펌이나 염색 블리치 등으로 손상된 모발을 약산성으로 유지해주는 제품
- 자극이 적고 모발과 두피의 단백질을 변형시키지 않는 샴푸

⑫ 허벌 샴푸제(Herbal shampoo)

- 고급 알코올제의 세제 사용으로 식물의 엑기스를 첨가하여 두피의 생리적 기능을 조절하는 샴푸
- 소염, 진염, 탈취, 살균, 단백질 합성과 세정작용을 하는 샴푸

⑬ 샴푸 린스 겸용 샴푸

- 바쁜 현대인들을 위해 음·양이온성 복합체를 린스제로 배합한 샴푸

보너스

나만의 향, 나만의 샴푸

나에게 어울리는 나만의 샴푸를 만들려면 시중에서 판매되고 있는 샴푸를 선정한 후 모 발에 영양을 주는 아로마 오일, 로즈마리, 라벤더, 로즈제라늄, 레몬, 샌달우드, 주니퍼베리, 일랑일랑 등의 오일 중 하나를 샴푸에 한 방울 떨어뜨려 섞은 후에 머리를 감는다. 이런 에센셜 오일이 첨가된 샴푸를 사용하면 모발의 보습과 영양공급에 더욱 좋다.

4) 내 모발이 원하는 린스 찾기

① 산 균형 린스

- 파마, 염색 등 시술 후에 모발에 남아있는 알칼리성분을 중화시키는 린스
- 레몬, 과일산, 구연산 등 사용
- 표백작용이 있으므로 장시간 사용은 금물

② 컨디셔닝 린스

- 양이온 계면활성제가 주성분으로서 영양을 공급하여 주는 린스
- 고급 알코올, 스쿠알렌, 라놀린 등의 성분이 함유된 컨디셔닝제

③ 자외선차단 린스

- 자외선으로 인한 모발의 탈색이나 변성을 방지하는 린스

④ 비듬제거 린스

- 각질 용해제, 피지분비물 억제 비타민류, 살균제 및 습윤제 등이 배합
- 비듬제거 샴푸제와 같이 사용하면 효과적

⑤ 컬러 픽스 린스

- 염색 후 모발에 이중막형성 색소의 산화를 막아 퇴색을 방지하는 린스

린스를 직접 만들어 보자!

- **준비할 재료**

사과식초 또는 매실 엑기스 1병, 로즈마리, 라벤더, 타임, 딜, 펜넬, 세이지, 타라곤, 바질 등의 허브 중에서 자신의 취향에 맞는 재료를 선택하여 사용

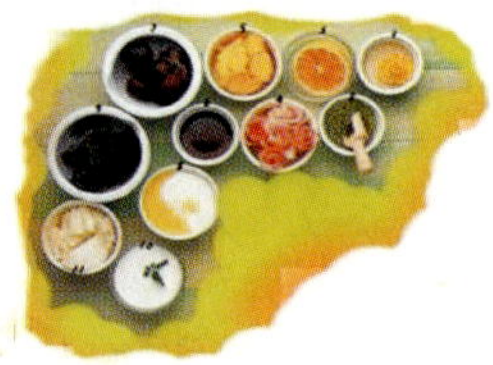

- **만드는 법**

① 유리병에 식초와 물기를 제거한 프레시 허브를 약 3~5줄기 첨가
② 잘 밀봉하여 빛이 들지 않는 곳에 2~3주 동안 보관
③ 가끔씩 병을 흔들어 허브 향과 성분 우려냄
④ 1~2주 후에 내용물을 꺼내고 캐리어 오일(호호바 오일)을 약간 첨가
⑤ 샴푸 후 허브 린스를 10㎖ 정도 물에 넣고 헹군 후 미지근한 물로 씻음

4. 모발, 이것이 문제

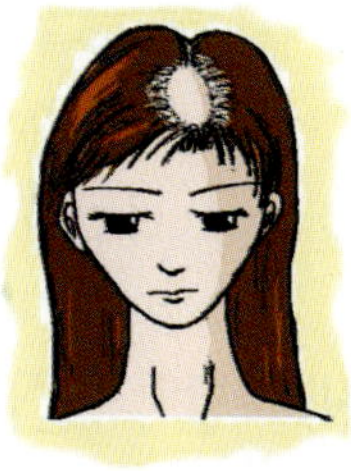

일반적으로 사람들은 모발이 빠지기 시작하면 혹시 대머리가 되지 않을까 하는 마음에 심리적으로 상당히 불안해한다. 이러한 심리적 불안감은 외모를 의식한 결과일 것이다. 빠지지 말아야 할 모발이 빠지면 외모에 적잖은 영향을 미친다. 그러나 외모에 미치는 영향보다 더 중요한 것은 모발이 두 개강을 보호하고 두 개강은 뇌조직을 보호하는 역할을 하며 자외선이나 추위에 침해를 받지 않도록 보호하는 역할도 한다. 이와 같은 중요성을 지닌 모발에 문제가 생겼을 때 건강하고 아름다운 모발을 가꾸는 방법과 음식에 대하여 알아보자.

1) 자꾸 빠지는 모발 해결하기
2) 희어지는 모발 해결하기
3) 갈라지는 모발 해결하기
4) 비듬성 모발 해결하기
5) 손상된 모발 해결하기

1) 자꾸 빠지는 모발 해결하기

사람의 모발은 이른 봄과 가을철에 비교적 많이 빠진다. 그러나 스트레스를 받게 되면 계절에 관계없이 탈모가 생기고 스트레스가 심해지면 자신의 약한 부위에 해당하는 두피에서 탈모가 심해진다.

모발은 하루에 80~100개 정도 빠지게 되나 보통 120개 이상 빠지면 탈모의 증상이므로 좋은 음식, 특히 양질의 단백질과 지방을 즐겨 섭취하고 스트레스를 해소하는 방법을 스스로 강구하여야 더 이상의 탈모를 막을 수가 있다.

(1) 모발이 빠지는 요인

① 건강

- 전신의 영양상태가 나빠지면 모근의 영양도 나빠져 새로운 모발의 생성에 장애
- 모발이 하루에 120개 이상 빠지거나 이런 증상이 심해지면 대머리가 되므로 의사와 건강에 관하여 상의하여 관리
- 탈모되는 부위로부터 건강상태를 예측(그림 4-8)

② 계절과 자외선

- 탈모는 계절과 관계가 깊어 이른 봄과 가을이 되면 비교적 심해짐
- 날씨가 건조하고 기온차가 심해지면 두피가 자극을 받게 되어 모발이 푸석푸석하고 탈모가 진행
- 강한 햇볕은 모공에서 땀과 피지의 분비량을 증가
- 모공이 수축되면 모발의 굵기가 가늘어짐
- 모공의 수축이 더욱 진행되면 대머리로 진행

③ 호르몬

- 남성호르몬인 안드로겐(androgen)은 모낭을 수축시키는 작용으로 탈모 발생
- 여성호르몬의 에스트로겐(estrogen)은 모근에 탄력을 주므로 남성호르몬과는 달리 탈모를 예방하고 발모를 도움

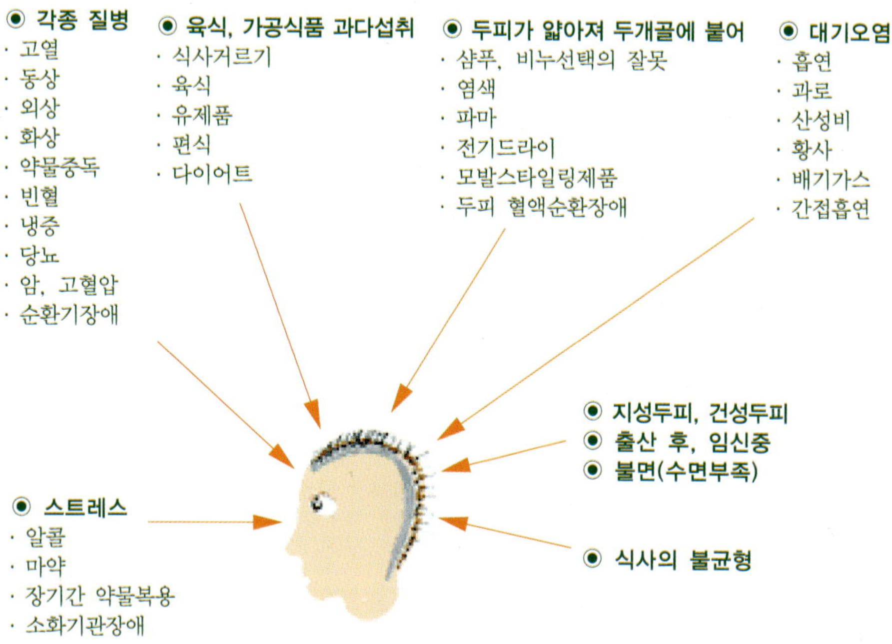

(2) 탈모의 예방 습관

① 항상 모발의 청결을 유지

- 샴푸는 모발의 오염상태에 따라 횟수가 다르나 대략 2일에 한 번 정도가 적당
- 외출 후 모발에 붙어있는 먼지나 꽃가루, 환경오염물질 등을 브러시로 제거

② 헤어스타일을 간편하게

- 특별한 손질이 필요하지 않은 간단한 헤어스타일 권장
- 빗은 빗살이 넓고 끝이 동그란 빗을 권장
- 모발에 드라이어나 과도하게 열을 가하지 않도록 주의

③ 올바른 방법으로 샴푸와 린스를

- 샴푸는 모발타입에 따라 선택
- 샴푸제가 모발에 남아있지 않도록 충분히 헹굼
- 린스는 모발타입에 따라 선택

④ 이로운 음식을 섭취하고 해로운 음식 피하기

- 호르몬의 균형, 비타민과 미네랄이 충분히 함유된 식품섭취(각종 야채, 과일)
- 아미노산 등이 풍부하게 함유된 식품섭취(계란, 무, 겨자, 마늘 등)

⑤ 금연을 함

- 흡연은 혈액순환을 방해하기 때문에 모발의 성장부진을 촉진
- 흡연은 모발의 흐름을 방해하기 때문에 모발의 탈모를 촉진

⑥ 운동으로 예방

- 혈액순환을 좋게 하므로 탈모예방을 도움
- 스트레스가 탈모의 원인이 되므로 스포츠 활동을 통해 기분을 즐겁게 하는 것도 도움이 됨

(3) 탈모증

정확한 탈모증의 원인이 밝혀진 것은 아니지만 남성호르몬과 유전에 의해 모낭이 축소되어 발생하는 것으로 추정하고 있다. 이러한 요인 이외에 날로 심각해지고 있는 환경오염과 매년 가공식품의 섭취량이 증가하고 있는 요인들은 탈모를 더욱 촉진시킨다. 다만, 모낭만 살아있다면 탈모를 최대한 막을 수는 있다. 남성과 여성의 탈모환자의 비교표는 (표 4-2)로 나타내었다.

〈표 4-2〉 남성과 여성의 탈모증

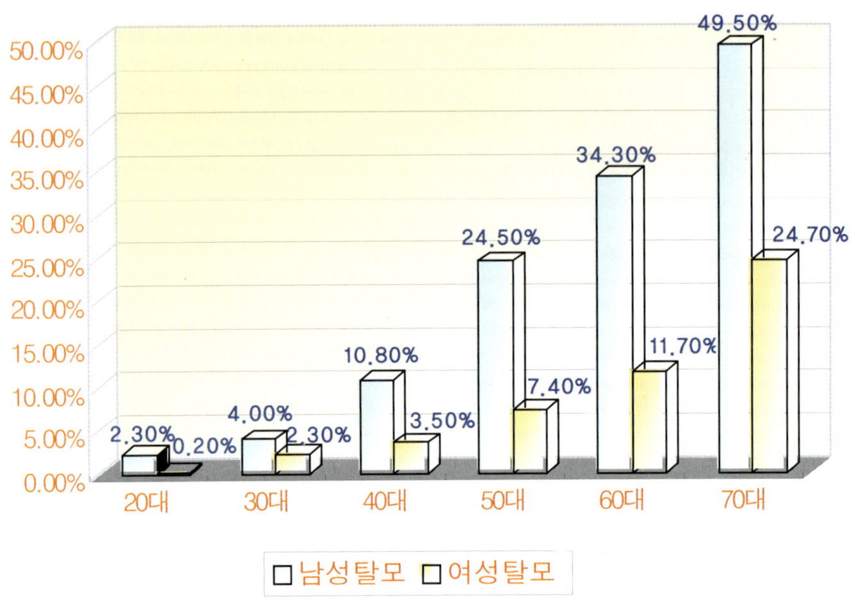

(4) 남성에게 나타나는 탈모증

① 남성형 탈모

- 가장 흔한 형태의 탈모로 앞 이마선을 기준으로 M자 형태로 탈모가 발생하면서 점차 정수리 부분으로 확대됨(그림 4-9).
- 유전 및 호르몬의 작용으로 나타남

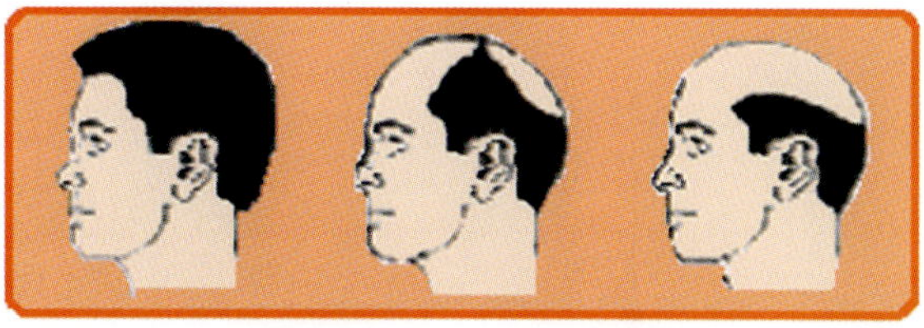

〈그림 4-9〉 남성형 탈모

② 원형 탈모

- 외상이나 자각증상 없이 1~5cm 직경의 원형 또는 타원형 탈모반 형성
- 유전, 비특이적 면역체계 또는 자가면역질환, 스트레스 등으로 나타남
- 4~12개월 후 자연재생하나 관자놀이와 뒤통수 쪽 탈모반이 연결되면서 두피 전체로 확대되면 국소부신피질호르몬제 연고나 주사요법으로 치료

(5) 여성에게 나타나는 탈모증

① 안드로겐성 탈모

- 피임약 복용 및 과도한 다이어트, 스트레스로 인해 남성호르몬의 수치가 높아지거나 폐경기에 호르몬의 부조화가 발생할 경우에 탈모가 발생
- 남성형 탈모와 달리 앞 이마선은 그대로 살아있는 반면 가르마 주변이 점차 넓어지는 형태로 진행(그림 4-10).

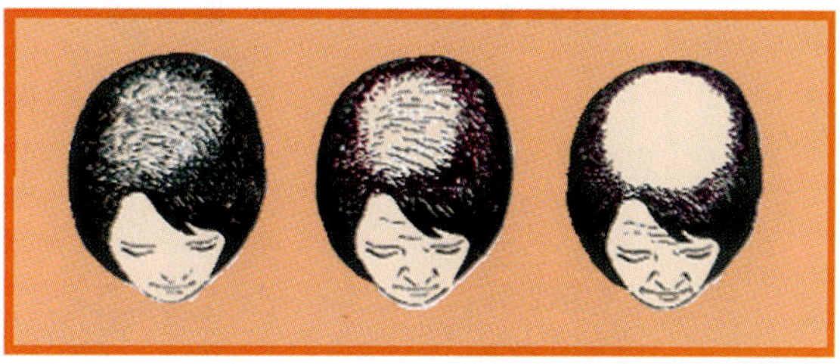

〈그림 4-10〉 안드로겐성 탈모

② 산후 휴지기 탈모

- 출산 후 2~5개월 시점에서 발생
- 6~12개월 후 상당부분 회복되며 단, 스트레스 등의 원인으로 정상회복이 되지 않는 경우 탈모증상이 장기간 유지될 수 있으므로 주의요망

(6) 탈모 자가진단

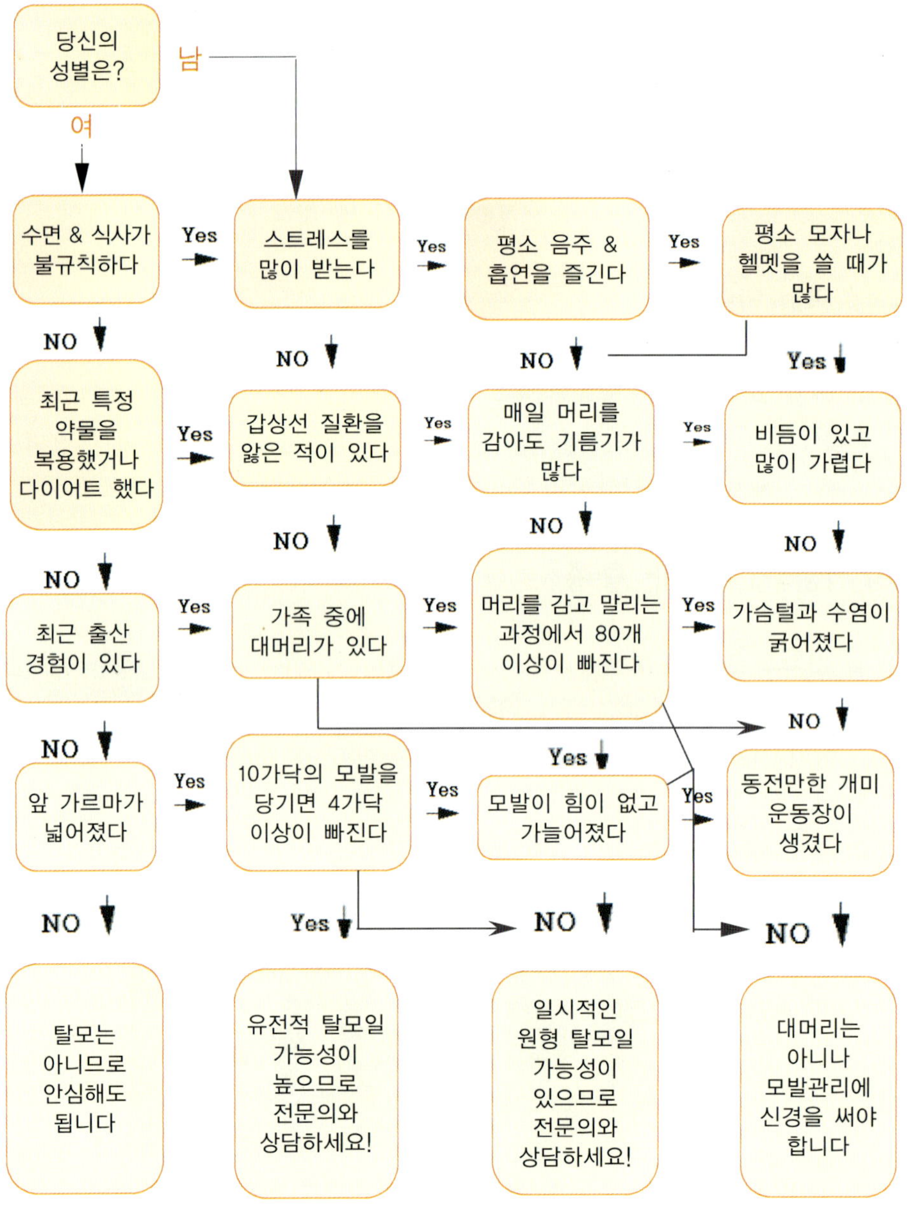

2) 희어지는 모발 해결하기

흰 모발은 멜라닌을 만드는 모발속의 색소세포의 기능이 나빠지는 일종의 노화 현상이나 요즘은 연령층의 제한 없이 흰 모발이 크게 늘어나는데 이는 잘못된 식생활이 가장 큰 원인이며 과다한 스트레스가 이를 더욱 악화시키기도 한다.

70세까지도 검고 아름다운 모발을 갖기 원하거나 흰 모발이 다시 검어지기를 원하는 사람은 들깨꿀이 좋다. 더욱이 들깨꿀은 누구나 손쉽게 만들 수 있어 좋으며 대머리인 사람도 큰 효과를 본다.

들깨꿀 만들기

들깨꿀은 인도의 오래도니 불교의학과 「본초강목」에 정신환(精神丸)으로 소개되어 있으며 최근 일본에서 이를 과학적으로 증명하였다.

- 100g의 볶은 들깨를 잘 으깨 크림상태로 걸쭉하게 만든 후, 취향에 따라 꿀을 50~80g 섞어 만들어 하루에 한 스푼(약 30g)을 그대로 먹거나 잼 대신으로 맛이 있음
- 살이 좀 찐 사람은 식전에, 살이 찌기를 원하는 사람은 식후에 섭취
- 한방에서 자양강장 또는 혈액생성의 촉진제로 사용하는 하수오 분말을 하루에 1g 정도 들깨 꿀에 섞어 이용
- 하수오 분말을 섞을 때는 곰팡이가 생기기 쉬우므로 일주일정도 사용할 분량만을 만들어 냉장보관하면서 사용

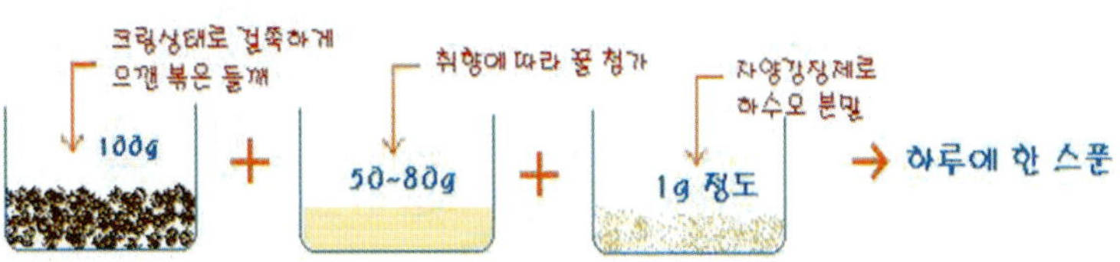

〈그림 4-11〉 들깨꿀 만들기

보너스

콩비지찌개가 희어지는 모발을 예방해요!!

- **역할** – 콩에는 스태미나, 특히 정력이 강해지는데 필요한 단백질이 40%나 들어있다. 또한 불포화지방산은 혈중 콜레스테롤의 양을 떨어뜨려 주고 비타민 또는 미용과 노화방지, 흰 모발 예방에 좋다.
- **만드는 법**

① 냄비에 물 2컵을 붓고 각종 재료를 넣고 끓인다.
② 국물이 끓기 시작하면 곱게 놓은 콩물을 붓고 중불에서 국자로 멍울이 없게 잘 저어준다.
③ 냄비의 뚜껑을 덮고 한 소금 끓인 다음 다시 한번 부르르 끓여 콩 비린내가 나지 않을 정도로 익으면 불을 끄고 뚝배기에 담아낸다.

3) 갈라지는 모발 해결하기

(1) 겨울이 되면서 모발이 푸석거리는 이유

- 두피의 각질화현상
- 환절기에 일어나는 탈모현상
- 건조에 의한 손상
- 대기오염에 의한 손상

(2) 윤기가 없고 푸석푸석한 모발 손질하기

- 샴푸, 린스의 사용 – 모발의 상태에 따라 전용샴푸, 린스를 사용
- 모발을 건조시킬 때 – 선풍기보다는 자연바람
- 모발을 세팅할 때 – 드라이어는 강하고 뜨거운 바람에 주의
- 트리트먼트 사용 – 일주일에 2~3회로 모발에 영양을 공급
- 스팀타월 사용 – 트리트먼트 후 5~10분간 스팀타월로 트리트먼트의 효과를 극대화

(3) 모발 끝이 갈라질 때의 손질하기

- 손상된 모발 끝을 잘라냄 - 손상된 모발은 회복이 불가능하므로 잘라냄
- 손상진행중인 모발 관리 - 모발 끝에 헤어 에센스나 헤어 오일 사용
- 샴푸 후 린스 반드시 사용 - 알칼리성 샴푸의 잔유물로부터 모발을 보호하기 위해 린스를 반드시 사용

4) 비듬 많은 모발 해결하기

(1) 비듬은 왜 생기나?

- 남성 호르몬인 안드로겐의 분비가 증가할 때
- 머리를 감은 후 샴푸나 비누가 남아있을 때
- 모발을 청결하게 유지하지 않았을 때

(2) 비듬은 어떻게 치료하나?

- 일반적인 증상의 비듬 - 일주일에 2~3회 샴푸, 린스로 해결
- 심각해진 증상의 비듬 - 유황성분, 항효모균제 등의 성분이 포함된 약용 샴푸 사용
- 비듬 샴푸제 선택요령 - 여러 종류의 전용샴푸제를 번갈아가면서 사용
- 비듬치료를 위한 성분 - 피리치온 징크(pyrithione zinc), 살리실산, 셀레니움(selenium), 유황(sulfur), 콜타르 등의 성분이 함유된 약용샴푸 사용을 권장

(3) 식품으로 비듬이 예방되나?

- 위에 열이 많아서 생긴 비듬에는 위열을 제거하고 혈액순환을 맑게 해 주는 부추 섭취
- 기름진 음식을 먹어 생긴 비듬에는 찬 성질이 강한 대나무잎이 효과적
- 혈액의 생성기능을 도와주는 식품으로 당근, 대추, 굴, 참깨가 효과적

5) 손상된 모발 해결하기

(1) 모발손상 예방지식

- 모발은 자기회복력이 없으므로 정상적인 모발은 손상되지 않도록 하고 손상된 모발은 그 이상 진행되지 않도록 끊임없이 보호관리 하는 것이 중요
- 모발 끝이 쉽게 갈라지는 지성 모발, 조금 건조한 날씨에도 금세 푸석푸석해지는 건성 모발로 구분하여 관리

① 지성 모발! 이렇게 지키자!

지성 모발은 피지분비량이 많아 노폐물과 먼지가 부착되어 모발이 축 늘어지고 쉽게 더러워지는 것이 특징

- 샴푸 전, 브러싱으로 비듬·노폐물 등을 제거하고 혈액을 촉진시켜 머릿결을 고르게 해주는 것이 핵심
- 샴푸할 때는 30~48℃의 물로 모발을 충분히 적셔준 후, 샴푸를 손가락 끝으로 가볍게 마사지하여 노화된 각질, 비듬 등의 노폐물을 깨끗이 제거
- 샴푸는 이틀에 한 번 정도, 샴푸 후 수건으로 물기를 닦은 후 린스를 사용하여 다시 빗질을 서너 번 한 다음, 1~2분 후에 헹궈 모발 끝이 갈라지는 건조현상을 예방
- 트리트먼트는 소홀히 하면, 손상이 빨리 촉진되므로 일주일에 두 번 정도

② 건성 모발! 이렇게 지키자!

건성 모발은 피지보호막이 약하여 쉽게 부서지기 쉬우며 촉감이 거칠고 육안으로도 푸석푸석해 보이는 것이 특징

- 두피에 각질이 일어나 가렵거나 비듬이 생길 우려가 있으므로 너무 자주 샴푸 하지 않는 것이 효과적
- 가장 중요한 것은 수분유지! 샴푸 후, 수건으로 가볍게 닦아 건조된 모발에 트리트먼트 크림을 적당량 덜어 모발 끝 부분부터 전체적으로 구석구석 잘 발라 모발을 보호

(2) 모발관리 이렇게 해보자!

- 쨍쨍 햇빛! 난 싫어, 자외선
- 너무 뜨거우면 안돼, 스타일링 기계
- 샴푸, 이것만은 알아두자!
- 애프터서비스가 중요! 파마 후 관리
- 컬러링 후! 모발관리

헤어 트리트먼트 일주일간의 여행 플랜(hair treatment plan)

1days 머릿결에 맞는 샴푸와 린스 선택하기

- 헤어트리트먼트의 제일 첫 번째 과정은 자신의 모발타입에 맞는 샴푸와 린스를 선택하여 모발의 청결이 포인트!

2days 트리트먼트제로 마사지하고 스팀타월

- 샴푸 후, 트리트먼트제를 모발의 끝 부분을 중심으로 펴 바른 다음 스팀타월로 10~15분 정도 모발 전체를 미지근한 물로 헹구는 것이 포인트!

3days 두피 마사지하기

- 샴푸를 한 뒤 손가락으로 꾹꾹 누르는 두피 마사지를 하면 두피의 혈행이 좋아지면서 비듬이나 탈모가 방지되므로 두피의 마사지가 포인트!

4days 헤어에센스와 앰플로 영양 공급하기

- 헤어에센스와 앰플은 모발을 탄력 있게 만들어주고 두피에 작용하여 모발이 건강하게 자라도록 도와줌
- 비듬이나 탈모가 있는 사람은 두피에 충분한 영양공급이 포인트!

5days 헤어팩하기

- 적당량의 헤어팩 제품을 모발 전체에 골고루 바른 다음 랩이나 샤워캡으로 모발을 감싸주고, 그 위에 스팀타월로 15분 정도 한 번 더 감싸줌
- 미지근한 물로 잘 헹구는 것이 포인트!

6days 상한 모발 끝 커트하기

- 회복이 불가능한 모발의 끝 부분을 2cm 정도 자르는 것이 포인트!

7days 헤어로션으로 머릿결 정리하기

- 마지막 정리과정으로 샴푸 후 헤어로션을 발라 트리트먼트하기
- 로션을 바르면서 두피를 한 번 더 마사지하는 것이 포인트!

(3) 모발관리 이것만은 피하자!

① 샴푸 중간에 빗질하기

- 샴푸하는 중간에 더욱 깨끗하게 씻어야겠다는 생각으로 빗질을 하면 두피의 건강을 해치는 지름길

② 젖은 모발 타월로 문질러 닦기

- 젖은 모발을 말릴 때 타월을 대고 문지르면 모발손상의 지름길

③ 젖은 모발 촘촘한 빗으로 빗기

- 샴푸 후 헝클어진 머릿결을 촘촘한 빗으로 억지로 빗어 내리면 심할 경우 모발이 끊어지게 하는 지름길

④ 손톱으로 박박 문지르기

- 샴푸하면서 두피를 손톱으로 문질러 자극하면 비듬이 생기거나 두피에 손상을 주는 지름길

(4) 문제 모발 달래기

① 엉키고 상하기 쉬운 모발

- 모발을 깨끗하고 윤기 있게 유지하려면 머리 감기 전후에 혈액순환과 모발의 영양공급이 원활해지게 하기 위해서 브러싱을 하는 것이 포인트!
- 빗은 끝 부분이 둥근 것을 선택

② 모발 끝이 갈라지는 모발

- 강한 자극으로 큐티클 층이 완전히 파괴된 상태
- 한번 파괴된 큐티클 층은 회복이 힘들므로 샴푸를 사용하고 반드시 트리트먼트제를 사용해 모발을 보호하는 것이 포인트!

③ 모발이 가닥가닥 끊어지는 모발

- 두피에 영양이 부족하거나 영양이 모발에 충분히 전달되지 않으면 모발이 끊어지고 윤기가 없어짐

- 손상 모발용 트리트먼트제를 사용하고 두피 마사지를 하여 보습과 영양을 공급하면서 두피의 혈액순환을 도와주는 것이 포인트!

④ 탈모와 비듬으로 고생하는 모발

- 비듬약을 바르고 두피 마사지하기
- 손가락 끝을 고정한 채로 두피 전체를 마사지하는 것이 포인트!

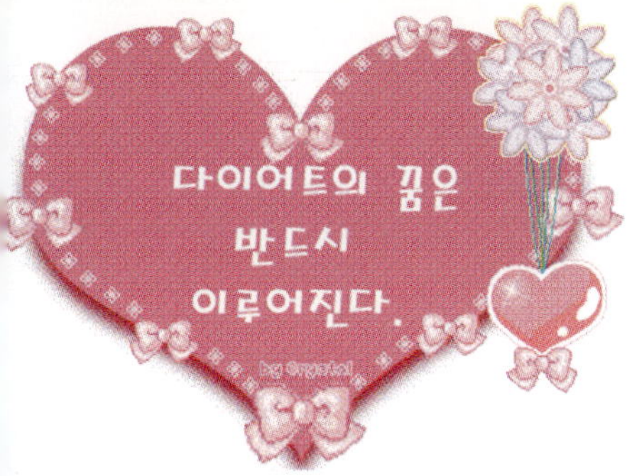

BEAUTIFUL SKIN

제5장 | 균형 있는 몸매 내가 만든다!!

1. 나는 과연 표준체중?
2. 비만의 원인 비켜가자
3. 비만! 탈출하자
4. 저 칼로리 음식 만들어 보자

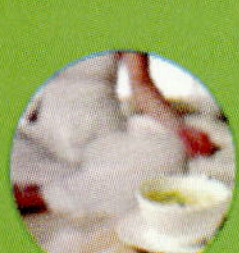 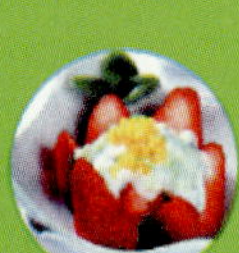 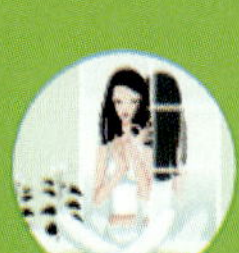

1. 나는 과연 표준체중?

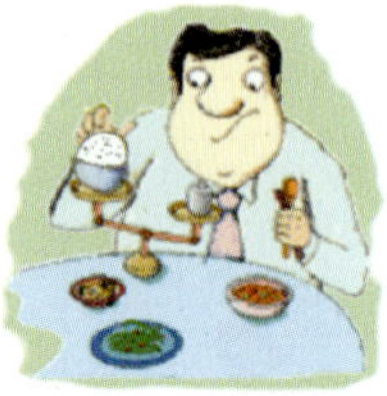

비만에 관한 대중적인 문제 제기가 있어온 것은 긴 인류 역사를 놓고 볼 때 극히 최근의 일이다. 생활수준이 높아지고 많은 사람들이 특히 식생활에서 편의성을 추구하고 있는 오늘날, 비만 인구들은 점점 많아지고 있으며 비만으로 인한 문제점들이 알려지면서 비만과 다이어트에 대한 관심이 많아지고 있다. 현대의학이나 WHO(World Health Organization)의 국제 질병분류에서도 비만을 질병의 하나로 인정하고 있다. 비만은 정신적으로는 자아에 관한 불만족과 이에 따른 욕구불만을 낳고 나아가서는 성격까지 변화시키며, 육체적으로는 각종 성인병과 여러 질환의 원인이 되기도 한다. 비만을 치료하기 위해서는 무엇보다도 과학적인 계획과 체계적인 실천이 필요하다. 지금 나는 과연 표준체중일까?

1) 나의 표준 체중 바로 알기
2) 나이에 따른 비만의 종류 알기
3) 비만에 따라오는 질병 바로 알기

1) 나의 표준체중 바로 알기

(1) 표준체중 계산법(Broca)

표준체중 계산법은 나의 현재체중(kg)이 건강을 위하여 적절한지, 아니면 질병에 걸리기 쉬운 비만인지를 판단하는 여러 가지 방법 중 가장 간편하고 쉽게 계산할 수 있는 방법이다. 표준체중(kg)은 다음과 같이 키(cm)에 따라 계산한다.

남성(kg) : (키cm − 100)
여성(kg) : (키cm − 100) × 0.9

예 키 175cm인 남성은 (175 - 100) = 75.0kg
키 165cm인 여성은 (165 - 100) × 0.9 = 58.5kg으로 이는 표준체중이다.

현재체중(kg)과 표준체중(kg)의 차이를 표준체중과 비교하여 20%이상일 때 비만(obesity)이라 하며 표준체중과 비만의 범위는 (그림 5-1)에 나타내었다.

$$\text{비만도(\%)} = \frac{\text{재체중(kg)} - \text{표준체중(kg)}}{\text{표준체중(kg)}} \times 100$$

예 키 175cm인 남성의 현재체중이 90kg이라면

$\frac{90.0 - 75.0}{75.0} \times 100 = 20.0(\%)$ 로 이는 비만에 해당된다.

예 키 165㎝인 여성의 현재체중이 70㎏이라면

$\frac{70.0-58.5}{58.5} \times 100 = 19.6(\%)$ 로 이는 과체중이나 비만에 해당되지 않는다.

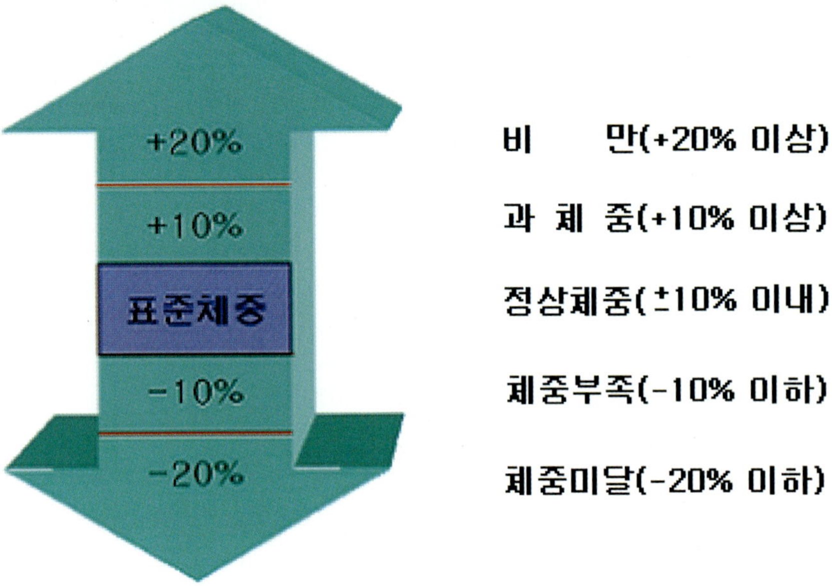

〈그림 5-1〉 정상체중과 비만의 범위

표준체중 계산법으로 현재의 체중이 표준체중보다 20% 이상일 때 비만의 기준으로 삼는 이유는 20%를 초과하기 이전에는 지방세포의 크기가 증가하나, 20%를 초과한 이후에는 지방세포의 수가 증가하기 때문이다. 지방세포의 수가 증가하면 비만에 가속력이 붙어 비만이 심각해지기 시작하고 정상체중으로 돌아가기 어렵다. 뿐만 아니라 일단 비만이 생기면 식욕을 지배하는 요인도 달라져서 시각, 후각, 청각 등에 의해 식욕을 억제하기 힘든 상태로 변화되어 비만의 치료는 혼자서 감당하기에 상당히 어려워진다. 자신에게 맞는 정상체중의 범위를 평생 유지하는 것이 건강을 위한 지름길이다.

(2) 체지방 계산법

현재체중(kg)과 체지방(kg)을 비교하여 남성은 18% 이상, 여성은 26% 이상일 때 비만이라 한다.

$$체지방(\%) = \frac{체지방(kg)}{재체중(kg)} \times 100$$

예 키 175cm인 남성의 현재체중이 90kg, 체지방이 20kg이라면

$\frac{20}{90} \times 100 = 22.2(\%)$ 로 이는 비만에 해당된다.

예 키 165cm인 여성의 현재체중이 70kg, 체지방이 20kg이라면

$\frac{20}{70} \times 100 = 28.6(\%)$ 로 이는 비만에 해당된다.

(3) 체질량지수법(Body Mass Index : BMI)

현재체중(kg)과 키(cm)를 이용하여 인체를 구성하는 체지방량을 평가하는 방법으로 성인의 비만 측정에 적합하며, 사망률과의 관계는 (그림 5-2)에 나타내었다.

$$체질량지수(BMI) = \frac{체중(kg)}{신장(m)^2}$$

〈 16	체중 미달
16～19.9	체중 부족
20～24.9	정 상
25～26.9	비 만
〉27	성인병 유발 급증

예 키 175㎝인 남성의 현재 체중이 85㎏이라면

$BMI = \frac{85}{(1.75)^2} = 27.8$로 이는 성인병 유발 급증 체중에 해당된다.

예 키 165㎝인 여성의 현재 체중이 70㎏이라면

$BMI = \frac{70}{(1.65)^2} = 25.7$로 이는 비만 체중에 해당된다.

보너스

키와 유전과의 관계

남자아이 키(cm) = {(어머니 키 + 13) + (아버지 키)} / 2
여자아이 키(cm) = {(아버지 키 − 13) + (어머니 키)} / 2 로 예상할 수 있으며 남자아이는 어머니의, 여자아이는 아버지의 영향을 더 많이 받는다.

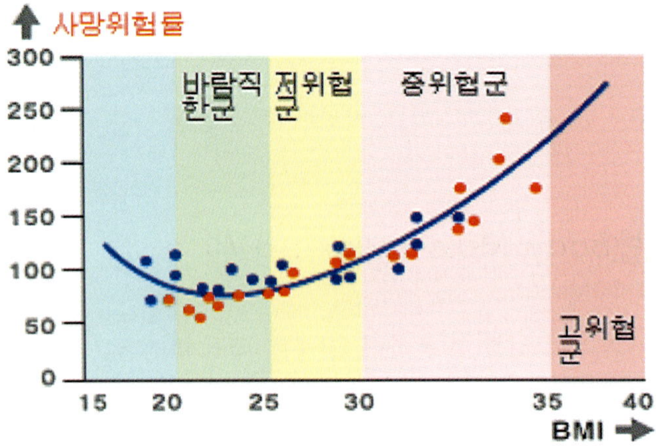

〈그림 5-2〉 BMI와 사망률과의 관계

(4) 영유아 비만 계산법(Kaup지수)

현재체중(g)과 키(cm)를 이용하여 2세 미만인 영유아의 비만 측정에 많이 쓰이는 지수로 1세 미만은 20 이상, 1~2세는 18.5 이상일 때 비만이라 하며, 2세미만 영유아의 비만 판정도는 (표 5-1)에 나타내었다.

$$\text{Kaup지수} = \frac{\text{체중(g)}}{\text{키(cm)}^2} \times 100$$

예 키 75㎝인 1세 미만 어린이의 현재체중이 10㎏이라면

$\frac{10000}{(75)^2} \times 10 = 17.8$ 로 이는 비만에 해당되지 않는다.

〈표 5-1〉 2세 미만 영유아의 비만 판정도

상 태	1세 미만	~2세
영양불량	15 이하	14 이하
정 상	15~18	14~17
비만경향	18~20	17~18.5
비 만	20 이상	18.5 이상

보 너 스

지방세포의 수가 정해지는 시기

- 태어나기 3개월 전인 임신 말기
- 생후 1년간의 유아기
- 사춘기

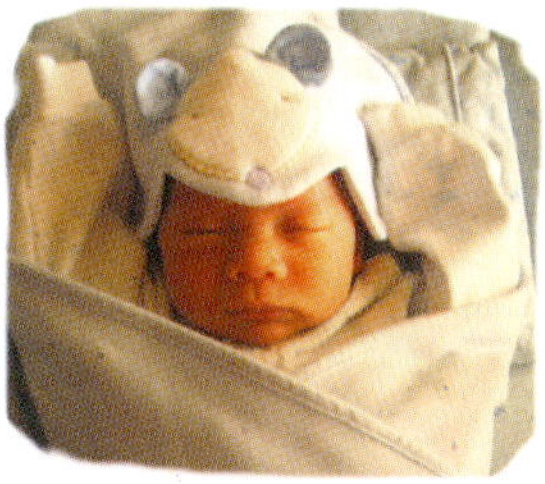

(5) 복부 비만 계산법

허리와 엉덩이둘레(㎝)를 비교하여 복부에 모여 있는 지방량을 평가하는 방법으로 성인의 복부 비만 측정에 적합하며 남성은 0.95 이상, 여성은 0.80 이상일 때 복부 비만이라 한다. 뱃살 빼기 좋은 7가지 방법은 (그림 5-3)에 나타내었다.

$$\text{허리, 엉덩이 둘레비} = \frac{\text{허리둘레(㎝)}}{\text{엉덩이둘레(㎝)}}$$

예 남성의 허리둘레가 80㎝이고 엉덩이둘레가 95㎝이라면

$\frac{80}{95} = 0.84$ 로 이는 복부 비만에 해당되지 않는다.

예 여성의 허리둘레가 75㎝이고 엉덩이둘레가 90㎝이라면

$\frac{75}{90} = 0.83$ 로 이는 복부 비만에 해당되지 않는다.

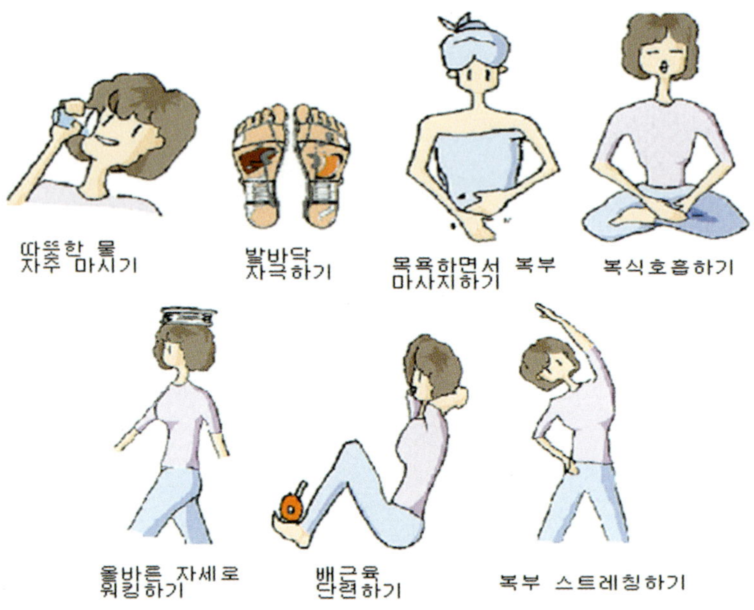

〈그림 5-3〉 뱃살 빼기 좋은 7가지 방법

2) 나이에 따른 비만의 종류 알기

(1) 소아 비만

① 소아 비만의 특징

- 소아기의 지방세포수는 살이 빠져도 변하지 않음
- 80~85%는 성인 비만을 유도 및 여러가지 합병증을 유발
- 인공영양과 관계가 깊음

② 소아 비만의 원인

- 칼로리원의 과다 섭취 및 인스턴트식품의 과량 섭취
- 간식을 자주, 많이 섭취하며 밤참을 즐기는 습관
- TV의 잦은 시청 시 먹거리 광고에 노출

③ 소아 비만의 영향

- 편도가 커져 호흡장애 및 소아 당뇨를 유발
- 관절이나 척추의 통증과 겨드랑이나 사타구니에 물집 생성
- 호흡기 질병에 자주 걸림

(2) 성인 비만

① 상체 비만형

- 복부의 지방세포는 부피가 크며 인슐린 수용체가 적어 당뇨를 유발
- 염분의 재흡수를 촉진시켜 성인병(심장병, 고혈압 등)을 일으킴

② 하체 비만형

- 상체 비만형보다 질병발생의 위험은 적지만 살을 빼는 것이 쉽지 않음
- 하체의 피하지방층이 두터워지는 여성 비만

③ 복부 비만형

- 남성에서 쉽게 볼 수 있으며 복부에 지방이 침착되는 소위 '사과형' 비만
- 잘못된 식생활과 무절제한 생활, 운동결핍 등으로 인하여 기초대사율이 저하된 중년 비만

(3) 여성 비만

여성은 호르몬과 임신, 출산을 거치면서 연령별 특성을 갖는 비만이 된다(그림 5-4).

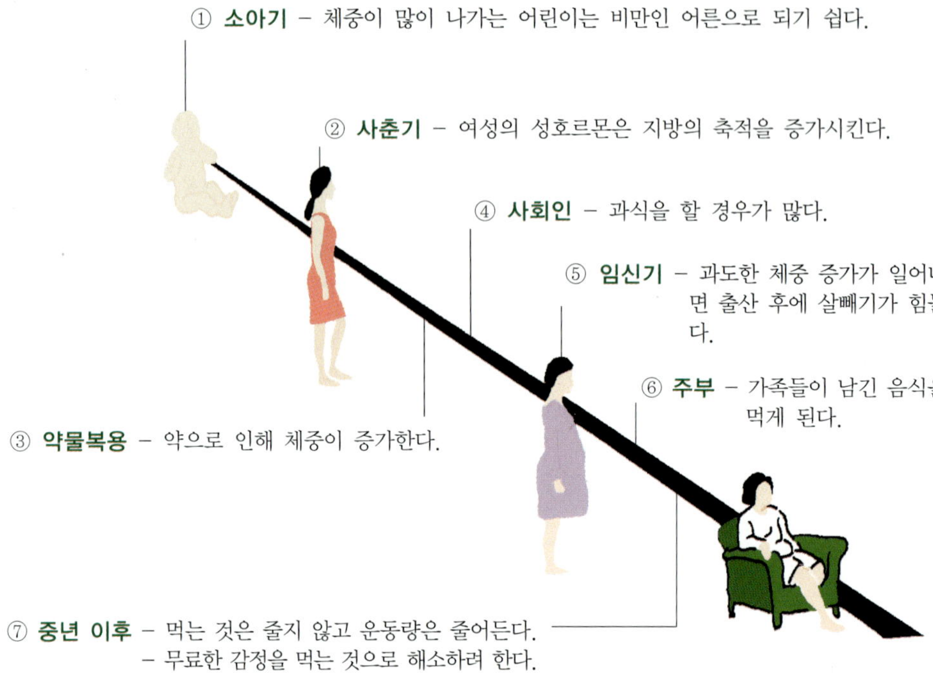

(4) 산후 비만

- 임신이 되면 무조건 쉬어야 한다는 생각으로 운동부족이 원인
- 임신이 되면 두 사람분의 칼로리를 섭취할 것을 권하므로 과식이 원인
- 임신을 한 후 축하한다는 뜻으로 음식접대가 원인

보 너 스

임신하면 체중이 얼마나 증가하는지 알고 싶습니다.

임신 전 정상체중의 산모 – 11.3~15.8kg이 증가
임신 전 비만체중의 산모 – 6.8~11.3kg이 증가합니다.

3) 비만에 따라오는 질병 바로 알기

(1) 비만으로 오는 신체적 변화

비만이 초래되면 체중이 뼈와 관절에 부담을 주어 관절통이 생기는 경우가 많다. 통증이 심해지면 행동이 원활하지 못하여 활동에 제한을 받게 되고, 이는 운동부족으로 이어져 비만을 더욱 악화시키는 요인이 된다. 하지만 무엇보다도, 비만은 심장에 부담을 주어 심장병을 일으키고, 성인병을 유발시키는 촉진제가 된다. 대사장애도 수반되어 간질환, 당뇨병, 고혈압 그리고 동맥경화 등의 발병률이 15~40%정도 증가되므로 이와 같은 질병을 예방하기 위해서는 비만이 초래되지 않도록 관리를 하는 것이 무엇보다도 중요하다(그림 5-5). 특히 여성의 비만은 내분비계에 이상을 가져와 생리불순이나 성욕감퇴가 나타나며 고혈압이나 임신중독증과 같은 합병증을 초래하여 분만장애를 일으키기도 한다.

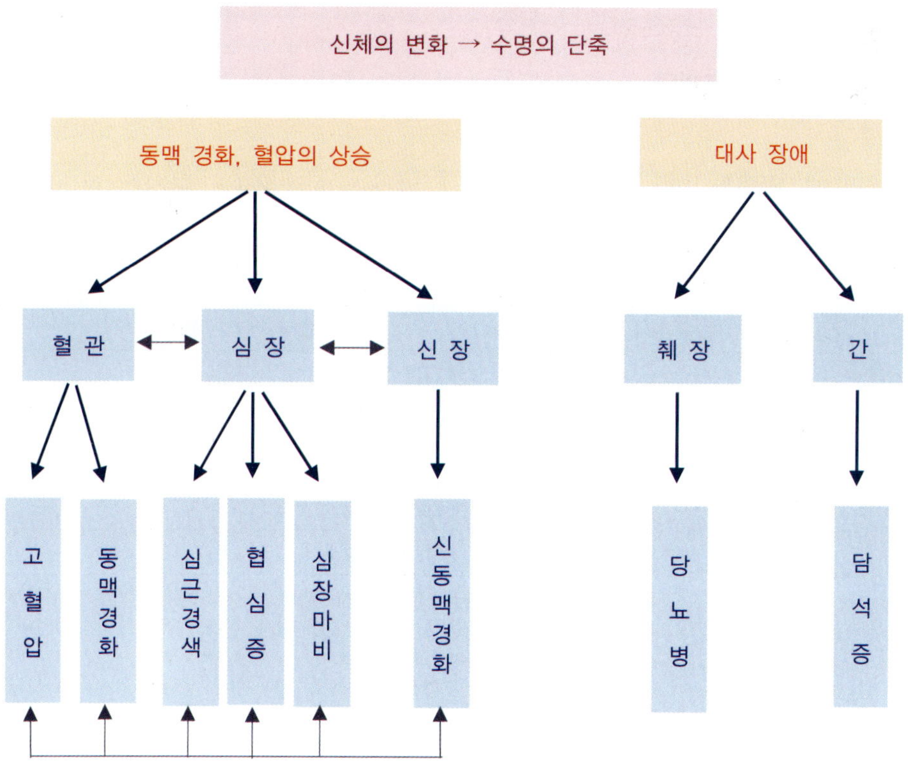

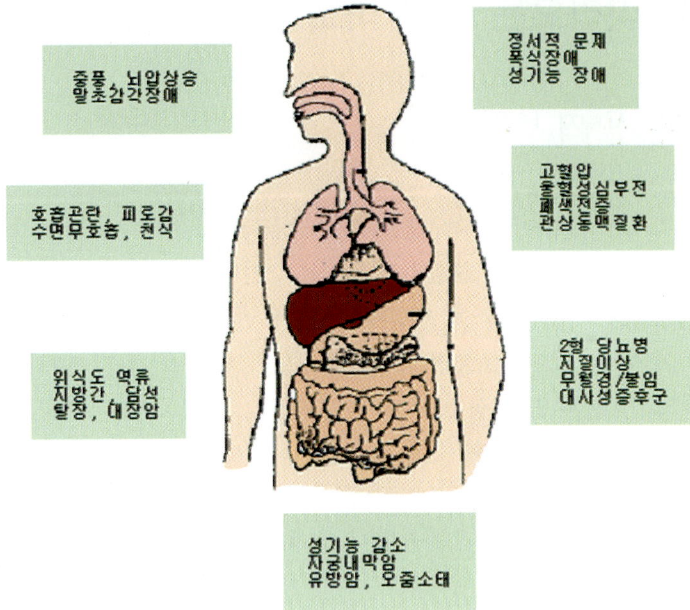

〈그림 5-5〉 비만이 일으키는 질병

(2) 체중을 10kg 줄이면

비만일 때 체중을 10㎏ 줄일 경우 인체에 미치는 효과를 (표 5-2)에 나타내었다.

〈표 5-2〉 체중 10㎏ 감소시의 효과

항목	효과
사망률	총 20% 감소 당뇨병 관련 30% 감소 비만과 관련된 암 40% 감소
고혈압	수축기 10㎜Hg 감소 이완기 20㎜Hg 감소
당뇨병	공복 혈당 50% 감소
이상 지혈증	총 콜레스테롤 10% 감소 나쁜 콜레스테롤(LDL) 15% 감소 중성지방 30% 감소 좋은 콜레스테롤(HDL) 8% 증가

2. 비만의 원인 비켜가자

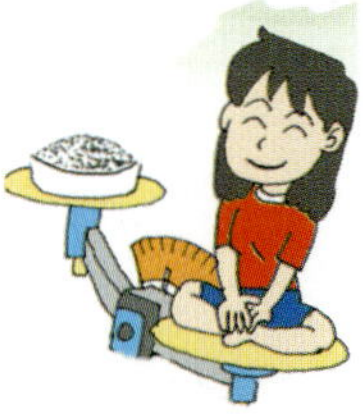

비만은 체내에 지방이 과도하게 축적되어 체중에서 지방이 차지하는 비율이 높은 상태를 말한다. 체중이 표준체중보다 많아도 지방의 보유량이 적은 경우에는 체중과다 또는 과체중 일지라도 비만은 아니다. 체중이 많이 나가지 않더라도 복부를 중심으로 내장에 지방이 많이 끼어 있으면 각종 성인병의 온상이 된다. 그러므로 비만은 당뇨병, 동맥경화, 심장병 등 성인병의 가장 큰 원인이라는 사실이 밝혀지면서 정상체중을 유지하는 것이 건강을 지키기 위해 가장 중요한 부분으로 관심이 모아지고 있다.

1) 비만의 원흉
2) 비만을 초래하는 식습관
3) 비만과 식욕은 뗄 수 없는 친구
4) 맛은 건강을 관리하는 영양사

1) 비만의 원흉

(1) 비만을 초래하는 요인

비만을 초래하는 3대 요인을 (그림 5-6)에 나타내었다.

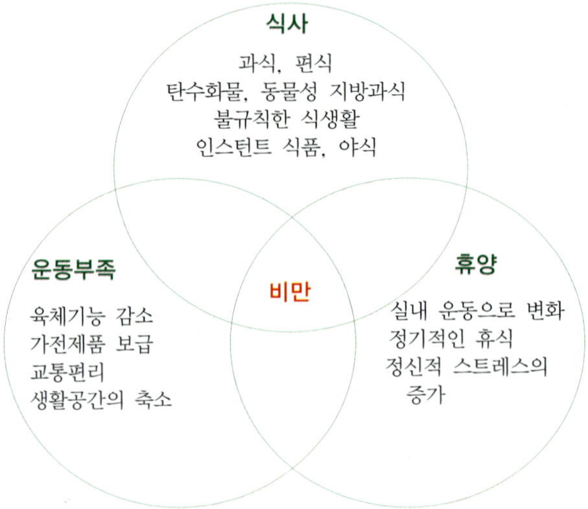

〈그림 5-6〉 비만을 초래하는 요인

(2) 비만체질 7인방

- 체질적 인자 - 자녀의 비만 확률은 부모가 모두 비만일 때 자녀의 약 70%가, 부모 한쪽이 비만일 때 확률은 40~50%
- 식사적 인자 - 식사의 양과 질, 그리고 섭취방법이 문제
- 정신적 인자 - 정신적 스트레스, 심리적 갈등 등이 식욕으로 전환
- 중추적 인자 - 시상하부에 있는 섭식중추와 포만중추의 균형이 깨져 과식을 초래
- 대사성 인자 - 효소계의 장애, 지방대사 이상으로 부신, 갑상선과 같은 호르몬의 불균형, 당대사의 변화로 인한 지방생성의 항진, 이에 관계되는 여러 효소계의 장애 등이 비만의 원인
- 사회적 인자 - 개인의 사회적 지위와 환경에 따라 칼로리의 과잉섭취와 운동부족
- 운 동 부 족 - 운동부족은 칼로리의 소비를 적게 할 뿐 아니라, 비만인은 운동을 기피하여 운동량이 감소하므로 더욱 비만을 촉진

2) 비만을 초래하는 식습관

(1) 이런 식습관이면 뚱보

같은 양의 음식을 섭취하여도 식사하는 습관에 따라 비만에 미치는 영향이 달라지기 때문에 다음과 같은 식습관은 피해야 한다(그림 5-7).

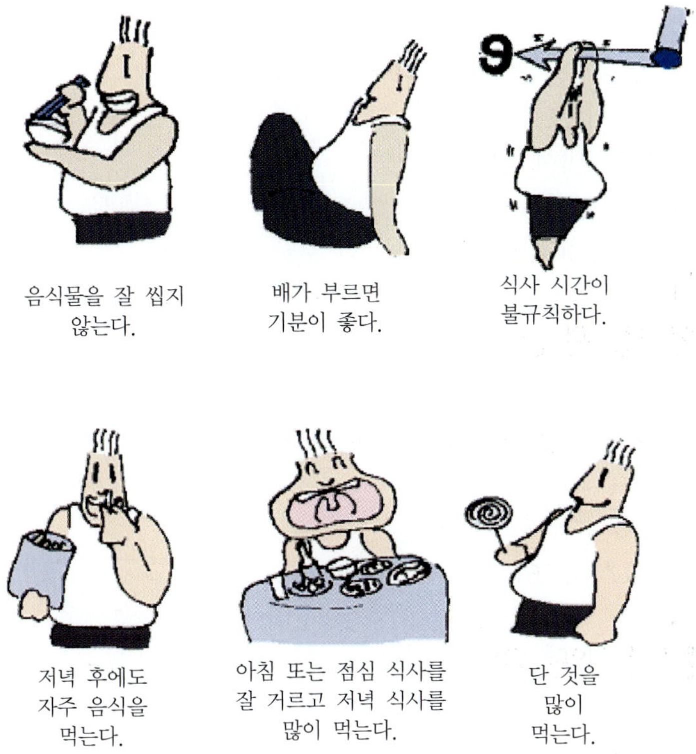
9
음식물을 잘 씹지 않는다.
배가 부르면 기분이 좋다.
식사 시간이 불규칙하다.
저녁 후에도 자주 음식을 먹는다.
아침 또는 점심 식사를 잘 거르고 저녁 식사를 많이 먹는다.
단 것을 많이 먹는다.

〈그림 5-7〉 비만을 초래하는 식습관

보 너 스

"한 수저" – 20회 이상 씹는 습관으로 비만이여 안녕~

식욕은 시상하부에 있는 섭식중추와 포만중추에 의해 조절되는데 혈당량이 상승하면 포만중추가 작동하여 더 이상 먹지 않는다. 음식을 빨리 먹으면 포만감을 느끼기 전에 이미 과식을 하므로 한 수저의 음식을 20회 이상 씹는 습관을 기르면 한 수저라도 덜 먹게 되어 과식을 피할 수 있다.

(2) 세끼식사 준비하다가 군것질하면 뚱보

- 절대 선 자세로 먹지 않기
- 요리하면서 맛보지 않기
- 음식을 손으로 집어먹지 않기
- 먹을 때 왼손을 사용하기

(3) 군것질로 식사를 대신하면 뚱보

- 식사시간을 지켜 지방을 저장하려는 체질로 바꾸지 않기
- 식사를 절대 거르지 말기
- 식사는 항상 앉아서 하기
- 식사시간에는 식사에만 신경 쓰기
- 군것질의 유혹, 10분만 참기

(4) 먹는 것에 욕심내면 뚱보

- 처음부터 그릇에 음식을 많이 담지 않기
- 좀 더 천천히 먹기
- 큰 그릇에 음식 담기
- 칼로리가 많은 술안주 피하기

(5) 한 번에 몰아 먹으면 뚱보

- 제 시간에 찾아 먹기
- 취침 3시간 전에는 절대 먹지 않기
- 주말에 과식하지 않기
- 예전 식사량의 4분의 1 줄이기

잘못된 식습관 체크리스트

나도 모르게 살찌는 식습관을 갖고 있는 것은 아닐까?
다음 내용 중에서 자신에게 해당되는 항목마다 표시를 해보자.
해당 항목이 많을수록 살찔 위험이 높다.

집 에 서	밖 에 서
• 아침식사를 거른다. • 군것질을 하기 시작하면 멈출 수가 없다. • 손가락으로 집어먹을 수 있는 음식들을 특히 좋아한다. • 부엌에 갈 때마다 냉장고를 연다. • 지루할 때는 무엇인가 먹게 된다. • 음식을 남기거나 버리는 것은 낭비라고 생각한다. • 요리하면서 먹는 버릇이 있어 막상 식사 때에는 배가 고프지 않다. • 텔레비전을 보거나 책을 읽을 때 스낵을 즐겨 먹는다. • 저녁식사가 준비될 때까지 군것질로 시장기를 달랜다. • 식사 때는 남기는 법이 거의 없다. • 저녁식사 후 또는 취침 전에 군것질을 좋아한다.	• 모임에 가면 과자, 케이크, 아이스크림 등 간식류를 자주 먹는다. • 방금 식사를 했더라도 영화를 볼 때는 팝콘, 오징어를 꼭 사간다. • 오후 3~6시 사이에 칼로리 높은 것질을 하는 버릇이 있다. • 식당에서 음식을 다 먹지 못하면 싸가지고 온다. • 뷔페에서 모든 음식을 조금씩 맛보는 버릇이 있다. • 피자 핫도그 햄버거 같이 손쉽게 먹 을 수 있는 음식을 좋아한다. • 식당에 가면 식욕을 억제하기 어렵고 음식을 남기지 않는다. • 뷔페에서 적게 먹으면 아까운 생각이 들어 배가 불러도 여러 번 먹는다. • 점심 먹을 시간이 없어 간단한 군것질로 때우거나 아예 먹지 않는다. • 전화하면서 과자나 음식을 먹는 버릇이 있다.

3) 비만과 식욕은 뗄 수 없는 친구

(1) 식욕을 조절하는 뇌

식욕은 식사를 즐기게 하는 것으로 식욕이 생기면 타액이 분비되고 이 때 음식물을 섭취하면 소화액의 분비를 촉진시켜 소화작용을 원활하게 하도록 한다. 이러한 식욕은 간뇌의 시상하부에 있는 섭식중추(appetite center, 공복중추, 식욕중추)와 포만중추(satiety center, 만복중추)에 의해서 조절된다. 그리고 모든 감각 즉, 쾌락적인 요인과 심리적인 요인에 밀접한 관계를 가지며 과거의 경험과 특정 식품에 대한 편견이나 기호 등에 의해 간접적인 영향을 받게 된다.

(2) 식욕에 영향을 주는 요인

비만인 사람 앞에서는 음식에 대한 얘기를 하는 것만으로도 더 뚱보로 만들어 주게 된다. 식욕에 영향을 미치는 요인에 대해서 (그림 5-8)에 나타내었다.

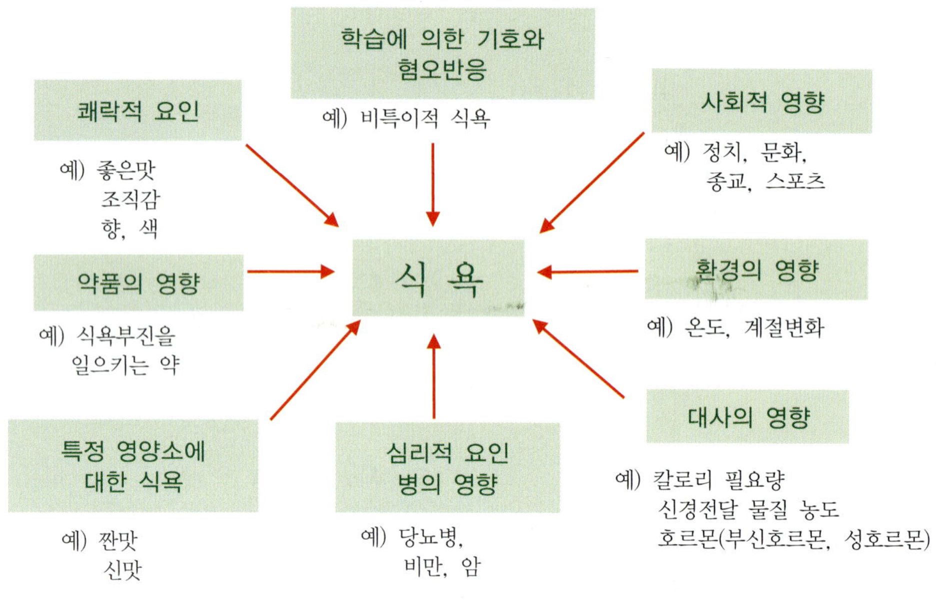

〈그림 5-8〉 식욕에 영향을 미치는 요인

4) 맛은 건강을 관리하는 영양사

우리 입은 치아의 저작작용(1차 소화)으로 건강을 지키는 가장 기본적인 역할을 한다. 음식을 꼭꼭 씹을 때 맛을 알고 그 맛은 체질에 따라 필요한 음식을 구분하여 섭취할 수 있게한다. 사람은 각자의 입맛에 맞는 식성이 생기는 것은 맛과 육장육부의 연관성 때문이다. 육장육부의 대소에 따라 체질에 맞춰 식사를 하거나 본인의 식성에 맞춰 식사를 한다면 건강을 추구할 수 있다.

신맛(간의 영양), 쓴맛(심장의 영양), 단맛(위장의 영양), 매운맛(폐의 영양), 짠맛(신장의 영양)에 담긴 의미를 이해하여 식생활을 실천하면 질병을 얻었을 때 자연치유력을 극대화 시킬 수 있다.

(1) 신맛

시다는 말은 '쉬다'의 뜻으로 산소의 저장고인 간을 쉬게 하고 피로 회복을 도움

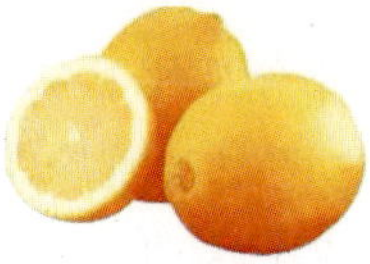

(2) 쓴맛

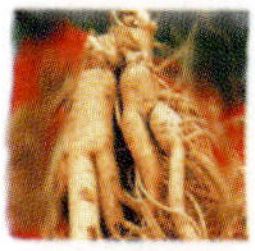

쓰다는 말은 '사용하다'의 뜻으로 심장의 기능을 도움

(3) 단맛

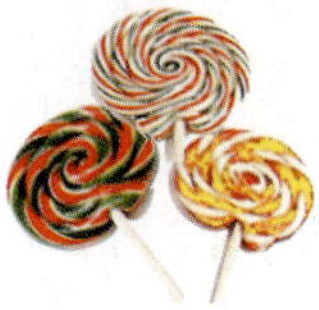

달다는 말은 "한약을 달이다"의 뜻으로 위장의 기능을 도움

(4) 매운맛

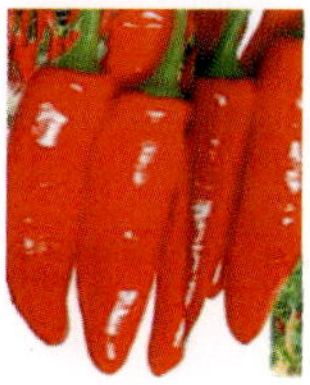

맵다는 말은 '김을 매다'의 뜻으로 폐와 대장, 피부를 건강하게 도움

(5) 짠맛

짜다는 말은 '짜내다'의 뜻으로 신장에 생명력을 준다. 지나치게 짠 음식은 신장에 부담을 주고 피부는 거칠어지고 탄력성을 잃음

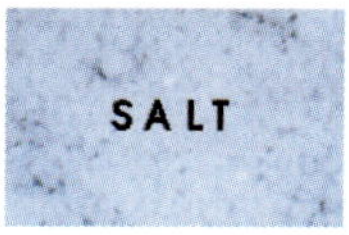

3. 비만! 탈출하자

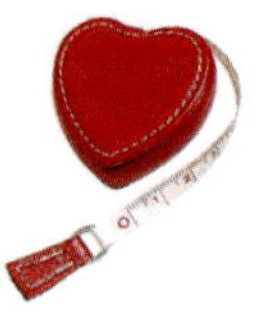

칼로리는 우리 몸이 생리적 기능을 하는데 필요한 에너지이다. 칼로리의 섭취가 필요량보다 적으면 살이 빠지고, 필요량보다 많으면 살이 찌게 되는 것이다.

칼로리원이 되는 영양소는 단백질, 지방, 탄수화물이 있으며 그 외의 영양소는 인체의 생리기능을 조절해주는 비타민과 무기질이 있다. 이 영양소는 각각 특수한 생리기능을 가지고 있으므로 한 종류의 영양소를 많이 섭취할지라도 부족한 다른 영양소를 대체하지 못하는 경우가 대부분이다. 우리 몸의 성장을 돕는 중요한 영양소로 단백질, 비타민, 칼슘 등이 있으며 이러한 영양소들은 밥과 반찬을 골고루 먹어야 섭취량을 충족시킬 수 있다. 과자, 패스트푸드 및 음료수 등과 같은 군것질들은 칼로리만 높고 성장에 반드시 필요한 영양소들이 고루 들어있지 않아 체중만 늘고 성장을 방해하는 경우가 흔하다. 따라서 살은 찌지 않고 키를 크게 하려면 군것질은 피하고 밥과 반찬 위주의 식사로 영양을 고루 섭취해야 한다.

1) 올바른 식습관 바로 알고 지키기
2) 녹색음식으로 비만 예방하기
3) 허브로 비만 예방하기
4) 일상생활에서 체중 줄이기
5) 요요현상 없이 다이어트에 성공 하려면

1) 올바른 식습관 바로알고 지키기

(1) 다이어트의 3대 걸림돌

① **식욕** - 폭식, 과식, 다식하는 일이야말로 다이어트 실패의 가장 큰 요인이다.

② **스트레스** - 스트레스를 받으면 아드레날린계의 호르몬이 분비된다. 이 호르몬은 식욕을 증가시키고 지방의 축척을 도와 체중을 증가 시킨다.

③ **질병** - 신진대사에 장애를 일으켜 더욱 살찌게 하는 주요 증상으로는 소화장애, 변비, 무기력증, 혈액순환 장애이다. 신진대사에 의한 칼로리 소비량은 전체 칼로리 소비의 70% 정도에 이르므로 이러한 질병을 효과적으로 치료하지 못하면 음식 조절과 운동만으로는 다이어트에 성공하기 어렵다.

(2) 건강한 다이어트 식사하기

- 식사는 3끼를 꼬박꼬박, 평상시 보다 조금 덜 먹는 습관이 필요
- 자극적인 음식을 피하고 고기도 기름기 없는 부위를 골라 섭취
- 야채와 해조류는 복부에 쌓인 콜레스테롤의 배설을 돕는 작용
- 밥 먹고 눕거나 앉지 않음
- 변비를 치료하는 식이섬유를 충분히 섭취
- 지방 섭취를 줄이고 천천히 오래 씹어 먹는 습관이 필요
- 매일 6~8잔의 물은 필수
- 섬유질이 많은 음식은 공복감을 줄여 주므로 자주 섭취
- 무설탕 커피는 지방을 연소시키므로 묽은 커피를 하루에 5잔
- 인스턴트식품이나 패스트푸드를 야채로 대치
- 취침 2~3시간 이전까지 먹거리 섭취는 끝
- 뚱보는 밤에 이루어짐

(3) 건강한 다이어트 운동하기

- 적어도 1주일에 5회 이상, 1회에 30~60분 이상 운동하기
  - 운동을 시작한 후 20분 이상 지나야 지방대사가 일어나기 시작한다. 따라서 유산소 운동으로 에어로빅이나 수영을 30분쯤 한 경우라도 신체지방에서 소비된 칼로리는 그리 많지 않음
- 유산소 운동하기
  - 지구력이 필요한 운동이 유산소 운동이다. 유산소 운동은 탄수화물, 단백질, 지방의 3대 영양소가 모두 에너지로 사용되어 소비됨
- 공복일 때 운동하기
  - 체중을 줄이기 위해서는 공복이나 식사 후 2~3시간 이상 지난 후 운동을 하는 것이 효과적
- 근육 운동하기
  - 전신 근육을 사용하는 운동하기
- 운동의 강도
  - 말은 할 수 있으나 노래는 부를 수 없을 정도
- 시작과 마무리
  - 무산소 운동으로 하기

(4) 부지런한 생활로 다이어트하기

- 일정한 시간에 규칙적인 수면과 기상
- 냉장고는 멀리, 오디오는 가까이
- 거울을 자주보자
- 벨트를 점차 짧게 줄이기
- 까치발로 서고, 걷기
- 앉기보다는 서기, 서기 보다는 걷기, 걷기보다는 뛰기
- 끊임없는 두뇌 활동

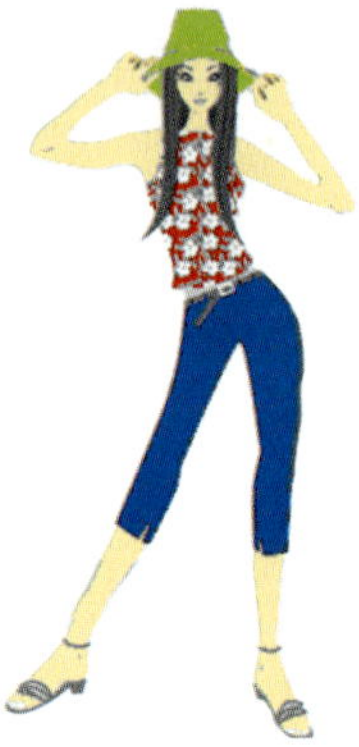

2) 녹색 음식으로 비만 예방하기

식이섬유란 주로 식물 세포벽에 존재하는 불용성 복합 당질(cellulose, hemi cellulose)과 리그닌(lignin), 펙틴(pectin), 점액(mucilages), 다양한 검(gum)류, 해조다당류(algal polysaccharide)등으로 구성된 복합물질을 말한다. 식이섬유는 신선한 과일이나 채소 또는 도정하지 않은 곡물 등에 많이 함유되어 있다.

(1) 식이섬유는 어떤 일을 하나?

- 물을 흡수, 팽창하여 소화관의 운동을 활발하게 촉진
- 대장 안에서 유해성분을 흡착하고 변의 용적을 증가시켜 변비를 예방
- 혈중 콜레스테롤 함량을 감소시키며 식염의 배설을 도와 혈압 강하작용
- 당과 지방의 흡수를 지연시켜 혈당의 급격한 상승이나 저하를 방지
- 당뇨를 예방하기 위한 식이섬유의 섭취량은 하루에 40~50g을 권장
- 칼로리가 거의 없으며 포만감을 주므로 비만의 예방과 치료에 도움
- 소장을 통과하는 속도가 빨라 체중감소에 효과

인체의 소화기관에서 식이섬유의 역할은 (그림 5-9)에 나타내었다.

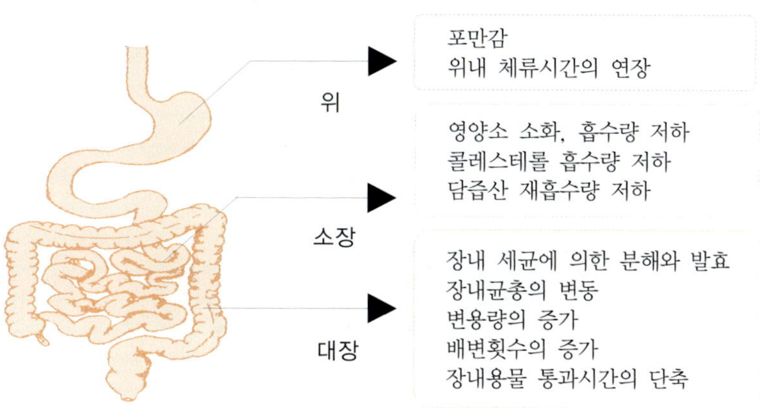

〈그림 5-9〉 소화기관내 식이섬유의 역할

(2) 식이섬유는 얼마나 섭취해야 하나?

- 과거에는 식이섬유를 소화되지 않는 불필요한 물질로 취급하였으나, 현재는 식생활의 변화에 따라 반드시 필요한 물질로 권장하고 있으며 다양한 기능이 있어 제6의 영양소라 함
- 1일 권장량은 25~35g이나, 조사에 의하면 섭취량이 1969년 36.5g에서 1992년 31.5g, 2000년 25.2g으로 계속 감소되는 추세를 보이고 있어 식이섬유의 섭취에 관심을 가져야 할 것으로 보임
- 식이섬유의 권장량은 질병에 따라 달라져 당뇨환자의 경우 성인 1일 권장량이 40~50g으로 이는 건강인의 권장량보다 2배나 많음

(3) 식이섬유를 무엇으로 섭취하나?

- 현미, 수수, 조, 콩 등과 같은 도정하지 않은 곡류
- 미역, 다시마, 김 등 해조류
- 채소와 과일은 식이섬유의 좋은 급원

식이섬유는 종류에 따라 함량에 많은 차이가 있으며 근채류에는 다량 함유되어 있고 칼로리가 거의 없어 아무리 먹어도 살찔 염려가 없다. 또한 배설을 촉진하므로 체내의 노폐물을 청소하는데 적격이다. 그러나 과일은 채소보다 칼로리가 많으며 특히 감과 바나나는 칼로리 덩어리이므로 피해야 할 과일이다.

3) 허브로 비만 예방하기

우리 주위에서 쉽게 구할 수 있는 쑥, 미나리, 부추, 미역, 감자 등을 현미식에 곁들이는 식사는 비만 방지에 아주 훌륭하다. 보리차 대신 컴푸리 잎, 레몬 껍질(또는 밀감 껍질), 카모마일, 결명자, 동규차잎을 같은 양 혼합하여 2큰술을 물 2ℓ에 넣어 끓여서 마시면 좋다. 이는 중추신경계에 영향을 주어 식욕과 정서기능, 스트레스 조절 등에 효과가 있으며 대장의 배설작용을 도와주는 기능도 있다. 식이요법과 병행하면 더욱 효과를 볼 수 있는 음료이다.

(1) 체중을 줄여주는 허브

각자의 체질에 따른 비만 현상을 비교해 보면 증상도 역시 다양하므로 비만을 치료할 때는 반드시 개인의 체질과 증상을 참조하여 다음과 같은 기능이 있는 허브를 활용하면 효과가 크다.

- 순환기계에 작용하는 생약 (익모초, 목단피, 홍화)
  대사를 촉진하는 데 사용하는 약제로서 주로 동맥계의 혈관을 확장시켜 순환계를 개선

- 배설작용이 있는 생약 (알로에, 센나, 당귀, 지황)
  배설과 숙변에 효과 있는 배변촉진제를 사용하는 약제로 주로 장 관벽에 직접 작용하여 신경에 의한 운동을 촉진

- 이뇨작용을 하는 생약 (백술, 복령, 창술, 방풍, 계피, 박하)
  이뇨작용을 촉진시키는데 사용하는 약제로서 주로 체내조직 중에 있는 잉여수분을 신장에서 소변을 통하여 제거

- 발한작용이 있는 생약 (계피, 생강, 방풍, 자소엽)
  발한작용을 도와 혈액순환을 촉진시키는데 사용하는 약제로서 특히 갈근은 뇌 혈류량을 증가시키므로 체중을 감소

(2) 체중을 줄여주는 제품과 그 효능

① 방풍홍성산

복부에 피하지방이 많거나 또는 변비를 수반하는 비만일 경우에 효능이 있는 약제이며 이뇨, 발한 및 변통을 촉진하며 기초대사를 높여주어 체지방을 감소시키는 효과

② 캡사이신

고추의 매운맛 성분인 캡사이신(capsaicin)은 체지방을 분해시켜 지방산으로 만드는 작용을 하며 특히 지방세포에 작용하여 열을 발생하고 지방을 효율적으로 분해시키고 체지방을 소비

③ 키토산

혈압을 내려주며 콜레스테롤을 감소시키고 변비를 개선하는 효과가 있으며 특히 지방의 소화흡수를 감소시키는 작용이 있어 혈액 중 중성지방을 억제하므로 식사 전에 먹는 것이 효과적임

④ 홍삼

인삼 성분 중 사포닌(saponin)은 위장에서 당과 콜레스테롤의 흡수를 억제하는 기능이 있고 지방 분해를 유도하는 교감신경계의 활성을 촉진하여 체내에 축적되어 있는 칼로리의 소모를 촉진함으로써 체중을 감소

⑤ 녹차

녹차 성분인 카테킨(catechin)은 체내에 쌓여있는 글리코겐을 분해하여 신진대사를 촉진하므로 비만을 방지하는 효과를 가짐

녹차 속의 알칼리는 위액 분비를 자극하여 소화를 촉진시키고 탄닌(tannin)은 갈증을 멎게 해주며 특히 차 잎에는 장 속에 축적되어 있는 불순물을 제거하는 작용이 있으므로 비만을 방지

⑥ 대두

지방흡수를 감소시키는 성분이 함유되어 있으며 콩과 콩 제품을 적절하게 섭취한다면 단백질에 대한 영양을 만족시킬 뿐만 아니라 다이어트에도 효과가 있고 특히 요요현상을 일으키지 않음

4) 일상생활에서 체중 줄이기

아침과 저녁으로 하루 두 번씩 걷고 운동하는 습관이 좋다. 아침운동은 밤에 자는 동안 만들어진 지방을 태워주므로 여분의 지방이 체내에 쌓이기 어려우며 저녁운동은 저녁에 섭취한 칼로리를 소비할 뿐만 아니라 신진대사가 높아져 잠을 자는 동안에도 지방이 체내에 쌓이지 않는다.

매일 7천 보 이상 걸으면 체중을 줄이는데 효과가 나타나기 시작하고 만보를 넘으면 효과가 확실해진다. 더 확실한 방법은 빠르게 걷는 운동으로 일주일에 최소한 4일 이상, 적어도 3개월 이상 계속하면 효과를 크게 볼 수 있다. 식후에 하는 가벼운 산책은 칼로리가 체지방으로 전환되는 양이 줄어들게 한다.

(1) 100kcal 소모하기

운동은 육체적, 정신적 스트레스를 해소하는데 도움을 줄 뿐만 아니라 기초대사량을 증가시켜 주므로 체중의 감량 효과를 한층 높일 수 있다. 각자의 능력과 취미에 따라 가벼운 운동부터 선택하여, 매일 규칙적으로 즐기면서 꾸준히 해야 한다.

100kcal를 소모하기 위한 운동의 종류와 시간은 (표 5-3)에 나타내었다.

〈표 5-3〉 100kcal를 소모하기 위한 운동의 종류와 시간

운 동 종 류		시 간 (분)
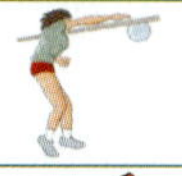	배구	33
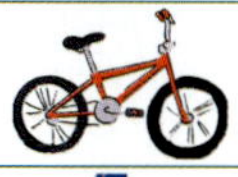	자전거	26
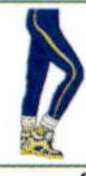	보통걷기	21
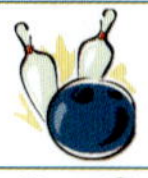	볼링	19
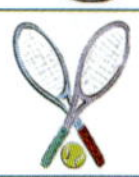	테니스	16
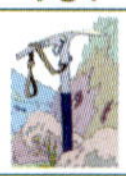	등산	15
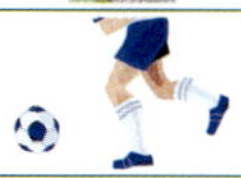	축구	13
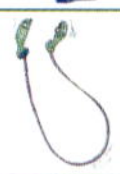	줄넘기	1

(2) 기초 대사율 높이기

비만을 해결하려고 식사량만 줄이면 기초 대사율이 낮아져 소비되는 칼로리의 양이 상대적으로 낮아지므로 체중이 줄어들지 않는다. 그러므로 비만을 해결하고 싶을 때는 기초 대사율을 높여 주어야 한다. 이때 가장 좋은 방법으로는 기초 대사를 상승시키는 음식을 선택하여 섭취하는 방법과 운동이다. 운동을 하면 기초 대사율이 상승하여 7~8시간 정도 유지되므로 운동을 지속적으로 하여야 기초 대사율을 높이는 효과를 얻을 수 있다.

기초 대사량에 영향을 주는 여러 가지 요인은 (그림 5-10)에 나타내었다.

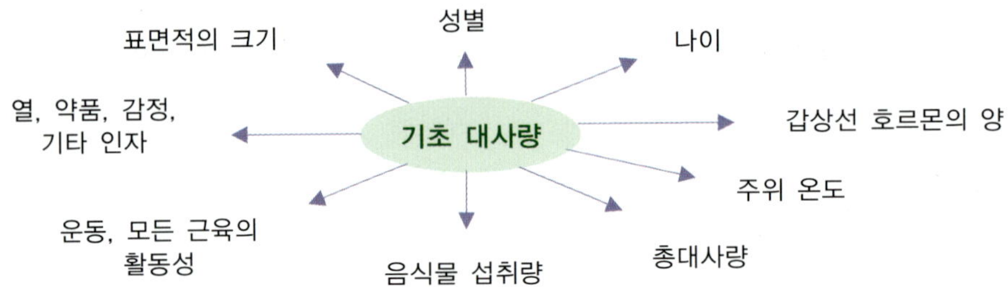

〈그림 5-10〉 기초 대사량에 영향을 주는 요인

잠잘 때의 대사량은 기초 대사량의 80% 정도로 다른 에너지 소비대사와는 크게 다르다. 하루 필요한 칼로리는 음식물과 관련된 특이동적작용(Specific Dynamic Action : SDA)이 있고, 활동량에 따라 증가되는 에너지대사율(Relative Metabolic Rate : RMR)이 있다(그림 5-11).

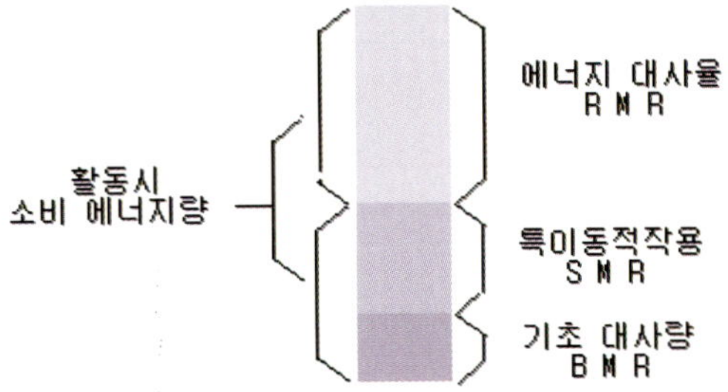

〈그림 5-11〉 소비 에너지 대사량

(3) 커피를 마시고 싶을 때

① 식후에 마시는 커피의 효과

- 식후에 마시는 커피는 소화를 돕고 다이어트에 효과
- 커피의 카페인(caffeine)과 나이아신(niacin)의 역할은 위액의 분비를 촉진시켜 소화 작용을 도움
- 기초대사율을 높여 주는 작용이 있어 칼로리 소비량이 10%정도 증가되기 때문에 다이어트에 도움
- 같은 양의 식사를 하였을 경우에도 커피는 더 많은 칼로리를 소비하므로 비만을 방지하는데 도움

그러나 커피에 함유되어 있는 탄닌(tannin)성분은 체내에서 칼슘 및 철분과 결합하여 흡수를 감소시키므로 영양소의 흡수를 방해한다는 것도 알아야겠다. 칼슘제제나 철분제제를 복용하는 경우에 커피를 마시면 이들이 '위'에서 만나지 않도록 시간을 달리하여 섭취하면 무난하다.

② 커피로 다이어트를 하려면

- 다이어트 커피는 설탕과 프림을 타지 말고 연하게 마실 것
- 아침 식사 전 한 잔의 커피는 카페인의 효과를 두 배로 증가
- 하루 커피 5잔은 기본, 식후 3잔과 간식 시간에 한 잔씩
- 기초 대사량을 높여 운동량을 증가시키고 칼로리의 소모를 더욱 증가 시키려면 운동이나 사우나를 하기 전 커피 한잔
- 커피가 체질상 부담이 되는 사람은 우유와 함께 마셔도 좋으나 우유의 칼로리는 다이어트를 방해

(4) 녹차! 마시지 말고 먹자!

① 다이어트는 녹차와 함께

- 진한 녹차를 식전, 식후에 관계없이 하루에 4잔 정도 마실 것
- 녹차의 카테킨(catechin)은 축적된 체지방을 줄여 다이어트 효과가 탁월
- 혈관에 쌓인 지방을 제거하고 피부의 탄력을 유지시켜 일석이조의 효과
- 녹차를 가루로 만들어 마시면 물과 기름에 녹을 수 있는 성분을 모두 섭취할 수 있어 다이어트에 큰 효과
- 물에 우려낸 녹차는 수용성 성분만 섭취하게 될 뿐 유용성 성분인 비타민 A, E 및 섬유질과 같은 성분은 섭취할 수가 없음

② 다양하게 즐기는 녹차

- 차 밥 - 비타민 C가 다량 함유되어 있어 술 마신 뒤에 좋은 아침밥
  ※ 재료 : 차 가루, 볶은 콩가루, 약간의 소금
- 차 술 - 소주에 녹차잎을 넣어 서늘한 곳에 4~5일 두고 색깔이 우러나면 차 잎을 꺼낸 다음 술맛이 부드러워지며 주독의 예방에 탁월
  ※ 재료 : 녹차잎 100g, 얼음사탕 400g, 소주 1.8ℓ
- 차 칵테일 - 술에 녹차와 약간의 설탕을 넣어 마시면 맛과 향이 좋고 혈액순환을 도와 피로회복에 도움이 됨
  ※ 재료 : 녹차, 위스키나 꼬냑, 과당 또는 설탕
- 차 목 욕 - 차잎을 주머니에 넣은 뒤 욕조물에 담근 후 목욕하면 혈액순환을 도와 피부의 노폐물이 잘 배출되며 피부미용에 탁월
- 차 린 스 - 차 가루를 물에 타서 머리를 헹구면 머리결이 부드러워지고 윤기가 나며 비듬에도 효과적
- 차 마사지 - 차 가루로 마사지하거나 필링(peeling)하면 피부에 윤기가 남

보 너 스

녹차 다이어트는 어떻게 하는지 알고 싶습니다.

녹차로 다이어트를 하려면 티백보다는 녹차가루가 더 좋습니다.
티백은 녹차의 수용성 성분만을 섭취하는 것이나 녹차가루는 녹차의 지용성과 수용성 성분을 모두 섭취할 수 있습니다. 시간이나 양에 제약은 없으나 하루에 3잔정도 식후에 마시는 것이 바람직하며 식후에 마시면 지방의 이용율이 높아지고 입 냄새가 없어져 기분까지 상쾌해집니다. 그러나 간혹 녹차가루를 우유나 요구르트에 섞어서 마시는 경우가 있는데 이는 칼로리가 높아 다이어트에 좋지 않습니다.

(5) 올리브 오일로 다이어트를

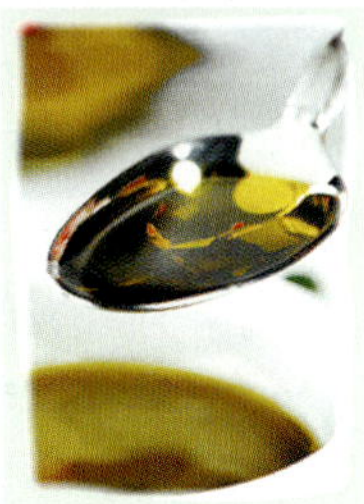

- 다이어트 식품이자 무자극 자연화장품
- 하루 중 공복에 두 스푼씩 먹거나 물에 10% 분량을 섞어 마시면 신진대사가 원활해져 변비에 효과적이며 다이어트에도 큰 효과
- 올리브 오일의 지질은 사람의 피부와 유사해 클렌징을 할 경우 피부의 자생력을 향상시키고 유・수분 균형을 찾아줌
- 올리브 오일의 올레인산은 고밀도 콜레스테롤의 수치는 높여주는 반면 혈관을 막는 저밀도 콜레스테롤의 수치는 낮춤

올리브 오일은 생산과정과 산도에 따라 구분이 된다.

① Extra virgin

산도 1% 미만으로 최상급의 올리브를 처음 짜내었을 때 나온 기름으로 향과 색을 그대로 간직하여 맛이 뛰어나 발사믹 식초나 간장을 약간 섞어 빵에 찍어 먹으면 좋음

② Fine virgin

산도 1.5% 미만으로 엑스트라 버진을 짜고 남은 올리브를 한 번 더 짜낸 것으로 가열해도 맛이 크게 변하지 않아 구이요리나 은은한 맛을 보여주는 파스타, 생선요리, 닭 요리 등에 일반적으로 사용

③ Olive oil

통상적으로 사용되는 올리브유로 산도 2%가 넘는 오일을 정제하고 엑스트라 버진을 25%를 섞어 만듦

5) 요요현상 없이 다이어트에 성공하려면

과도한 다이어트나 잘못된 다이어트는 체중감소와 더불어 체력을 잃게 되는 부작용과 요요현상을 일으킨다. 이는 인체에 필요한 필수 영양소와 관련되어 나타난다.

(1) 칼로리

우리 인체가 필요로 하는 칼로리는 기초 대사량과 작업 대사량을 합한 것이다. 기초 대사량은 생명을 유지하는데 필수적으로 소요되는 에너지이므로 기초 대사량은 반드시 섭취하면서 다이어트를 해야 한다. 기초 대사량 이하로 칼로리를 섭취하면 단백질을 동원하여 에너지로 사용하여 체력이 무너지고 이로 인하여 요요현상을 초래한다.

(2) 단백질

단백질은 신진대사에 관여하는 각종 효소 및 호르몬을 구성하는 인체의 중요 성분이다. 체단백을 에너지로 사용하게 되면 내장근육이 약해지며 효소, 호르몬도 생성되지 않아 대사에 이상이 생긴다. 탈모 증상이 나타날 뿐만 아니라 골격의 형태에 이상을 초래하며 뼈가 쉽게 부러질 수 있다.

어떤 방법으로 다이어트를 하더라도 단백질의 권장량을 충분히 섭취하는 것이 제일 중요하다. 단백질의 섭취가 부족하면 다이어트에 성공하여 체중은 줄었다 할지라도 이는 일시적 현상일 뿐 체력을 잃기 쉽다. 그 후 요요현상이 나타나 원래의 체중으로 되돌아가는 경우가 대부분이다.

콩미숫가루 만들기

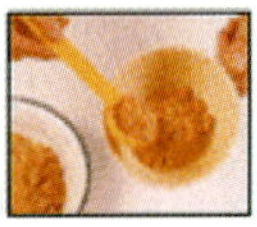

① 그릇에 볶은 검정 콩가루를 200g 넣는다.

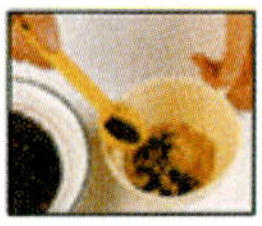

② 검정깨 가루를 100g 더한다.

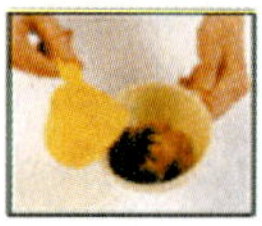

③ 미지근한 물을 부어 걸쭉한 미숫가루를 만든다.

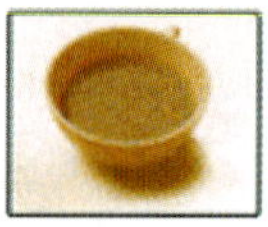

④ 이렇게 만든 미숫가루로 저녁식사를 대신한다.

(3) 비타민

비타민은 인체의 에너지 생산을 비롯하여 모든 신진대사를 조절하는 중요한 영양소이다. 비타민 C와 B군은 수용성 비타민으로 체내에 저장이 되지 않아 결핍되기 쉬우므로 매일 음식을 통해 섭취해야만 한다. 비타민에는 외부의 노화를 일으키는 산화물질에 대한 항산화 작용이 있어 피부를 곱고 아름답게 해준다. 특히 비타민을 많이 함유하는 야채에는 식이섬유의 함량도 많아 다이어트 시에 나타나기 쉬운 변비를 예방하는데 도움이 된다.

(4) 미네랄(특히 칼슘과 철)

성인의 1일 칼슘 권장량은 800~1200mg인데 비해서, 2002년 우리나라 사람의 평균 보고된 섭취량은 400~500mg로 권장량의 약 절반 정도이다. 칼슘은 뼈의 구성성분이며, 혈액 내 일정량의 칼슘은 혈액의 액성과 근육의 긴장도를 조절한다. 칼슘의 혈중 농도가 정상 이하가 되면 혈액의 응고 이상, 신경과민, 근육의 경련 등이 생길 수도 있다. 칼슘의 혈중농도가 떨어지면 뼈에 있는 칼슘을 혈액으로 동원시켜 사용하므로 뼈를 약화시키는 직접적인 원인이 된다. 뼈가 튼튼하지 못하면 혈액을 만들어주는 생산 공장의 기능조차 원활하지 못하여 빈혈의 요인이 되기도 한다. 영양소로는 철분이 결핍 되어 빈혈이 생기면 피부의 혈색이 창백해지고 피부에 충분한 혈액을 공급하지 못하여 피부는 영양결핍상태에 이른다. 미네랄은 칼로리가 적은 야채를 통하여 섭취할 것을 권한다.

보 너 스

비만치료 시에 야채의 역할을 알고 싶습니다.

야채에 함유된 식이섬유는

- 음식물이 위장 내 머무는 시간을 연장하여 포만감을 느끼게 하고 소장에서 흡수를 억제하므로 칼로리의 이용률을 감소시킵니다. 야채는 비만시 반드시 섭취해야하는 식품입니다.
- 야채는 칼로리가 낮고 부피가 커서 빨리 포만감을 줍니다.
- 야채를 많이 먹으면 씹는 횟수가 많아지므로 비만 치료에 많이 섭취하도록 권장하는 식품입니다.

4. 저칼로리 음식 만들어 보자

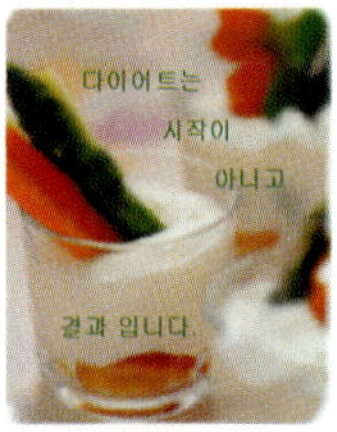

다이어트라고 굶는 게 능사가 아니다. 칼로리는 낮으면서 몸에 좋은 음식을 섭취해야 건강을 유지하면서 균형잡힌 몸매를 만들 수 있다. 허기가 지기 시작하는 오후 4시에 어떤 간식을 먹느냐가 다이어트 성공 여부를 결정짓는다.

포만감을 높여주면서 다이어트로 인한 스트레스까지 해소시켜주는 저칼로리 간식으로 다이어트에 성공하자.

1) 마음 놓고 먹을 수 있는 식품
2) 저칼로리 음식 만들기
3) 양념부터 바꾸자!
4) 혈액형과 체질의 맞춤 다이어트

1) 마음 놓고 먹을 수 있는 식품

(1) 하루 필요 칼로리

성인남성은 하루 평균 2500㎉, 성인여성은 2100㎉ 정도가 필요하며 활동에너지보다 섭취에너지가 9㎉ 많을 경우에는 지방 1g이 체내에 축적된다.

그러므로 건강을 유지하기 위해서는 균형 있는 영양섭취와 더불어 필요에너지와 소비에너지의 균형을 이루어 적절한 체중을 유지하는 것이 중요하다.

(2) 많이 먹어도 좋은 식품

섭취 칼로리를 조절하여 건강하게 체중을 감량하는 식생활의 비결은 인체에 필요한 각종 영양소를 고루 함유하면서 칼로리가 낮은 식품을 선택하여 섭취하는 것이다.

권장해야할 식품

- **칼 슘**
  - 우유, 시금치
  - 멸치분말(+표고버섯)
- **단 백 질**
  - 육류(살코기)
  - 생선(흰살 생선)
  - 닭고기(가슴살)
  - 계란, 치즈
- **식이섬유**
  - 야채(녹색이 진하고 질긴 야채)
- **비 타 민**
  - 과일(당도가 낮은 과일)
  - 토마토, 수박, 참외
- **미 네 랄**
  - 버섯, 야채 샐러드
  - 해조류(다시마, 미역, 김치)

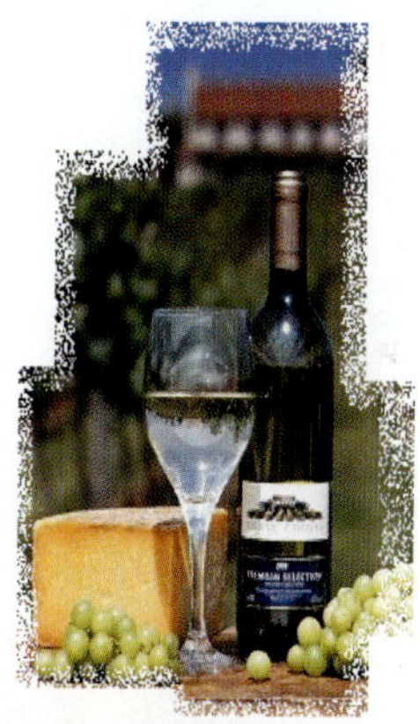

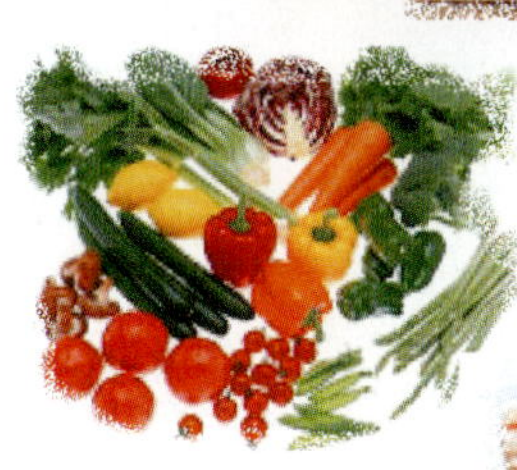

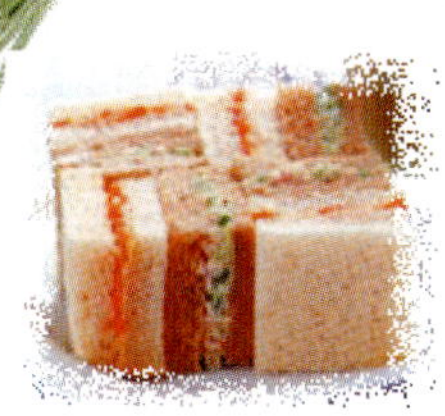

2) 저칼로리 음식 만들기

칼로리가 적어 살찔 걱정이 없으면서 맛있게 먹을 수 있는 영양 음식을 주식, 간식 그리고 물을 마실 때로 나누어 응용할 수 있도록 예시를 마련하였다.

(1) 한 끼의 식사로

감자는 고추, 마늘, 부추, 양파와 함께 몸을 따뜻하게 하는 성질이 있어 이들 식품을 이용하면 심장의 움직임이 빨라지므로 기초대사율이 증가한다. 이로써 에너지 소비량이 증가되므로 비만에서 벗어나는데 도움이 된다. 감자는 주성분이 탄수화물이지만 고구마보다 칼로리가 낮은 알칼리성 식품으로 산성 식품인 식빵과도 잘 어울린다(표 5-4).

감자나 고구마에 함유된 식물성 식이섬유는 물의 흡수 속도를 지연시켜 포만감을 오랫동안 유지시켜 주므로 식욕의 억제효과가 있다. 뿐만 아니라 육류의 지방 흡수를 억제하여 성인병의 예방에도 효과가 좋다.

〈표 5-4〉 감자와 고구마의 성분(100g 중)

식 품	칼로리(kcal)	식이섬유(g)	비타민 C(mg)
감 자	72	0.5	15
고구마	134	0.6	20

빠르고 간편한 저칼로리 식단

식단 ①과 ②는 빵을 좋아하는 사람들을 위하여 식빵으로 예시를 마련하였다. 이때 주스나 과일은 취향에 따라서 선택하는 것이 좋으나 당도가 높은 과일은 좋지 않으며 바나나와 감은 칼로리가 높다는 것을 알아야 한다.

식 빵	1쪽	100
계란후라이	1개	85
오렌지주스	150㎖	75
계		270kcal

①

식 빵	1쪽	100
크림스프	30g	125
딸 기	20g	50
계		275kcal

②

③은 소화에 부담이 되지 않도록 선식을 하는 사람들을 위하여 곡물가루로 예시를 마련하였다. 두유 대신 두부나 계란 프라이로 대체하여도 영양의 균형을 이룬다. 곡물 가루에 당근이나 녹차가루 또는 호도나 땅콩가루를 첨가하면 비타민과 미네랄을 섭취할 수 있다.

곡물가루	5큰술	100
두 유	1컵	125
토마토	1개(250g)	50
계		275㎉

③

④와 ⑤는 전통식을 좋아하는 사람들을 위하여 죽과 밥으로 예시를 마련하였다. 칼로리는 볶음밥에 넣는 햄이나 식용유에 따라 크게 달라지므로 가급적이면 칼로리를 높이는 식품은 적게 사용하는 것이 좋다. 야채를 기름에 볶는 대신 뜨거운 물에 살짝 데쳐 사용하면 칼로리를 더 낮추는 식사가 된다.

야채죽 쌀 밥	70g	100
야 채	70g	20
김	2g	5
김 치	70g	20
우 유	1컵	125
계		270㎉

④

볶음밥 쌀 밥	70g	100
야 채	70g	20
햄, 식용유	40g, 5g	110, 20
김	2g	70
야채주스	150㎖	30
계		285㎉

⑤

(2) 간식이 그리울 때

두유 딸기즙

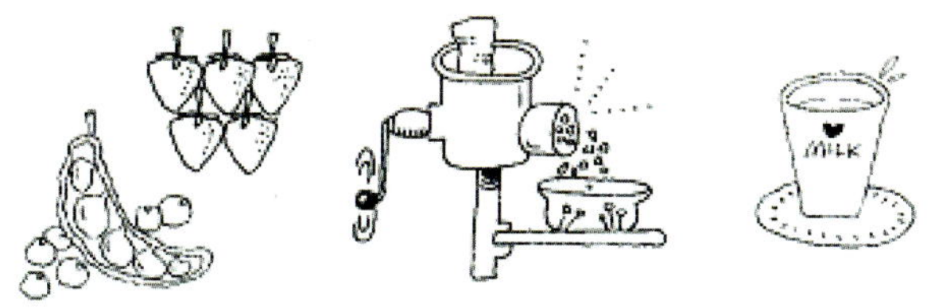

① 콩과 딸기를 준비한다.

② 재료를 녹즙기로 즙을 낸다.

③ 입맛에 따라 물을 첨가한다.

칼로리 비교하기

사과 1개
= 딸기 25개

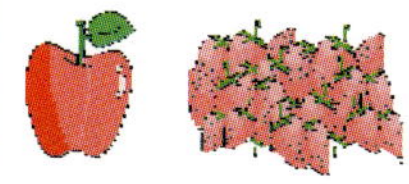

딸기는 다른 과일에 비하여 비타민 C는 많고 칼로리는 낮다. 비타민 C는 콩에 함유된 불포화지방산과 우유의 비타민 A가 산화되어 변질되는 것을 막아주기 때문에 딸기는 콩과 우유 속의 영양분을 모두 살릴 수 있어 서로 잘 어울리는 식품이라 할 수 있다.

곤약 야채무침

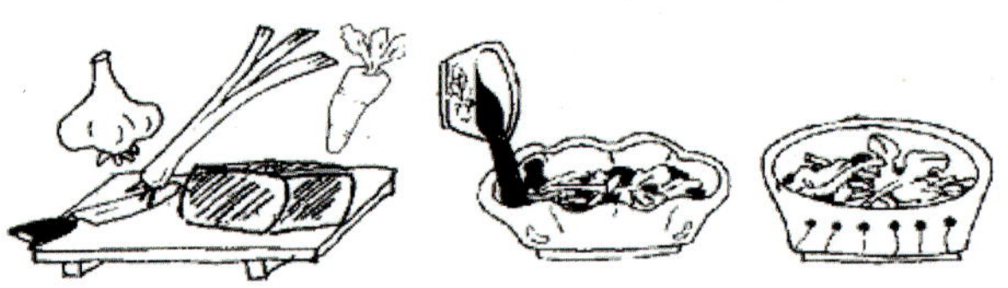

① 곤약과 야채를 먹기 좋게 썬다.

② 고춧가루, 마늘, 파 등을 넣어 무친다.

③ 위에 깨를 뿌려 맛있게 냠냠

효과 높이기

위장이 튼튼하면
좀더 맵게
다이어트 효과 만점

곤약 200g은 밥2공기의 분량과 같지만 칼로리 비교를 해보면
0kcal : 400kcal

곤약은 수분이 97%로 칼로리가 거의 없기 때문에 다이어트에 아주 적합하며 곤약에 함유된 글루코만난(glucomannan)은 장의 노폐물이나 독소를 흡수하여 체외로 배출시킨다. 또한 영양소가 전혀 없기 때문에 간식으로는 좋으나 한 끼의 식사로 대신하려면 다른 식품들과 함께 섭취하여 영양의 균형을 이루어야 한다.

보너스

매운 맛은 체중감소에 효과가 있다.

고추의 매운맛 성분인 캡사이신(capsaicin)은 지방을 연소하는 효과가 있다. 고추뿐만 아니라 달래, 마늘, 부추와 같이 매운맛이 있는 식품은 열을 발산시켜 지방을 흩어지게 하기 때문에 매운 김치를 많이 먹는 것도 비만을 예방하는 한 가지 방법이다. 최근 일본에서는 이 원리를 이용한 다이어트가 유행이라고 한다.

(3) 물이 마시고 싶을 때

천연 양조식초에는 20여 종류에 이르는 아미노산이 함유되어 있으며 이들 아미노산은 에너지 대사를 촉진하여 기초대사율을 증가시킨다.

기초 대사율이 증가되면 지방을 에너지로 연소시켜 체내에 지방이 축적되지 않으므로 비만을 예방하는데 도움이 된다. 짜고 단 음식을 좋아해서 비만이 걱정인 아이들에게 간식 시간이나 공복일 때 주스 대신 사과식초 꿀차를 마시게 하면 갈

증의 해소와 더불어 군것질이나 과식을 피할 수 있다.

오이 사과 주스

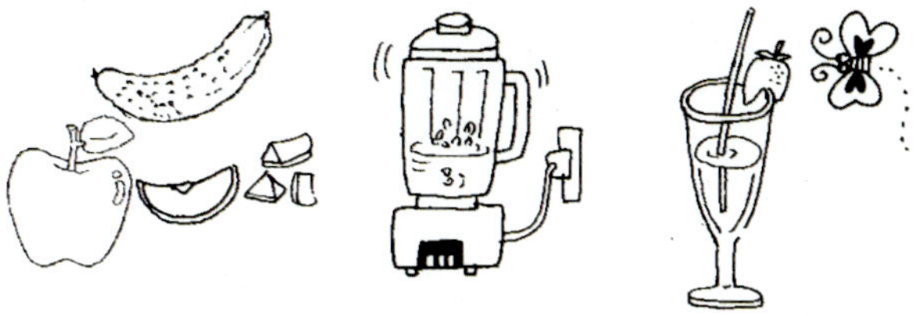

① 오이와 사과를 알맞은 크기로 썬다.

② 믹서에 간다.

③ 우유나 요구르트 등을 넣어도 좋다.

알아두세요

오이 꼭지 버리지 말기

꼭지의 커커비타신(cucurbitacin) 성분이 피부 모공을 수축

오이는 96%가 수분으로 이루어져 있으며 칼로리가 매우 낮아 안심하고 많이 먹을 수 있는 식품으로 포만감을 채워주는데 적합하다. 사과의 펙틴질은 수용성 식이섬유로서 당뇨와 고혈압을 예방하는데 없어서는 안 되는 성분이며 변비와 정장작용에도 효과가 있다.

보너스

육각수란?

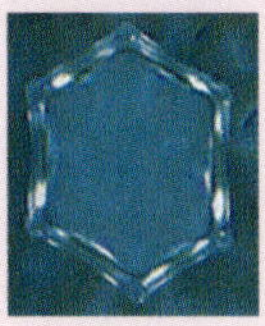

육각수란 6개의 물분자가 육각형을 이룬 물의 형태로써 온수 10℃에서는 3~4%, 0℃에서는 10%, -30℃ 및 -40℃에서는 10%함유한다. 인체의 정상세포를 둘러싸고 있는 물은 육각수이다. 질병이 발생했다는 것은 세포 주위에 있는 물의 구조가 깨졌다는 것이다. 이때 육각수를 공급해 주면 나쁜 세균의 침입도 막아주고 세균의 번식도 억제하여 질병을 예방해 준다.

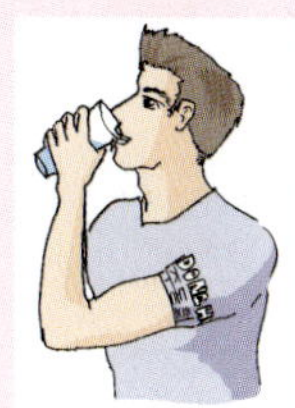

3) 양념부터 바꾸자!

(1) 먹을수록 우울한 설탕

① 설탕! 왜 많이 먹으면 안 되나?

- 우리나라 사람들은 곡류로 75%의 당을 섭취하기 때문에 설탕을 조금만 먹어도 과잉섭취가 되기 쉬움
- 설탕은 체내에서 바로 포도당으로 전환되어 혈당을 빠르게 높임
- 과잉의 포도당은 비타민 B1의 소비를 증가시키는 영양불균형을 초래
- 설탕을 과잉섭취하면 뼈에서 칼슘의 배설을 촉진시켜 뼈를 약하게 하므로 골다공증을 초래
- 단백질의 합성능력을 저하시킴

② 설탕 대신 꿀이라면

- 설탕이나 꿀은 칼로리가 높으므로 가능한 적게 사용
- 꼭 사용해야 한다면 설탕보다는 꿀이나 물엿을 사용
- 꿀은 정제나 가공을 덜 하기 때문에 설탕보다 비타민과 무기질이 풍부
- 꿀은 첨가물이 적으므로 인체에 해로운 물질도 적음

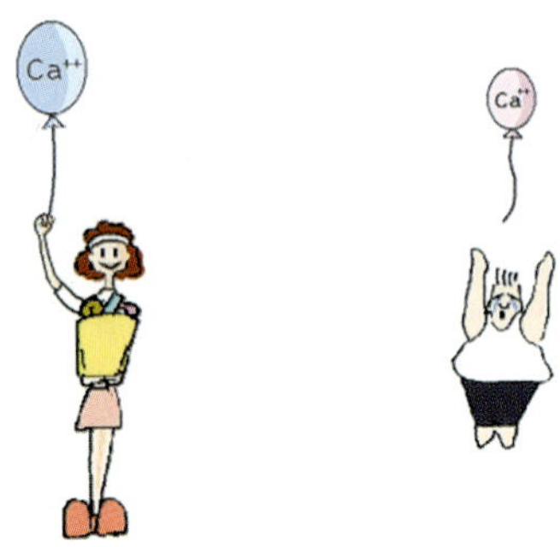

보 너 스

비만과 칼슘은 관계가 없다?!

부갑상선 호르몬(Parathyroid hormone, PTH)은 칼슘의 흡수를 촉진하며 칼시토닌(Calcitonin)은 칼슘이 뼈에 흡수 되도록 촉진한다. 칼시토닌은 정서를 안정시키므로 식욕을 억제하여 비만을 방지하는데 기여한다.

(2) 먹을수록 행복한 식초

① 음식을 짜게 먹으면?

- 음식을 짜게 먹는 습관은 비만의 직접적인 원인
- 고혈압 등 성인병의 악화, 위암과 동맥경화의 발생을 촉진

② 음식이 싱겁다면?

- 음식이 싱거워서 맛이 없다면 식초를 조금 첨가
- 식초는 싱거운 느낌 없이 음식을 맛있게 먹을 수 있는 알칼리성 식품
- 고춧가루, 후춧가루, 겨자, 생강 등 자극적인 향신료 역시 미각과 후각을 자극하므로 식욕이 증진되어 과식을 유발

③ 볶음보다는 무침

- 나물류는 기름에 볶는 것 보다 무치는 것이 칼로리가 낮음
- 고사리나물이나 취나물은 영양이 풍부하고 맛이 있으나 비만이 걱정되면 대신 미역, 파래 등 해조류 무침을 이용

(3) 먹을수록 독특한 '대체양념'

① 올리브오일

- 올리브 과실을 가열하지 않고 직접 짜서 만들기 때문에 과실의 풍미가 그대로 살아있음
- 불포화지방산이 많아 몸에 이로운 콜레스테롤 수치를 높여줌
- 미용에 좋은 비타민 F가 풍부

② 허브와 각종 향신료

- '바질'은 각종 파스타나 피자를 만들 때 넣으면 밀가루 냄새를 제거함
- '로즈마리'는 양고기, 오리고기처럼 냄새가 많은 육류나 비린내가 나는 생선류를 익힐 때 이용하며 생잎은 샐러드에 쓰임

③ 월계수잎

- 피클이나 수프를 만들 때 넣으면 은은한 '초록의 향'이 느껴짐
- 마른고추, 피망 등과 함께 넣어 양념을 하면 매콤한 맛이 강해 육개장 같은 한식 음식과도 잘 어울림

④ 엔초비

- 멸치의 일종으로 비늘이 없기 때문에 요리하기 전에 뼈만 제거
- 통조림에 담긴 엔초비는 대체로 뼈가 없으며 소금과 올리브유로 드레싱 되어 있음
- 시저샐러드를 만들 때 사용하며 빵과 잘 어울림

⑤ 발사믹 식초

- '포도주식초'라고도 하며 양식 외에 갈비나 돼지불고기 요리를 할 때도 조금씩 넣어주면 담백한 향취가 은근하게 스며듦
- 포도과즙을 수년 동안 숙성시켜 만든 제품은 향이 진함
- 단맛과 신맛이 적절히 조화를 이룬 식초

⑥ 통후추

- 일반 후추에 비해 향이 강하므로 돼지고기, 닭고기 등 육류 특유의 냄새를 제거하며 시각적인 효과를 증진
- 집에서 간단히 조리할 수 있는 스테이크나 파스타 등과 같은 이탈리아 요리와 특히 잘 어울림

보 너 스

김치에서 느끼는 선조의 지혜

김치에 들어가는 재료에는 당근, 시금치, 가지, 들깻잎, 상추, 배추, 부추, 무, 갓, 미나리, 배추, 생강, 양배추, 돌나물, 순무, 오이, 마늘, 파, 쪽파 등이 있다.

- **영양이 풍부하다**
  - 체내의 대사 작용을 돕고 외부 질병으로부터 저항력을 길러주는 비타민 C가 김치 재료 중 배추와 고춧가루에 제일 많고 배추, 파, 열무 등 푸른 잎에는 비타민 A로 전환되는 캐로틴이 많다.
  - 마늘은 비타민의 흡수와 효력을 높여 주며 젓갈류나 육어류의 아미노산과 동물성 단백질을 섭취할 수 있다.
- **소화가 잘 되도록 돕는다.**
  - 김치의 신맛과 유기산은 입맛을 돋우며, 위액의 분비를 촉진시키고 음식의 소화를 돕는다.
- **변비를 예방한다.**
  - 배추에 사용하는 야채의 재료에 식이섬유가 많이 함유되어있어 대장의 정장작용을 도와 변비를 예방한다.

4) 혈액형과 체질의 맞춤 다이어트

(1) 혈액형의 맞춤 다이어트

① A형의 다이어트 - 야채로

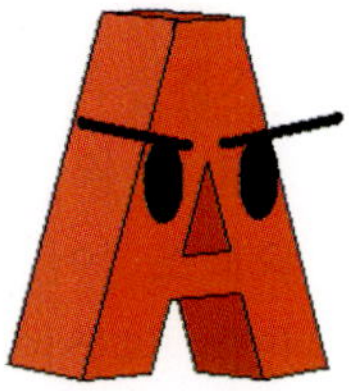

• 특징

· 면역체계가 약하고 정신적 스트레스에 약한 편
· 소화기관이 민감하여 야채 중심의 식사로 바꿔야 좋음

• 이로운 식품

· 채소, 생강 - 위장의 활동을 도와 위액 분비를 촉진
· 올리브 오일 - 콜레스테롤수치를 저하시킴
· 과일(신맛) - 근육 조직을 활성화시키는 곡류의 기능을 높여주는 기능
· 레몬즙 - 소화기관에 쌓여있는 점액을 깨끗하게 배출
· 생선 - 대구, 고등어 등 등 푸른 생선

• 해로운 식품

· 고기, 감자, 피망, 토마토, 파파야, 바나나
· 유제품(요구르트 제외) - 신진대사를 방해

② B형의 다이어트 - 다양한 재료로

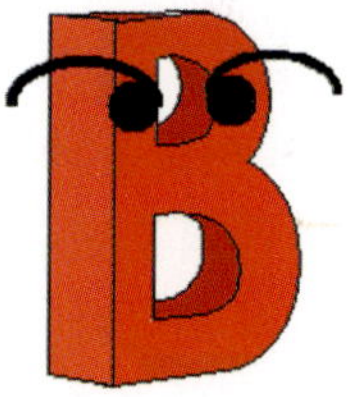

• 특징

· 면역성과 소화기관이 튼튼한 편
· 풍부한 재료를 이용하여 식생활을 즐길 수 있으므로 육류와 채식으로 균형 잡힌 식단이 좋음

• 이로운 식품

· 순무, 고기, 달걀, 유제품 - 신진대사 효율을 높여 체중 감소의 효과
· 올리브유 - 소화 흡수를 도움(이틀에 한번, 한 큰 술 정도)
· 생강, 카레가루, 고추 - 신진대사를 활발하게 함

• 해로운 식품

· 옥수수, 땅콩, 들깨, 토마토, 참기름, 닭고기, 갑각류
· 밀가루 음식

③ O형의 다이어트 – 육류로

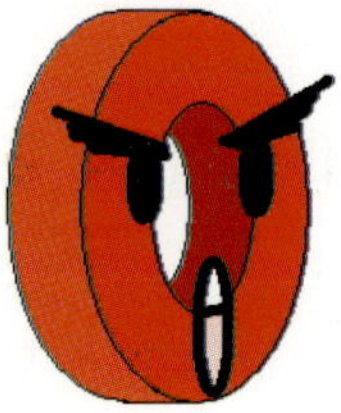

• 특징

· 소화기관이 튼튼한 편
· 산성 식품을 섭취하면 혈액 응고가 잘되는 혈액형이라 엽록소가 많은 녹색채소의 식단이 좋음

• 이로운 식품

· 고기 – 위액이 많은 체질이라 소화를 잘 시킴
· 매실, 살구, 건포도 – 위액분비의 과다 방지
· 브로콜리, 시금치 – 비타민 K의 혈액정화 기능
· 파인애플 주스 – 몸이 붓거나 장에 가스가 쌓이는 것을 방지

• 해로운 식품

· 빵, 곡류, 두류, 옥수수, 파스타류, 베이컨, 귤, 딸기, 요구르트, 커피

④ AB형의 다이어트 – 소량의 야채와 고기로

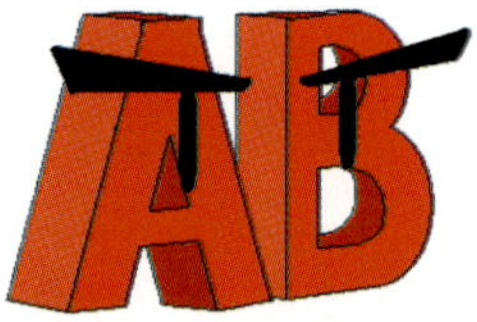

• 특징

· AB형은 A형, B형의 유전자를 모두 계승한 혈액형
· 고기에 대한 순응성이 있으나(B형의 성질), 위액분비가 적어(A형의 성질) 고기를 대사시키기 어려움
· 근육조직이 다소 알칼리성일 때 칼로리를 가장 효율적으로 연소시키므로 알칼리성 음식이 좋음

• 이로운 식품

· 적포도주, 커피, 생강, 계피 – 위액분비를 촉진
· 허브티(카모마일, 진저, 로즈힙) – 면역성을 활발하게 해줌
· 비타민C – AB형은 위액분비가 적으므로 비타민 C의 충분한 섭취가 좋음 (단, 하루1000mg 이내)
· 고등어, 치즈, 백미, 현미, 달걀, 오이, 레몬, 키위, 두부, 유제품, 녹색야채
· 알칼리성이 강한 식품 – 다시마, 미역, 김, 콩, 감자 등

• 해로운 식품

· 옥수수, 메밀, 참깨, 국수, 버터, 쇠고기, 후추, 바나나, 오렌지
· 산성 식품, 밀가루 음식

(2) 혈액형에 맞는 날씬해지는 차(-Best Tea-)

O형을 위한 차

소화기능과 면역 기능이 활발한 O형은 소화기를 진정시키고 노폐물을 없애 줄 수 있는 생강, 민들레, 오디차 등이 좋다.

• 생강차 다이어트

생강차는 성질이 따뜻하고 맛이 맵다. 따라서 위장을 열어주고 노폐물을 없애며 기운을 뻗어나가게 해주는 차라 할 수 있다. 단, 열이 많은 음료이므로 허약하고 몸이 뜨거운 사람은 주의할 것

• 생강차 제대로 마시기

1. 생강 표피를 얇게 썰어 물과 함께 달인다.
   → 설탕은 넣지 않음
2. 하루 3번, 식후에 마신다.
3. 특히, 겨울에 몸을 따뜻하게 하는데 좋다.
4. 몸에 열이 많은 사람은 좋지 않으나 성질이 급한 사람은 중화되어 자주 마셔도 좋다.

B형을 위한 차

조심성이 많고 미적 감각이 섬세한 B형은 식후에 저혈당 현상을 보이기 쉬운 혈액형이므로 혈당치를 조절하는 인삼차나 감초차 등이 좋다.

• 인삼차 다이어트

인삼차는 적은 양으로도 기운을 내게 하고 갈증을 해소해주며 신경계를 안전 시키므로 좋다.

• 인삼차 제대로 마시기

1. 공복에 따뜻하게 데워 마신다.→인삼은 몸에 열을 나게 해 칼로리가 소모된다.
2. 주전자에 인삼을 넣고 은근한 불로 우러나게 한다.
3. 인삼차에 꿀이나 대추를 넣으면 칼로리를 높여 다이어트에 역효과

A형을 위한 차

위산 분비가 적어 소화가 잘 안되는 A형은 위산 분비를 촉진시키는 커피가 다이어트에 좋다.

• 커피다이어트

커피는 카페인이 위산 분비를 촉진시키고 혈청 내 콜레스테롤을 감소시켜 준다. 단, 몸에 좋은 콜레스테롤까지 함께 제거하므로 동맥경화증이나 심장질환이 있는 사람은 주의할 것

• 커피 제대로 마시기

1. 설탕, 프림은 넣지 않고 연하게 탄다.
2. 아침에 일어나서 취침 전에 마신다.
3. 매 식사 후 커피 1잔을 마신다.
   →위산 분비가 촉진되어 소화가 잘된다.
4. 사우나 시작 전 커피 한잔도 잊지 않는다.
   →커피의 이뇨작용과 사우나로 노폐물의 배설을 촉진시킨다.

AB형을 위한 차

A형과 마찬가지로 위산의 분비량이 적은 것이 특징인 AB형은 적포도주나 레몬즙이 신진대사를 돕는다. 커피는 하루에 1~2잔 정도가 적당하며 가장 좋은 차는 녹차라 할 수 있다.

• 녹차 다이어트

녹차는 면역체계를 높여주며, 카페인은 위산의 분비를 촉진시키고 머리를 맑게 해주며, 카드늄, 크롬 등의 중금속을 몸 밖으로 방분해 효과로 다이어트에 좋다.

• 녹차 제대로 마시기

1. 아침에 일어나 공복에 차가운 녹차 한잔 마시기
   →밤새 축적된 점액을 씻어 내는 효과가 있다.
2. 섬유질이 이뇨작용을 촉진한다.
3. 수시로 물대신 마신다.
   →혈액순환이 잘 안 되어 비만인 사람에게 특히 좋다.

(3) 나는 어떤 체질?

개인이 지니고 있는 정신적, 육체적인 특징을 총괄하여 일컫는 말로 신체의 형태뿐만 아니라 체내의 구조와 기능 그리고 정신 상태에 이르기까지 모두 나름대로의 특징을 가지고 있다.

자가 체질 진단표를 이용하여 자신의 체질을 알아보도록 하자(표 5-5).

〈표 5-5〉 자가 체질 진단표

특성	1 (태음인)	2 (소음인)	3 (소양인)	4 (태양인)
피부	모공이 두텁다	부드럽고 연약하다	단단하고 거칠다	뼈대가 굵다
외모	멋있게 보인다	올망졸망 예쁘다	촌스럽고 단정하다	투박하고 어설프다
음식기호	육식을 좋아한다	비린 음식을 싫어한다	밥만 먹는다	채소만 먹는다
식습관	얼큰해야 좋다	뜨거워야 좋다	뜨거운 것은 싫다	찬밥만 먹는다
물	마신다	거의 마시지 않는다	찬물만 먹는다	물만 먹고 산다
좋아하는 물	냉수 또는 온수	더운 물을 좋아한다	찬물을 좋아한다	서늘한 물을 좋아한다
술	아주 잘 마신다	분위기만 즐긴다	빨리 취한다	술버릇이 심하다
장기기능	폐가 약하고, 간이 강하다	신장이 강하고, 위장이 약하다	신장이 약하고, 위장이 강하다	폐가 강하고, 간이 약하다
발병이 잘되는 병세	고·저혈압, 간질환 기관지 질환이 있다	급만성 위장병, 자주 배가 아프다, 추위를 타는 병이 있다	만성 신장병, 정력이 부족하다	안질, 하체가 약함, 소화불량(신트림)이 흔하다
땀	많이 흘린다	전혀 없다	잠잘 때 많다	적은 편이다
잠	많고 잘 잔다	잘 일어나지 못한다	일찍 일어난다	불규칙하다
목소리	탁하고 부드럽다	약하고 부드럽다	쉽게 높아진다	아주 높다
걸음	의젓하고 점잖다	자연스럽다	빠르고 흔든다	잘 넘어진다
얼굴	둥글고 크다	갸름하다	뾰족하고 날카롭다	눈빛이 번쩍거린다
체격	크고 뚱뚱하다	가냘프고 날씬하다	말랐지만 강단 있다	머리가 크고 말랐다
행동	활동적이다	사색적이다	돌발적이고, 진취적이다	독창적이다
성격	생각이 많고 너그러우나 음흉하다	여성적이고 섬세하나 우유부단하다	명랑하나 즉흥적이고 경솔하다	강직하고 독선적이며 후회가 많다
대인관계	활동적이고 원만하다	오랜 친구만 찾는다	잘하고 욕을 먹는다	누구에게나 친구다

(4) 체질과 다이어트에 좋은 음식

체질에 따라 다이어트에 도움이 되는 음식은 각각 다르기 때문에 음식을 잘 선택하면 좀 더 효율적인 다이어트를 할 수 있다(표 5-6).

〈표 5-6〉 체질에 따른 다이어트음식

체질	비만 위험도		다이어트에 좋은 음식	
태양인	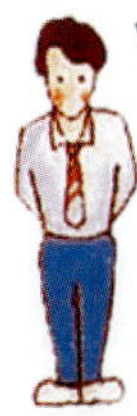 ▽	정상체형 마르기 쉬운 체질 = 상체비만	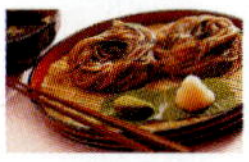 메밀국수	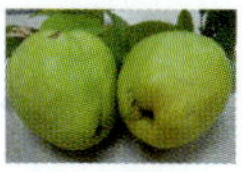 모과가루
태음인	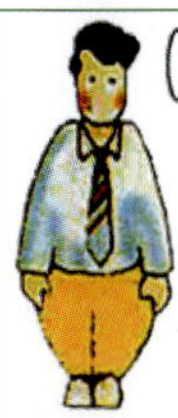 ▯	비만체질 소아 비만을 조심할 것	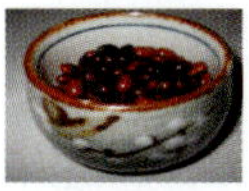 식초콩	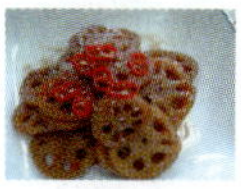 연근조림
소양인	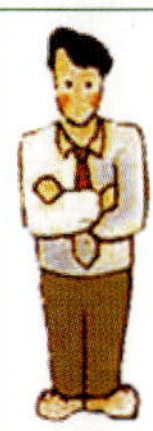 ▯	비만체질 가능성이 크다. = 하체비만	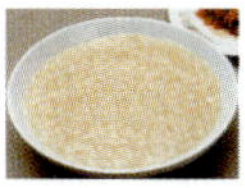 녹두죽	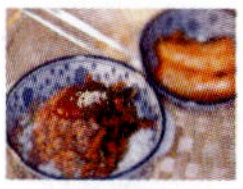 열무보리밥
소음인	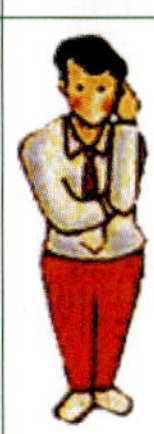 △	소화장애로 인한 비만 조심	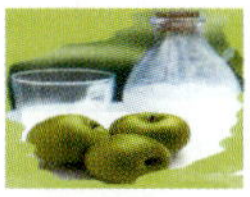 사과즙을 넣은 탈지우유	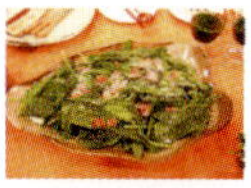 시금치 샐러드

보너스

이것만은 꼭 암기! 체질별로

- 태양인- 가급적 쇠고기와 술을 삼간다.
- 태음인- 지방과 고기류를 되도록 적게 먹는다.
- 소양인- 쉽게 붓기 때문에 국, 찌개를 삼가고 기름은 조금만 섭취한다.
- 소음인- 음식을 따뜻하게 해서 먹고, 3~6시간 정도 간격을 두고 조금씩 섭취한다.

참고 문헌

교포 울린 한식 요리, 박혜숙, 서울문화사, 2004

내 혈액형에 꼭 맞는 즐거운 다이어트, Dr. Peter J. D'adamo, 디자인하우스, 1999

먹으면 약이 되는 한방 식품 미용법, 김이현, 한방미디어, 2000

아름다운 피부와 영양, 이숙경, 보문각, 2002

약이 되는 산약초 108가지, 최양수, 하남출판사, 2004

음식보다 더 좋은 약은 없다, 이숙경, 영진시스템, 2005

음식 동의보감, 신재용, 학원사, 2000

자연에서 배우는 피부 살림법, 김효진, 보보스, 2003

피부에 말을 거는 여자 Dr. 정혜신, 정혜신, 소담출판사, 2003

피부에 밥을 주는 여자, 이금희, 글 읽는 세상, 1998

한국의 특산식물, 김무열, 솔과학, 2004

허브 따라 예뻐지기, 미야譯, 신정, 2004

현장실무 기본 지침서 모발과 두피관리, 윤천성, 훈민사, 2004

Chocolate, Christine MC Fadden, Hermes House, 2001

Cooking From The Farmers' Market, Chuck Williams, Time Life Books, 1999

Delicious Desserts, Richard Carroll, R&R Publication Marketing, 2003

Eat Right For Your Type, peter J. D'adamo, G.P.Putmane's Sons, 2003

Eating For Life, Bill Phillips, High Point Media, 2003

Encyclopedia Of Natural Medicine, Michael T. Murray, Threerivers press, 1997

Energyze Your Life, Denis Kennedy, Reader's Digest, 2000

Fat-Free Cooking, Joanna Lorenz, Hermes House, 2001

Food Remedies, Kristine Ream, Rodale, 1998

Food, People And Nutrition, Eleanor F. Echstein, AVI publishing Company, INC, 1980

Handbook Of Vitamins, Lawrence J. Machlin Machlin, 1991

Herbal Healing, Phyllis A. Balch, Avery, 2002

Holiday Cooking With Kids, Chuck Williams, Time Life Books. 2000

Hot & Spicy, Joanna Lorenz, Hermes House, 2001

Low Fat, Parragon, Parragon, 2002

Nutritional Healing, Phyllis A. balch, Avery, 2000

Nutrian And Medical Practice, Lewis A. Barness, Avi. Publishing Company, INC, 2001

Power Foods, Liz Applegate, Health/Self-help, 1991

Simply The Best All American, Nancy Gagliardi, IDG Books, 2000

The Healing Power Of Food, Denis Kennedy, Reader's Digest, 1997

The Healthy Kitchen, Andrew Weil, M.D. Knopf, 2002

The Mayo Clinic Williams-Sonoma Cookbook, John Phillip Carroll, Time Life Books, 2001

The Top 100 Zone Foods, Barry Sears, Harper Collins, 2001

Wook & Stir-Fry, Joanna Lorenz, Hermes House, 2001

Index

밥상이 바뀌면 피부가 바뀐다

2006년 2월 20일 / 초판 발행

저 자 / 이숙경
발행자 / 이무형
발행처 / 태학원

등록 / 1988년 1월 23일 제 10-193호
주소 / 서울시 마포구 신수동 88-13
전화 / 719-6680, 715-3554
팩스 / 719-6681

가격 23,000원

ISBN 89-86016-86-9 13590